Hans Morschitzky / Sigrid Sator
Wenn die Seele durch den Körper spricht

Hans Morschitzky / Sigrid Sator

Wenn die Seele durch den Körper spricht

Psychosomatische Störungen verstehen und heilen

Patmos

6. Auflage der im Walter Verlag erschienenen Originalausgabe

Bibliografische Information der Deutschen Bibliothek

Die Deutsche Nationalbibliothek verzeichnet diese Publikation in der Deutschen Nationalbibliografie; detaillierte bibliografische Daten sind im Internet über http://dnb.d-nb.de abrufbar.

Umschlaggestaltung: butenschoendesign.de
Printed in Germany
ISBN 978-3-491-40141-9
www.patmos.de

Inhalt

Vorwort

Zahlen, die aufhorchen lassen: Bei einem Viertel aller Patienten werden keine oder keine ausreichenden organischen Ursachen gefunden – trotz modernster Hightech-Medizin und ausführlichster Untersuchungen. Viele Betroffene können die Diagnose »ohne Befund« (o.B.) einfach nicht glauben und entwickeln einen regelrechten »Ärzte-Tourismus«, der in der Fachsprache »Doctor-Shopping« genannt wird. Diese Menschen sind oft tief verzweifelt, fühlen sich von den Ärzten nicht verstanden oder gar als Simulanten abgestempelt. Bei zahlreichen anderen Patienten wurzeln die körperlichen Beschwerden sehr wohl in organischen Ursachen; zudem wirken aber auch psychische und soziale Faktoren und beeinflussen die Krankheitsentwicklung sehr ungünstig. In beiden Fällen besteht ein enges Zusammenspiel von körperlichen und psychischen Faktoren. Ein Denken in Körper-Seele-Zusammenhängen ist in der Medizin sowohl angesichts des großen individuellen Leidensdrucks als auch hinsichtlich der hohen volkswirtschaftlichen Kosten psychosomatischer Leidenszustände unbedingt erforderlich.

Immer mehr Menschen suchen nach einer ganzheitlichen Erklärung und Behandlung ihrer Beschwerden und wünschen sich sehnlich eine Medizin, die auch die seelischen Aspekte stärker berücksichtigt. Dies zeigt sich auch in der Nachfrage nach entsprechender Literatur. Der Markt wird von einer umfangreichen Populärliteratur dominiert, die als Mischung aus Esoterik, positivem Denken und Psychologismus bezeichnet werden kann und das Psychosomatik-Verständnis des deutschen Durchschnittslesers stark geprägt hat. Angesichts der in der klinischen Alltagspraxis leider oft noch immer dominierenden »Medizin ohne Seele« entsprechen diese Bücher zwar dem Bedürfnis vieler Menschen nach einer humanen Medizin, sie vermitteln jedoch eine andere extreme Betrachtungsweise, nämlich eine »Seele ohne Körper«.

Dieses Buch positioniert sich ganz bewusst »in der Mitte« und möchte eine umfassendere, komplexere Sichtweise psychosomatischer Störungen vermitteln: auf der Basis eines biopsychosozialen Krankheitsverständnisses, das körperliche Störungen als komplexes Geschehen mit psychischen, psychosozialen und biologischen Komponenten versteht.

Ziel dieses Buches ist eine im besten Sinne populäre, leicht verständliche und gleichzeitig seriöse Darstellung der Psychosomatik. Im Mittelpunkt stehen die körperlichen Störungen ohne organische Ursachen (somatoforme und dissoziative Störungen) und die körperlichen Störungen mit psychologischen Faktoren und Verhaltenseinflüssen (psychosomatische Störungen im engeren Sinne). Konkret geht es um die Beschreibung zahlreicher somatoformer und psychosomatischer Störungen, differenziert nach verschiedenen Organbereichen (Herz, Blutdruck, Atmung, Magen, Darm, Blase, Haut, Frauenorgane, Ohren, Hals, Nase, Stimme, Augen, Zähne, Bewegungsapparat), sowie die Präsentation der organübergreifenden Schmerzstörungen. Dabei wird auch auf psychosomatische Erklärungsmodelle und Behandlungsansätze Bezug genommen.

Die Darstellung folgt einem einheitlichen Schema:

- anschauliches Beispiel für den jeweiligen Bereich,
- allgemeine Hinweise auf Körper-Seele-Zusammenhänge,
- funktionelle Störungen (somatoforme und dissoziative Störungen),
- organisch fundierte Störungen (psychosomatische Störungen im engeren Sinne und somatopsychische Störungen),
- psychosomatische Konzepte (psychologische Faktoren, therapeutische Strategien).

Das Buch richtet sich an alle Betroffenen, deren Angehörige, aber auch an Ärzte, Psychologen, Psychotherapeuten und die ganze interessierte Öffentlichkeit. Vor allem jedoch soll es Menschen mit psychosomatischen Störungen eine Hilfestellung beim ersten Schritt zur Heilung bieten, nämlich sich selbst besser zu verstehen.

Wir beide wünschen Ihnen von Herzen eine Gewinn bringende Lektüre.

Hans Morschitzky
Sigrid Sator

Teil 1
Grundlagen der Psychosomatik

Psychosomatik im Wandel der Zeit: von der Antike bis zur Gegenwart

»Willst du den Körper heilen,
musst du zuerst die Seele heilen.«
Platon

Es ist eine alte Volksweisheit, dass Emotionen den Körper stark beeinflussen können. Der enge Körper-Seele-Zusammenhang spiegelt sich auch in der Sprache wider: »Das Herz schlägt mir bis zum Hals«, »Da bleibt mir die Luft weg«, »Mein Hals ist wie zugeschnürt«, »Ich habe Wut im Bauch« sind nur einige Beispiele dafür. Im Wort Emotion steckt das lateinische Wort *motio*, das »Bewegung« bedeutet. Gefühle bewegen uns nicht nur innerlich, sondern aktivieren auch unseren Körper und versetzen ihn in Anspannung.

Das Wort »Psychosomatik« besteht aus den zwei griechischen Worten *psyche* (= Seele) und *soma* (= Körper) und bezeichnet das Wechselspiel zwischen körperlichen und seelischen Vorgängen. Eine psychosomatische Reaktionsweise ist durchaus eine gesunde Form des Erlebens, denn jedes Gefühl führt zu körperlichen Reaktionen und jede körperliche Reaktion löst bestimmte Gefühle aus. Mit den Bezeichnungen »psychosomatische Krankheiten« und »Psychosomatosen« ist dagegen eine pathologische Form von Körper-Seele-Beziehung gemeint, nämlich das Zusammenwirken körperlicher und psychischer Faktoren hinsichtlich der Entstehung und des Verlaufs von Krankheiten. Psychosomatik bedeutet nicht, den körperlichen Faktoren weniger, sondern den seelischen Faktoren mehr Bedeutung zu geben.

Die Körper-Seele-Zusammenhänge wurden im Laufe der Jahrhunderte recht unterschiedlich gewertet. Der altgriechische Arzt Hippokrates war überzeugt, dass Gefühle ein Organ beherrschen könnten: Bei Ärger kontrahiere sich das Herz und bei Freude erweitere es sich. In der Medizin der griechischen Antike wurden körperliche und psychische Faktoren gleichermaßen berücksichtigt, im Mittelalter dagegen vertrat die Kirche die strikte Trennung von Leib und Seele, und im 17. Jahrhundert begründete der französische Philosoph René Descartes jenen wissenschaftlichen Dualismus von Leib und Seele, dessen unheilvolle Auswirkungen bis in die jüngste Vergangenheit festzustellen sind. Im 19. Jahrhundert setzte sich diese einseitige Betonung körperlicher Faktoren fort – auch eine Folge der großen Fortschritte in der Medizin. Erst zu Beginn des 20. Jahrhunderts entstand eine Gegenbewegung, ausgelöst durch die aufkommende Psychoanalyse.

Die moderne Psychosomatik wurzelt in den Arbeiten von Sigmund Freud und seinen Schülern, durch die die Bedeutung der Psyche für die Entwicklung körperlicher Störungen eindrucksvoll aufgezeigt wurde. Mit dem Modell der Konversion sollte dargelegt werden, wie psychische Konflikte in körperliche Symptome »konvertiert« werden können. Davon abgesehen hat Freud jedoch keine speziellen Theorien und Behandlungskonzepte zur Psychosomatik entwickelt.

Die bedeutsamste psychoanalytische Konzeption psychosomatischer Störungen stammt von dem nach Chicago emigrierten deutschen Internisten und Psychoanalytiker Franz Alexander, der 1950 sein epochales Werk *Psychosomatische Medizin* veröffentlichte. Er beschreibt darin die so genannten »heiligen sieben« psychosomatischen Erkrankungen mit einer angeblich krankheitsspezifischen Psychodynamik: peptisches Geschwür (Ulcus pepticum), Asthma bronchiale, Bluthochdruck (Hypertonie), rheumatoide Arthritis, Migräne, Colitis ulcerosa, Neurodermitis. Schon Alexander hielt interessanterweise den Begriff der psychosomatischen Krankheit als spezifische diagnostische Einheit für wertlos und verstand die Psychosomatik als Diagnosemethode; er förderte jedoch durch seine Arbeit die Entwicklung der Psychosomatik als eigenständige Disziplin in der Medizin. Seine Theorie in aller Kürze: Bestimmte körperliche Störungen entstehen durch einen spezifischen, weitgehend unbewussten psychischen Konflikt, der in einem Widerspruch zwischen zwei Bedürfnissen oder einem Bedürfnis und einem Verbot besteht. So kann etwa der Wunsch nach Abhängigkeit, Anlehnung und Umsorgtsein im Widerspruch stehen zum gleichzeitigen Bedürfnis nach Unabhängigkeit und Selbstständigkeit. Diesem Bedürfnis wird niemals nachgegeben, sodass aus der blockierten Bedürfnishandlung und der nicht abgeführten emotionalen Spannung eine chronische vegetative Fehlsteuerung resultiert. Wenn aggressive Impulse nicht ausgelebt werden, kommt es durch die Daueraktivierung des sympathischen Nervensystems zuerst etwa zu einer anhaltenden Blutdrucksteigerung und später zur Hypertonie. Es kann daraus aber auch – je nach Veranlagung – eine Migräne oder rheumatoide Arthritis entstehen. Wenn dagegen passiv-regressive Wünsche nach Umsorgt-

und Behütet-Werden blockiert werden, kann die damit verbundene längere Überaktivierung des parasympathischen Nervensystems zu Störungen wie Zwölffingerdarmgeschwür, Colitis ulcerosa oder Asthma führen. Alexander erklärte also psychosomatische Symptome durch den jeweiligen Zustand des vegetativen Nervensystems: Bei Überaktivierung bewirkt das sympathische Nervensystem, das den Körper mobilisiert, andere Symptome als das parasympathische Nervensystem, das die Verdauung und die Erholung des Körpers steuert.

Dieser auch als Spezifitätstheorie bezeichnete Ansatz von Alexander, wonach bestimmte Krankheiten durch krankheitsspezifische Konflikte entstehen, ist heute als überholt anzusehen und konnte durch die Forschung nicht bestätigt werden. Die Auffassung, Patienten mit denselben körperlichen Symptomen seien auch in seelischer Hinsicht gleich, ist ein Mythos. Eine bestimmte psychosomatische Störung wird eben *nicht* durch störungsspezifische Konflikte, sondern durch völlig unterschiedliche psychische und psychosoziale Faktoren ausgelöst, aufrechterhalten oder verschlimmert.

In ähnlicher Weise haben auch psychosomatische Konzepte auf der Basis bestimmter Persönlichkeitstypen Schiffbruch erlitten. Es gibt keine bestimmte Persönlichkeit des Migränekranken, Magenkranken, Krebskranken o. ä., wenngleich diese Konzepte noch immer nicht ganz ausgerottet und gerade in der Populärliteratur und in der unreflektierten klinischen Praxis nach wie vor weit verbreitet sind. Ebenso wenig ist das beliebte psychoanalytische Erklärungsmodell einer gestörten Mutter-Kind-Beziehung bei Patienten mit einer psychosomatischen Störung haltbar, das eine ungebührliche Schuldzuweisung an oftmals sehr bemühte Mütter darstellt.

Es ist ein Grundproblem einseitiger psychosomatischer Konzepte, dass ihre Vertreter bei den Patienten immer nach jenen Ursachen suchen, die sie bereits vorher in die psychosomatische Krankheit hineingelegt haben. Eine solche unkritische Haltung ist problematisch, weil sie die Komplexität der Psychosomatik reduziert. In der Psychotherapie ist es dagegen unbedingt erforderlich, bei jedem einzelnen Patienten die störungsrelevanten individuellen Denk-, Erlebens- und Verhaltensweisen sowie die krank machenden Lebensbedingungen herauszufinden.

Zur Veranschaulichung sollen einige »Highlights« simplifizierender, mehr als bedenklich einzuschätzender Psychosomatik-Konzepte der Vergangenheit erwähnt werden. Es heißt,

- Asthma sei ein Schrei nach der Mutter und beruhe auf einer nicht gelösten Mutterbindung,

- Neurodermitis entstehe durch mangelnden Hautkontakt im frühesten Kindesalter und sei durch mütterliche Ablehnung verursacht,
- ein Magengeschwür entstehe aus abgewehrten bzw. nicht gewährten Bedürfnissen nach Liebe und Zuneigung,
- Migräne beruhe auf einer Aggressionsunterdrückung,
- Krebs entstehe dadurch, dass man alles in sich hineinfresse.

Der Begriff »psychosomatisch« wurde früher von vielen Psychoanalytikern im Sinne eines Ursache-Wirkungs-Zusammenhangs zwischen Körper und Seele verstanden und nicht im Sinne einer Wechselwirkung auf der Basis eines multifaktoriellen Bedingungsgefüges. Die frühere Gleichsetzung »psychosomatisch = psychogen« ist falsch und hat sich als sehr verhängnisvoll herausgestellt, weil dabei die Komplexität vieler körperlicher Erkrankungen nicht berücksichtigt wird. Die daraus folgende unrichtige Gleichsetzung »Psychosomatik = spezifische Psychogenese bestimmter körperlicher Störungen« wird zunehmend auch von Psychoanalytikern aufgegeben.

Auch wenn keine organischen Ursachen gefunden werden, dürfen nicht sofort psychogene Wirkfaktoren als alleinige »Ursachen« herangezogen werden. Anders formuliert: Die Notwendigkeit einer psychologischen und psychotherapeutischen Behandlung ergibt sich nicht bloß aus dem Vorliegen einer bestimmten psychosomatischen Krankheit. Es müssen unbedingt bestimmte psychologische Faktoren und Verhaltenseinflüsse nachgewiesen werden; diese stehen bei verschiedenen körperlichen Erkrankungen in einem bestimmten zeitlichen Zusammenhang, ohne dass deswegen ein Ursache-Wirkungs-Verhältnis gegeben sein muss.

1977 wurde von George Engel, einem amerikanischen Arzt und Psychoanalytiker, das biopsychosoziale Krankheitsmodell vorgestellt. Demnach beeinflussen sich Körper, Psyche und soziale Umwelt wechselseitig. Dieses ganzheitliche, integrative Krankheitsverständnis, das alle biologischen, psychologischen und sozialen Ebenen des Erkrankungsprozesses berücksichtigt, stellt derzeit die konzeptionelle Basis in der modernen Psychosomatik dar. Im Einzelnen sind damit noch nicht bestimmte psychosomatische Erkrankungen erklärt, es werden aber folgende Phänomene verständlich: Unter psychischen und psychosozialen Extrembelastungen kann jeder Mensch körperlich erkranken; dieselben Belastungsfaktoren können zu unterschiedlichen Erkrankungen führen; verschiedenartige Stresssituationen können zur gleichen

Krankheit führen; bestimmte Menschen erkranken eher als andere, weil sie über unzureichende Bewältigungsstrategien verfügen und ungünstigere Lebenssituationen vorhanden sind.

Psychosomatik und Verhaltensmedizin – zwei unterschiedliche Sichtweisen derselben Thematik

Der Fachausdruck »Psychosomatik« kann in zweifacher Bedeutung verstanden werden:

- Psychosomatik ist eine bestimmte fachübergreifende Grundeinstellung und Sichtweise, bei der in der Diagnostik und Therapie von Krankheiten körperliche und seelische bzw. psychosoziale Faktoren gleichermaßen berücksichtigt werden. In diesem Sinne ist Psychosomatik ein interdisziplinärer Ansatz und nicht nur eine bestimmte Fachdisziplin wie innere Medizin, Psychiatrie oder Chirurgie. Es gibt demnach nicht einfach bestimmte Störungen, die als »psychosomatisch« gelten und dann den Inhalt des Faches Psychosomatik darstellen würden. Psychosomatische Aspekte können bei allen möglichen körperlichen Störungen in den unterschiedlichsten medizinischen Fachbereichen bedeutsam sein.
- Psychosomatik ist ein eigener klinischer Bereich und eine Forschungsrichtung, in der das Verständnis und die Behandlung der psychischen und körperlichen Wechselwirkungen bei bestimmten Krankheiten im Mittelpunkt stehen. In diesem Sinne erfolgt eine psychosomatische Sichtweise bzw. Therapie, verdichtet in einer bestimmten medizinischen Fachdisziplin und in bestimmten Abteilungen von Krankenhäusern bzw. Universitätskliniken sowie in eigenen psychosomatischen Kliniken.

Allgemeine Zustimmung findet folgende Definition: Die Psychosomatik beschäftigt sich mit psychischen Ursachen, Begleit- und Folgeerscheinungen körperlicher Störungen sowie deren Auswirkungen auf das psychosoziale Umfeld des Patienten und auf die Beziehung zwischen Patient und Arzt bzw. Therapeut. In Anlehnung an die Definition der psychotherapeutischen Medizin kann Psychosomatik aber auch folgendermaßen zutreffend umschrieben werden: Psychosomatik umfasst die

Erkennung, die medizinische und psychotherapeutische Behandlung sowie die Rehabilitation von Krankheiten und Leidenszuständen, an deren Verursachung, Auslösung, Aufrechterhaltung, Verschlimmerung und subjektiven Verarbeitung psychische und psychosoziale Faktoren und/oder körperlich-seelische Wechselwirkungen beteiligt sind.

Man kann das Feld der Psychosomatik nach vier Gesichtspunkten und Aufgabenbereichen charakterisieren:

1. Orientierung an den Krankheitsursachen. Trotz einer vordergründig organisch anmutenden Erkrankung ist eine Analyse der beteiligten psychischen und sozialen Faktoren notwendig, damit die meist multifaktoriell bedingte Symptomatik in vollem Ausmaß erkannt wird.
2. Orientierung an der Krankheitsverarbeitung. Die im Verlauf einer Krankheit häufig auftretenden reaktiven psychologischen und sozialen Probleme müssen vom Patienten aktiv bewältigt werden; das wiederum erfordert geeignete psychologische und medizinische Maßnahmen.
3. Orientierung am Krankheitsverhalten. Psychosomatisch Kranke entwickeln oft ungünstige Formen der Interaktion mit Ärzten und Therapeuten; diese müssen ihre fachliche und menschliche Verantwortung in hohem Maße wahrnehmen, um die Behandlung möglichst erfolgreich zu machen.
4. Orientierung an psychischen Begleit- oder Folgeerkrankungen. Bei vielen Krankheiten treten psychisch und psychosozial belastende Folgezustände auf, die die Betroffenen mithilfe ärztlicher, psychologischer und psychotherapeutischer Unterstützung bewältigen lernen müssen.

Gegenwärtig stehen sich im Bereich der Psychosomatik – soweit es die Psychotherapie betrifft – zwei zentrale Sichtweisen und Behandlungsmethoden gegenüber: eine primär psychoanalytisch ausgerichtete Psychosomatik, die sich in den letzten sechs Jahrzehnten entwickelt hat, und eine strikt verhaltenstherapeutisch orientierte Psychosomatik, die in den letzten drei Jahrzehnten unter der Bezeichnung »Verhaltensmedizin« eine herausragende Bedeutung gewonnen hat.

Verhaltensmedizin ist die Anwendung der Verhaltenstherapie auf den Bereich der Medizin. Umfassender definiert ist Verhaltensmedizin ein interdisziplinärer (biopsychosozialer) Ansatz, die Gesundheits- und Krankheitsmechanismen unter Berücksichtigung psychosozialer, verhaltensbezogener und biomedizinischer Wissenschaften zu erforschen und die empirisch geprüften Erkenntnisse und Methoden in der Vorbeugung (Prävention), Behandlung und Rehabilitation einzusetzen. Die Wortverbindung von »Verhalten« und »Medizin« verdeutlicht den Zusammenhang von Verhalten, das besonders in der Psychologie erforscht wird, und körperlichen Prozessen, die vorwiegend in der Medizin untersucht werden, und unterstreicht die biopsychosoziale Grundkonzeption der Verhaltensmedizin.

Im Gegensatz zu einer psychoanalytisch verstandenen Psychosomatik werden in der Verhaltensmedizin die naturwissenschaftliche und interdisziplinäre Ausrichtung (Einbeziehung aller relevanten Wissenschaften wie Psychologie, Medizin, Biochemie, Soziologie u. a.), die empirisch-wissenschaftliche Überprüfbarkeit der Zusammenhänge von Verhalten/Erleben und körperlichen Erkrankungen sowie die Bedeutung der Prävention psychosomatischer Störungen stärker betont. Die Anfänge der Verhaltensmedizin liegen in den 70er Jahren des letzten Jahrhunderts. In neuerer Zeit werden sowohl von führenden Fachleuten als auch in der klinischen Praxis psychoanalytische und verhaltenstherapeutische Konzepte immer stärker integriert.

Das weite Feld der Psychosomatik

»Das Gefühl von Gesundheit erwirbt
man sich nur durch Krankheit.«
Georg Christoph Lichtenberg

Seit Alexander werden vier unterschiedlich schwerwiegende psychosomatische Krankheitsobergruppen im weitesten Sinne unterschieden:

- Befindlichkeitsstörungen (nichtorganische Körpersymptome ohne funktionelle oder somatische Störungsursachen mit keinem oder geringem Krankheitswert),
- funktionelle (somatoforme und dissoziative) Störungen (primär nichtorganische Störungen mit Krankheitswert),
- psychosomatische Störungen im engeren Sinne (organische Erkrankungen mit psychosozialen Auslösern oder Verstärkern),

- somatopsychische Erkrankungen (organische Erkrankungen mit psychosozialen Folgen).

Befindlichkeitsstörungen

Körperliches und seelisches Befinden hängen eng zusammen – das weiß jeder, der einmal wegen Problemen in Beziehung oder Beruf unzufrieden und unglücklich war. Befindlichkeitsstörungen sind überwiegend psychisch oder psychosozial bedingte körperliche Beschwerden, bei denen weder chronische Störungen des vegetativen Nervensystems noch krankhafte Gewebeveränderungen oder Schädigungen von Organen bestehen. Es handelt sich dabei um körperliche Symptome bei an sich gesunden Menschen. 80 % der Bevölkerung erleben im Laufe einer Woche irgendein körperliches Symptom, ohne sich deswegen schon krank zu fühlen. Die häufigsten Beschwerden sind Kopfschmerzen, gefolgt von Magenbeschwerden. Durch die Form der persönlichen Wahrnehmung und der subjektiven Krankheitstheorie können diese Beschwerden jedoch bald sehr belastend sein. Befindlichkeitsstörungen können somit nach und nach in funktionelle oder somatoforme Störungen übergehen, die dann als Krankheiten gelten – obwohl die Betroffenen körperlich gesund sind. Derartige körperliche Symptome können auch bei fast jeder erlebnisreaktiven, depressiven und früher so genannten »neurotischen« Störung auftreten.

Funktionelle Störungen

Funktionelle Störungen sind Beeinträchtigungen der körperlichen Funktionen ohne organische Ursachen, die häufig psychisch mitbedingt sind. Sie beruhen meistens auf einer Störung des autonomen (vegetativen) Nervensystems und äußern sich dann in Form von Symptomen wie Herzrasen, Atemnot, Schwitzen oder Magen-Darm-Beschwerden. Manchmal ist auch das willkürliche Nervensystem beeinträchtigt; Störungen der Bewegung, des Sprechens, Hörens oder Sehens sind die Folge. Funktionelle Störungen sind oft Ausdruck dafür, dass dem Körper zwar Energie bereitgestellt, diese dann aber nicht abgerufen oder verwendet wird, sodass es zu Fehlsteuerungen und Missempfindungen kommt. Man sollte die Bezeichnung »funktionell« nicht generell mit »psychisch« oder »psychogen« gleichsetzen, denn funktionelle Störungen können auch andere als rein seelische Ursachen haben, wenn sie nicht durch organische Befunde erklärbar sind (z. B. Alkohol- oder Medikamentenmissbrauch, körperliche oder seelische Überforderung ohne psychiatrische Krankheitswertigkeit).

Jeder Vierte geht zum Arzt mit körperlichen Beschwerden, die keine oder keine hinreichende organische Ursache haben. Die Betroffenen verhalten sich wie Patienten, obwohl sie gesund sind, während viele andere Menschen, die eigentlich Patienten sein sollten, sich so verhalten, als wären sie gar nicht krank. Die einen neigen im Umgang mit dem eigenen Körper zur Überbewertung körperlicher Symptome und die anderen zum Gegenteil, nämlich zur Krankheitsverleugnung.

Man unterscheidet zwei Arten von funktionellen Störungen:

- somatoforme Störungen,
- dissoziative Störungen.

Somatoforme Störungen

Körperliche Symptome ohne ausreichende organische Ursachen werden im internationalen Diagnoseschema ICD-10, das in Deutschland seit 2000 und in Österreich seit 2001 verbindlich ist, »somatoforme Störungen« genannt – womit die frühere offizielle Bezeichnung »körperliche Funktionsstörungen psychischen Ursprungs« ersetzt ist. Viele Betroffene erhielten früher auch folgende Diagnosen: vegetative Dystonie, vegetative Neurose, psychovegetative Labilität oder psychophysischer Erschöpfungszustand.

Somatoforme Störungen sind häufig psychisch oder psychosozial mitbedingte körperliche Beeinträchtigungen der vegetativen Funktionen ohne Gewebeveränderungen. Die Bezeichnung »somatoform« besagt, dass diese Störungen wie körperlich verursachte ausschauen, es nach genauer Untersuchung jedoch nicht sind. Die Betroffenen selbst sind allerdings überzeugt, eine körperliche Erkrankung zu haben. Es besteht also eine Diskrepanz zwischen objektivem Befund und subjektivem Befinden. Substanzielle organische Ursachen fehlen zwar, dennoch sollte der Begriff »somatoform« nicht mit »psychogen« gleichgesetzt werden, weil die jeweilige Symptomatik oft durch eine Wechselwirkung von biologischen, psychologischen und sozialen Faktoren ausgelöst, aufrechterhalten und verstärkt wird.

Die Diagnose einer somatoformen Störung erfordert weder den Nachweis einer organischen Ursache (im Sinne einer »echten« körperlichen Erkrankung mit psychogener Überlagerung), noch die Aufdeckung einer psychischen Verursachung (etwa im Sinne eines krank machenden Konflikts). Die Abgrenzung zwischen organischen und psychischen Faktoren wird oft überschätzt. Eine somatoforme Störung ist auch dann gegeben, wenn eindeutig eine organische Ursache der körperlichen Symptomatik nachweisbar ist (z. B. bei Rückenschmerzen oder chronischen Unterbauchschmerzen), die Schwere, das Ausmaß, die Vielfalt und die Dauer der Beschwerden sowie die psychosozialen Beeinträchtigungen durch den organischen Befund jedoch nicht ausreichend erklärt werden können.

Anders gesagt: Bei den somatoformen Störungen geht es nicht primär um den Nachweis einer psychischen Ursache oder den Ausschluss einer organischen Ursache, sondern um die Beschreibung eines typischen Verhaltensmusters, bei dem neben Symptomen, wie sie in der Medizin zur Diagnostik allgemein üblich sind, auch typische kognitive Überzeugungen der Patienten (z. B. subjektive Krankheitstheorien) und bestimmte Interaktionsmuster (Art der Arzt-Patient-Beziehung, soziales Verhalten) bedeutend sind.

Somatoforme Störungen können unterschiedliche Ursachen haben. Meist liegen körperliche und seelische Belastungen bzw. Überforderungen zugrunde – Stress im weitesten Sinn. Warum bei Stress eine ganz bestimmte körperliche Symptomatik entsteht, kann nur individuell verstanden und im Einzelfall geklärt werden.

Grundsätzlich sind bei somatoformen Störungen drei Arten von Ursachen zu unterscheiden:

1. konstitutionelle Neigung und körperliche Anfälligkeit (Prädisposition), wenn die Belastungen ein bestimmtes Ausmaß erreichen,
2. auslösende Bedingungen (Auslöser) wie etwa körperliche, psychische oder soziale Belastungsfaktoren,
3. aufrechterhaltende Bedingungen (Verstärker) wie etwa bestimmte Reaktionen der Betroffenen oder der Umwelt sowie andauernde Belastungsfaktoren, wodurch die Störung chronisch wird.

Auf der Basis dieser Faktoren entwickelt sich folgender Teufelskreis:

1. verstärkte Wahrnehmung der Beschwerden, Aufmerksamkeitsfixierung und erhöhtes Erregungsniveau,
2. Bewertung der Vorgänge als krankhaft,
3. Entwicklung somatoformer Beschwerden,
4. Entwicklung eines Schon- und Vermeidungsverhaltens mit einer folglich immer ausgeprägteren Symptomatik, die wiederum wahrgenommen wird und den Teufelskreis verstärkt.

Bei Menschen mit somatoformen Störungen findet man eine längere Symptomdauer, längere Krankenstände, häufigere Arztbesuche und Klinikaufenthalte als bei vielen anderen Patienten mit vorwiegend psychischen Störungen und Verhaltensstörungen. Somatoforme Störungen sind ein Musterbeispiel dafür, wie wichtig in Zukunft die Zusammenarbeit von Ärzten, Psychologen und Psychotherapeuten ist.

Patienten mit somatoformen Störungen finden sich meistens in der Praxis von Hausärzten und Internisten, weniger bei Psychiatern. Noch immer haben viele Betroffene Angst, wegen nichtorganischer, »eingebildeter« Störungen für psychisch krank oder gar verrückt erklärt zu werden. Sie haben einfach große Probleme damit, dass die Hightech-Medizin bei der Diagnose und Behandlung ihrer Störung versagt hat.

Personen mit somatoformen Störungen sind auch gegenwärtig noch immer als »Stiefkinder« der Medizin und der Psychotherapie anzusehen. Der unzureichende Behandlungsstand in der klinischen Praxis weist auf erhebliche Schwachstellen in unserem Gesundheitssystem hin. Die Betroffenen erfahren im Rahmen der jahrelangen Chronifizierung oft auch vonseiten ihrer sozialen Umwelt Unverständnis, Ablehnung, Hilflosigkeit und Aggression und werden nicht selten als Hypochonder abqualifiziert.

Bei zahlreichen Patienten mit somatoformen Störungen findet man in der Vergangenheit oder in der Gegenwart auch eine Depression, Angststörung oder Persönlichkeitsstörung. Die psychischen Symptome stehen dabei jedoch nicht im Vordergrund des Krankheitserlebens, was die Diagnosestellung erschweren kann. Bei vielen somatoformen Patienten sind dagegen keine psychischen Symptome gegeben. Eine somatoforme Störung ist oft nur erkennbar, wenn über die aktuellen organbezogenen Beschwerden hinaus auch frühere körperbezogene Symptome ohne ausreichenden Organbefund erfragt werden.

Es ist auffallend, dass viele Patienten mit somatoformen Beschwerden sehr belastende Lebensereignisse oft ohne starke Emotionen berichten. Während aus Beobachtersicht die emotionale Belastung eindeutig in Form von Körperbeschwerden zum Ausdruck kommt, sehen die Betroffenen selbst meist keine derartigen Zusammenhänge. Sie wissen zwar um ihre psychosozialen Belastungssituationen, können sich jedoch nicht vorstellen, wie sie davon krank werden könnten.

Somatoforme Störungen können zusammenfassend folgendermaßen beschrieben werden:

- Wieder und wieder präsentieren die Betroffenen den Ärzten körperliche Symptome ohne organische Ursachen, während andere Menschen ähnliche Beschwerden haben, jedoch ohne ständig verschiedene Fachleute aufzusuchen.

- Die Betroffenen fordern hartnäckig medizinische Untersuchungen, trotz zahlreicher negativer Befunde und trotz der Versicherung der Ärzte, dass die Symptome keine körperlichen Ursachen haben.
- Wenn körperliche Faktoren vorhanden sind, erklären sie nicht die Art und das Ausmaß der Symptome oder das Leiden und die innere Beteiligung der Patienten.
- Selbst wenn Beginn und Fortdauer der Symptome in engem Zusammenhang mit unangenehmen Lebensereignissen, Schwierigkeiten und Konflikten stehen, lehnen die Patienten gewöhnlich die ärztlichen Versuche ab, die Möglichkeiten einer psychischen Ursache zu diskutieren.

Bis zu 13 % der Bevölkerung leiden im Laufe ihres Lebens an einem behandlungsbedürftigen somatoformen Syndrom. Der Anteil somatoformer Störungen beträgt in Allgemeinarztpraxen sogar bis zu 35 %, in Allgemeinkrankenhäusern bis zu 30 %.

Somatoforme Störungen können in psychosomatische Störungen mit Gewebeveränderungen bzw. organische Funktionsstörungen übergehen.

Man unterscheidet sechs Gruppen von somatoformen Störungen:

1. Somatisierungsstörung,
2. undifferenzierte Somatisierungsstörung,
3. somatoforme autonome Funktionsstörung,
4. hypochondrische Störung inklusive Dysmorphophobie (Entstellungsangst),
5. anhaltende somatoforme Schmerzstörung,
6. sonstige somatoforme Störungen.

Tabelle 1: Somatoforme Störungen im Überblick

Somatisierungs-störung	Es bestehen seit mindestens zwei Jahren mindestens sechs (häufig wechselnde) körperliche Symptome aus mindestens zwei Organbereichen, die trotz fehlender oder nicht ausreichender organischer Ursachen zu häufigen Arztbesuchen führen. Typische Symptome sind etwa: Bauchschmerzen, Übelkeit, häufiger Durchfall, Atemnot, Brustschmerzen, Harndrang, Schmerzen in den Gliedern, Extremitäten oder Gelenken, unangenehme Taubheit oder Kribbelgefühle. Weltweit sind rund 1 bis 3 % der Bevölkerung betroffen.
Undifferenzierte Somatisierungs-störung	Bei dieser Restkategorie bestehen weniger körperliche Symptome mit einer Mindestdauer von einem halben Jahr. Etwa 10 bis 16 % der Bevölkerung sind davon betroffen.
Hypochond-rische Störung	Es handelt sich dabei um Krankheitsängste ohne körperliche Symptome bzw. Krankheitsängste als Folge der Fehlinterpretation an sich harmloser körperlicher Symptome. 1 bis 6 % der Hausarzt-Patienten sind davon betroffen. Die Dysmorphophobie (»Entstellungsphobie«) als anhaltende Angst bzw. Überzeugung, körperlich entstellt oder missgebildet zu sein (z. B. zu große Nase, Ohren, Brust, Hüfte), gilt als Unterform der Hypochondrie, obwohl die Betroffenen eigentlich keine Krankheitsängste haben. Etwa 4 % der Frauen und 1 % der Männer leiden darunter.
Somatoforme autonome Funktions-störung	Es bestehen mindestens drei Symptome aus folgenden Organbereichen des vegetativen Nervensystems, wobei ein Bereich führend ist: • Herz-Kreislauf-System (z. B. Herzphobie) • oberer Magen-Darm-Trakt (z. B. Reizmagen) • unterer Magen-Darm-Trakt (z. B. Reizdarm) • Atmungssystem (z. B. Hyperventilation) • urogenitales System (z. B. Reizblase) • sonstige Organe oder Organsysteme (z. B. Juckreiz)

Anhaltende somatoforme Schmerzstörung	Seit mindestens einem halben Jahr bestehen organisch nicht bzw. nicht ausreichend erklärbare Schmerzen. In Hausarztpraxen sind 5 bis 7 % der Patienten davon betroffen.
Sonstige somatoforme Störungen	Es bestehen nichtorganische Symptome in Organbereichen, die nicht durch das vegetative Nervensystem vermittelt werden (z. B. bestimmte Hautsymptome).

Dissoziative Störungen

Das aktuelle Diagnoseschema ICD-10 unterscheidet im Bereich der funktionellen Störungen zwischen »somatoformen Störungen« und »dissoziativen Störungen«. Bei dissoziativen Störungen werden unmittelbare Empfindungen, die Kontrolle von Körperbewegungen, Erinnerungen an die Vergangenheit und überhaupt das Bewusstsein der eigenen Identität nur teilweise oder gar nicht integriert. Psychische und körperliche Funktionen sind dissoziiert, abgespalten, voneinander entkoppelt. Je nach Ausprägung kann es sich dabei um körperlich-dissoziative Störungen (z. B. psychogene Gangstörung) oder kognitiv-dissoziative Störungen (z. B. psychogene Gedächtnisstörung) handeln.

In psychosomatischer Hinsicht relevant sind die körperlich-dissoziativen Störungen, die durch traumatisierende Ereignisse, unlösbare oder unerträgliche Konflikte oder gestörte Beziehungen, also psychogen verursacht sind. Sie werden aufgrund der psychoanalytischen Tradition auch als »Konversionsstörungen« bezeichnet. Der Begriff »Konversion«, der bereits von Sigmund Freud eingeführt wurde, betont dabei den Umstand, dass die durch unlösbare Schwierigkeiten und Konflikte hervorgerufenen unangenehmen Emotionen in irgendeiner Weise in Symptome umgesetzt werden. Dabei besteht keine Störung des Bewusstseins. Konversionssymptome und kognitiv-dissoziative Symptome mit Störungen des Bewusstseins wie etwa einem psychogenen Gedächtnisverlust können jedoch gemeinsam auftreten, z. B. bei dissoziativen Krampfanfällen. Man unterscheidet drei Gruppen von körperlich-dissoziativen Störungen (Konversionsstörungen):

1. dissoziative Bewegungsstörung,
2. dissoziative Krampfanfälle,
3. dissoziative Sensibilitäts- und Empfindungsstörungen.

Tabelle 2: Körperlich-dissoziative Störungen (Konversionsstörungen)

Dissoziative Bewegungsstörungen	Nichtorganische motorische Funktionsstörungen: • psychogene Gang- und Standstörung • psychogene Lähmung • psychogene Stimmstörung
Dissoziative Krampfanfälle	Nichtepileptische (psychogene) Anfälle
Dissoziative Sensibilitäts- und Empfindungsstörungen	Körpermissempfindungen oder sensorischer Informationsverlust: • teilweiser oder vollständiger Verlust der normalen Hautempfindungen bzw. des Sehens, Hörens oder Riechens • Überempfindlichkeit im Sinne einer verstärkten Schmerzwahrnehmung

Konversionsstörungen sind nichtorganische Beeinträchtigungen im Bereich der Willkürmotorik und der Sinneswahrnehmung, während somatoforme Störungen primär bei vegetativen Organen auftreten. Die verschiedenen Konversionssymptome entsprechen oft den laienhaften Vorstellungen des Patienten von einer körperlichen Erkrankung und stimmen typischerweise nicht mit den tatsächlichen anatomischen Bahnen und physiologischen Mechanismen überein, sodass sie vom Fachmann relativ leicht als nicht neurologisch bedingte Symptome zu erkennen sind. Bei einer Konversionssymptomatik passen die Symptome also nicht zu den unauffälligen organmedizinischen körperlichen Befunden (z. B. trotz scheinbarer Lähmung intakte motorische Funktionen, Blindheit bei normalen Pupillenreaktionen) und auch nicht zur Anatomie des Nervensystems (z. B. Gefühllosigkeitsempfindungen im Widerspruch zum Versorgungsbereich des sensorischen Nervensystems).

Im Gegensatz zur weiten Verbreitung der somatoformen Störungen treten Konversionsstörungen nur bei maximal 0,3% der Bevölkerung auf und zwar bei Frauen mindestens doppelt so häufig wie bei Männern. Die verschiedenen somatoformen und körperlich-dissoziativen Störungen werden bei den einzelnen Organbereichen detailliert dargestellt.

Psychosomatische Störungen im engeren Sinne

Unter psychosomatischen Störungen im engeren Sinne versteht man alle Organschädigungen oder Störungen körperlicher Funktionsabläufe, die so stark durch psychische bzw. psychosoziale Faktoren beeinflusst sind, dass organmedizinische Ursachen allein das Geschehen nicht ausreichend erklären können. Anders formuliert handelt es sich dabei um körperliche Krankheiten mit einer nachweisbaren Gewebeschädigung von Organen oder mit einer organisch bedingten Störung körperlicher Funktionen. Psychische oder soziale Faktoren spielen dabei eine mehr oder weniger bedeutsame Rolle in der Auslösung, Aufrechterhaltung oder Verschlimmerung der Störung.

Das Wort »Psychosomatik« wird wegen der Vieldeutigkeit des Begriffs im aktuellen Diagnoseschema vermieden. Psychosomatische Störungen im engeren Sinne werden sehr allgemein definiert als »psychologische Faktoren und Verhaltenseinflüsse bei andernorts klassifizierten Krankheiten«, die die Entstehung oder den Verlauf dieser Erkrankungen beeinflusst haben. Man sollte daher zukünftig auch im medizinischen Alltag die offizielle Bezeichnung »psychologische Faktoren oder Verhaltenseinflüsse bei ...« verwenden (z. B. mit dem Zusatz »bei Asthma bronchiale«). Psychosomatische Störungen im engeren Sinne erfordern also eine Doppeldiagnose: einerseits den Code für psychologische Faktoren, andererseits den Code für die jeweilige organische Störung. Als typische Beispiele für derartige Doppeldiagnosen gelten folgende Erkrankungen: Asthma bronchiale, Magengeschwür, Darmgeschwür, Dermatitis, Ekzem, Nesselsucht (Urtikaria). Bei stärkerer Ausprägung psychiatrischer Symptome ist zusätzlich auch noch die entsprechende psychiatrische Diagnose wie etwa »Anpassungsstörung, längere depressive Reaktion« zu stellen. Dies kommt gerade bei Schmerzpatienten im klinischen Alltag häufig vor.

Psychosomatische Patienten verstehen oft lange Zeit das Zusammenspiel von Körper und Seele nicht. Sie trennen den körperlichen und den seelischen Bereich strikt voneinander, sodass sie zu einseitigen, rein körperlichen Behandlungsversuchen neigen – und dies wird häufig noch durch die Vertreter der entsprechenden Behandlergruppen verstärkt! Sie stehen ihren Beschwerden oft verständnislos gegenüber, verharren in einer organisch fixierten Krankenrolle und wandern von Arzt zu Arzt in der Hoffnung auf eine rein organische Problemlösung. Die Betroffenen erleben ihre »Seele«, das heißt ihre Bedürfnisse und Gefühle, nicht mehr direkt, sondern nur noch verfremdet über ihren Körper und müssen lernen, ihr Leiden vom Körperlichen und vom Seelischen her zu verstehen und zu verändern. Nur wenige neigen dagegen zu rein seelischen Erklärungsversuchen und vernachlässigen die organmedizinische Seite der Erkrankung.

Neben den dissoziativen, somatoformen und psychosomatischen Störungen im engeren Sinne gibt es im aktuellen Diagnoseschema noch eine weitere Kategorie seelisch-körperlicher Störungen: »Verhaltensauffälligkeiten mit körperlichen Störungen und Faktoren«. Dazu gehören vor allem die Essstörungen, die nichtorganischen Schlafstörungen und die nichtorganischen sexuellen Funktionsstörungen. Auf diese Störungen kann in diesem Buch aus Platzgründen nicht näher eingegangen werden.

Somatopsychische Erkrankungen

Unter somatopsychischen Erkrankungen versteht man körperliche Grunderkrankungen, als deren Folge sich seelische Symptome und psychosoziale Beeinträchtigungen ergeben oder die eine intensive psychische Verarbeitung (Krankheitsbewältigung) erfordern. Kurz gesagt handelt es sich dabei um die psychischen und sozialen Folgeerscheinungen organischer Erkrankungen sowie um deren Bewältigung. Im Rahmen des heute gängigen biopsychosozialen Krankheitsverständnisses geht man davon aus, dass jede Krankheit eine körperliche, psychische und soziale Komponente hat: Primär psychische Störungen wie eine Angststörung oder eine Depression zeigen sich auch in Form körperlicher Symptome, primär körperliche Krankheiten haben auch psychische und soziale Auswirkungen, die ebenso bedacht und bewältigt werden müssen wie die organische Grundstörung. Demnach kann man jede körperliche Erkrankung unter psychosomatischen Gesichtspunkten betrachten.

Je chronischer der Verlauf einer körperlichen Erkrankung, desto häufiger treten die organischen Aspekte zugunsten der psychischen und psychosozialen in den Hintergrund. Da rein medizinische Maßnahmen allein oft keine ausreichende Besserung bringen, werden psychosomatische bzw. verhaltensmedizinische Behandlungskonzepte zukünftig immer wichtiger, um die Lebensqualität der Betroffenen zu verbessern. Diese Sichtweise erfordert eine interdisziplinäre Zusammenarbeit aller heilenden und helfenden Berufsgruppen.

Typische Beispiele für Krankheiten und Operationen mit somatopsychischen Folgezuständen sind etwa: Krebs, AIDS, koronare Herzkrankheiten, Diabetes mellitus, Schilddrüsenerkrankungen, rheumatische Erkrankungen, zahlreiche Schmerzstörungen, Autoimmunstörungen, chronische Niereninsuffizienz (bei Dialyse-Patienten), Hepatitis C, Bandscheibenvorfall, Epilepsie, Kopfverletzungen, Kopfoperationen und Erkrankungen des Gehirns. Bei diesen und anderen chronischen Beschwerden gilt das in der Organmedizin vorherrschende eindimensionale biomedizinische Krankheitsverständnis nicht mehr. Im Rahmen einer umfassenden Therapie müssen auch die Lebensgewohnheiten, sozialen Belastungen, individuellen Verhaltensgewohnheiten und psychosozialen Rahmenbedingungen bedacht werden.

Ziel aller psychologisch-psychotherapeutischen Interventionen bei chronischen Erkrankungen ist es, die Lebensqualität zu verbessern und die Gefahr einer zunehmenden Behinderung abzuwenden. Psychosoziale Faktoren sind während der gesamten Rehabilitation von immenser Bedeutung.

Menschen mit schweren körperlichen Erkrankungen müssen als Folge der körperlichen Symptome, operationsbedingten Entstellungen und körperlichen Funktionseinbußen oft zahlreiche psychische und soziale Probleme bewältigen lernen:

- subjektive Lebensbedrohung und Angst vor dem Tod,
- Unveränderbarkeit oder gar Fortschreiten der Erkrankung,
- mangelnde Vorhersagbarkeit des Krankheitsverlaufs,
- verminderte körperliche und geistige Leistungsfähigkeit,
- Beeinträchtigung der körperlichen Integrität,
- Bedrohung des Selbstbildes und Verminderung des Selbstwertgefühls,
- Verschlechterung der Stimmung und Bedrohung des emotionalen Gleichgewichts,
- Einschränkung der Sozialbeziehungen und der möglichen sozialen Rollen,
- Abhängigkeit von Ärzten, Pflegepersonal, Maschinen und technischen Hilfsmitteln,
- Verunsicherung und Einschränkung bezüglich der Zukunfts- und Lebensplanung,
- chronische Schmerzen und Beeinträchtigung durch opiathaltige Schmerzmittel,
- Deprimierung durch abschreckend und negativ erlebte Therapien,
- abwertende Reaktionen vonseiten der Umwelt.

Therapeutische Aspekte

Eine psychosomatische Behandlung beinhaltet drei Wege zur Heilung:

1. Beeinflussung der Organe. Die beeinträchtigten Organe müssen in ihrer Funktionsfähigkeit wiederhergestellt werden (durch medizinische Maßnahmen, physiotherapeutische Trainingsprogramme, psychologische Interventionen o. ä.).
2. Beeinflussung des Umfeldes der Organe. Der krank machende psychosoziale Hintergrund, auf dem sich eine Organstörung entwickelt hat, muss ebenfalls verändert werden, wenn eine dauerhafte Heilung oder wenigstens eine Symptomlinderung gelingen soll. Hier setzen interaktionsorientierte Therapien wie etwa eine Partner- oder Familientherapie und psychosoziale Begleitmaßnahmen, beispielsweise eine berufsbezogene Beratung, an.
3. Neugestaltung der Beziehung zum Organ. Psychosomatisch Kranke müssen eine bessere Beziehung zu ihrem Körper im Allgemeinen und zum gestörten Organbereich im Besonderen entwickeln; sie sollten aber auch neue Denk- und Verhaltensweisen erlernen, die ein gesünderes Leben ermöglichen. Hier sind bestimmte Formen einer Einzelpsychotherapie hilfreich, die den Körper, die Gefühle und die Denkmuster gleichermaßen berücksichtigen.

Der psychosomatische Heilungsprozess verläuft in vier Phasen. Der erste Schritt ist, seine psychosomatischen Probleme besser verstehen zu lernen. Der zweite Schritt sollte darin bestehen, die vorhandenen Fähigkeiten und Ressourcen zu möglichen Veränderungen zu nutzen, anstatt sich deprimiert als organisch oder psychisch »defekt« zu erleben. Der dritte Schritt erfordert oft Entscheidungen, sein Leben und seine Einstellungen zu ändern, um den psychosomatischen Störungen den Nährboden zu entziehen. Der vierte Schritt besteht in den notwendigen Maßnahmen zur Heilung oder zur Verbesserung der Lebensqualität.

Im Vergleich zu Patienten mit primär psychischen Erkrankungen wie etwa Angststörungen weisen jene mit somatoformen und psychosomatischen Störungen meist eine geringere Psychotherapiemotivation auf. Diese muss als Teil der Therapie erst entwickelt und gestärkt werden. Entscheidend, ob und wann der Patient bereit ist, eine Psychotherapie zu beginnen, ist nicht allein der Leidensdruck, sondern vielmehr sein subjektives Krankheitsverständnis der Störungsursachen und der möglichen Heilungschancen.

Eine psychologisch-psychotherapeutische Behandlung baut auf einer genauen Verhaltens- und Problemanalyse auf; zunächst muss also das gesamte Bedingungsgefüge der jeweiligen Störung erfasst werden. Welche körperliche Symptomatik und welche Befindlichkeit liegen vor? Wie geht der Betroffene mit seinen Symptomen und Beschwerden um und wie erklärt er sich diese? Welche Gefühle und Denkmuster stehen in Verbindung mit den aktuellen Symptomen? Welche subjektiven Krankheitsmodelle und Gesundheitsvorstellungen sind vorhanden? Welche Faktoren haben die Störung insgesamt ausgelöst, halten sie aufrecht oder verschlimmern sie sogar? In welchem familiären, partnerschaftlichen, sozialen und beruflichen Kontext ist die Störung eingebettet? Welche Zusammenhänge bestehen zwischen körperlichen, seelischen und sozialen Faktoren? Welche Konsequenzen haben die Beschwerden, welche Folgen hätte eine Beseitigung oder Linderung des Leidens? Was sind erste und was weitere Ziele der Behandlung?

Therapeut und Patient planen gemeinsam eine individuell ausgerichtete psychologische Behandlung bzw. Psychotherapie, die je nach Erfordernis die im Folgenden angeführten Bestandteile umfasst:

- Klärung der Therapieziele. Anstelle globaler, unklarer und unrealistischer Therapieziele (»Am besten wieder ganz gesund werden und so sein wie früher«) müssen konkrete, erreichbare und überprüfbare Ziele entwickelt werden (»Mit den Schmerzen besser umgehen lernen«). Größere Ziele müssen in kleinere Teilziele zerlegt werden, um Erfolgserlebnisse zu garantieren und die Hoffnung auf weitere Veränderungen zu verstärken.
- Informationsphase. Die Betroffenen, die gewöhnlich kein Verständnis für die Körper-Seele-Zusammenhänge haben und somit kein plausibles und hilfreiches Störungsmodell kennen, müssen ein adäquates biopsychosoziales Krankheitsverständnis erlangen, um an der Gesundung aktiv mitwirken zu können. Die Erkenntnis, seine Symptome beeinflussen zu können, stärkt das Vertrauen des Patienten in die eigenen Handlungsmöglichkeiten. Durch eine umfassende Aufklärung (Psychoedukation) über alle möglichen Aspekte der jeweiligen Störung soll aus einem »Leidenden« ein aktiv Handelnder werden, der sein Schicksal selbst in die Hand nimmt und nicht passiv auf rein organmedizinische Interventionen wartet.
- Selbstbeobachtungsbögen und Symptomtagebücher. Zur besseren Einsicht in die Zusammenhänge zwischen den aktuellen Symptomen und den eigenen Gefühlen, Denk- und Verhaltensmustern sowie den psychosozialen Lebensbedingungen sollen die Betrof-

fenen Symptombeobachtungsbögen und Symptomtagebücher führen.

- Kognitive Therapie. Im Mittelpunkt der kognitiven Verfahren steht die Analyse und Veränderung von Gedanken und Überzeugungen bezüglich der Ursachen, Bewältigungsmöglichkeiten und Folgen von Symptomen. Eine Veränderung bzw. Umbewertung der Ursachenzuschreibungen ist von entscheidender Bedeutung für die Mitarbeit des Patienten in der Therapie: Der Patient soll lernen, seine Symptome nicht mehr rein organmedizinisch, sondern psychophysiologisch zu erklären und zu verstehen. Annahmen wie »Gleich falle ich bewusstlos um« verlieren durch alternative Erklärungen (»Meine Nackenmuskulatur ist ganz verspannt«) ihre Angst machende Wirkung. Wichtig ist auch, einen realistischen Gesundheitsbegriff zu erarbeiten. Z. B. immer schmerzfrei zu leben ist unmöglich! Nach der Erfassung der zentralen Glaubenssätze über Gesundheit und Krankheit können adäquatere und realistischere Vorstellungen darüber entwickelt werden.
- Verhaltensexperimente. Vor allem somatoforme Patienten mit hypochondrischen Tendenzen müssen durch verschiedene Provokationsübungen (z. B. rasche Bewegungen oder Hyperventilation) unbedenkliche Körpermissempfindungen wie etwa Herzrasen, Atemnot oder Schwindel besser tolerieren lernen.
- Körpertherapie. Körpertherapeutische Verfahren wie etwa die Feldenkrais-Methode, Konzentrative Bewegungstherapie, Bioenergetik, Gestalttherapie oder Physiotherapie ermöglichen eine verbesserte Wahrnehmung und Kontrolle des Körpers.
- Entspannungstherapie. Autogenes Training, Progressive Muskelentspannung nach Jacobson, Biofeedbackverfahren, Selbsthypnose, Imaginationstechniken, Meditation, Atemtechniken und Körperwahrnehmungsübungen ermöglichen mehr innere Ruhe und Entspannung.
- Aktivitätsaufbau und Abbau von Schonverhalten. Eine stufenweise Aktivierung soll die körperliche Fitness steigern, das körperliche Selbstbewusstsein stärken und die häufigen Vermeidungsreaktionen vermindern.
- Besserer Umgang mit Stress. Ein Stressbewältigungstraining dient der Vorbeugung zukünftiger Überforderungsgefühle und Phasen der Resignation.
- Adäquater Umgang mit Emotionen. Die bessere Wahrnehmung und der adäquate Ausdruck von Gefühlen (z. B. Hilflosigkeit, Lustlosig-

keit, Hoffnungslosigkeit, Traurigkeit, Enttäuschung, Wut, Ärger, Ekel, Einsamkeit, Sehnsucht nach Geborgenheit) wird durch ein Emotionstraining geübt.

- Konfliktorientierte Therapie. Somatoforme Symptome und psychosomatische Störungen im engeren Sinne werden oft durch bestimmte innere Konflikte wie etwa einander widersprechende Wünsche und Bedürfnisse ausgelöst oder verstärkt. Dieser innere Druck kann behutsam bearbeitet, sukzessive verringert oder sogar völlig beseitigt werden.
- Traumatherapie. Viele Patientinnen mit somatoformen und psychosomatischen Störungen sind Opfer sexueller und/oder körperlicher Gewalt im Kindes-, Jugend- oder Erwachsenenalter und benötigen eine spezielle Therapie zur besseren Verarbeitung ihrer traumatisierenden Erlebnisse.
- Verbesserung der Selbstsicherheit. Ein soziales Kompetenztraining soll eine bessere Durchsetzungsfähigkeit in Sozialkontakten ermöglichen und das durch die Krankheit häufig beeinträchtigte Selbstwertgefühl wieder aufbauen helfen.
- Bewältigung familiärer Probleme (Partner- oder Familientherapie). Eine familien- oder paarbezogene Therapie kann zentrale Ursachen oder negative Folgen der jeweiligen Störung beseitigen helfen.
- Verbesserung der allgemeinen Lebensqualität. Verschiedene Strategien (z. B. verstärkte Beschäftigung mit Hobbys, Aktivierung früherer Interessen, Aufbau eines Freundeskreises) sollen das körperliche und seelische Wohlbefinden erhöhen.
- Maßnahmen in Bezug auf den Beruf. Rehabilitative Maßnahmen zur Steigerung der beruflichen Leistungsfähigkeit sollen bei Bedarf den beruflichen Wiedereinstieg erleichtern.
- Maßnahmen zur Rückfallprophylaxe. Die Patienten sollen auf eine ausgewogene Lebensführung achten, um eine Rückkehr oder eine Verschlechterung der Symptome zu verhindern.

Psychosomatische Störungen werden durch eine klinisch-psychologische Behandlung und eine Psychotherapie in Zusammenarbeit mit Ärzten angemessen behandelt. In Deutschland sind drei so genannte Richtlinienverfahren zugelassen, die von den Krankenkassen finanziert werden: Verhaltenstherapie, Psychoanalyse und tiefenpsychologisch fundierte Psychotherapie. In Österreich sind dagegen 18 Psychotherapiemethoden staatlich anerkannt.

Teil 2
Die vielen Gesichter der psychosomatischen Störungen

»Der Körper ist der Übersetzer
der Seele ins Sichtbare.«
Christian Morgenstern

Wenn sich alles um das Herz dreht

»Gib Worte deinem Schmerz:
Gram, der nicht spricht, presst das
beladene Herz, bis dass es bricht.«
William Shakespeare, Macbeth

Herzphobie – Todesangst trotz gesunden Herzens

Herr Weber ist Elektroinstallateur auf Montage, 36 Jahre alt, verheiratet und hat zwei Kinder. Seit sieben Jahren leidet er unter Schmerzen im Herzbereich, ohne dass eine organische Ursache gefunden werden kann. Vor allem das Herzrasen, Herzklopfen und die Herzrhythmusstörungen interpretiert Herr Müller als nahen Herzinfarkt. Die Symptomatik trat erstmals zwei Monate nach dem plötzlichen Herztod seines Vaters auf. Ein Onkel hat bereits zwei Bypass-Operationen hinter sich, der Bruder leidet unter Bluthochdruck und muss Medikamente nehmen. Herr Weber fürchtet sich vor einem ähnlichen Schicksal und lässt etliche Untersuchungen in verschiedenen Krankenhäusern vornehmen – inklusive einer an sich unnötigen Herzkatheter-Untersuchung, die auf seinen drängenden Wunsch hin durchgeführt wird. Herr Weber spürt auch einen ökonomischen Druck, weil das neue Haus noch abgezahlt werden muss. Die Entscheidung, auf lukrative Montage zu gehen, war letztlich eine Geldfrage – mit dem hohen Preis der Entfremdung von seiner Frau. Diese geht in seiner häufigen Abwesenheit gern mit Freundinnen fort, sodass er befürchtet, sie könnte sich in einen anderen Mann verlieben. Er selbst hat durch seinen Beruf genug Möglichkeiten, andere Frauen näher kennen zu lernen, wagt dies aber trotz seines Verlangens nicht aus Angst, dass seine Ehe dann endgültig scheitern könnte. Seit einem »Herzanfall« mit Todesangst in einem Hotel im Ausland hat er Schwierigkeiten, auswärts allein zu übernachten, was allmählich zu Problemen mit seinem Chef führt. Ein längerer Krankenstand bringt eine rasche Besserung, wohl durch das ständige Zusammensein mit seiner Frau; bei Wiederaufnahme der Berufstätigkeit setzen die Herzbeschwerden jedoch umso heftiger ein, sodass sein Hausarzt eine Überweisung an einen psychologischen Psychotherapeuten vornimmt.

»Etwas auf dem Herzen haben«: Herz und Psyche

Das Herz – ein etwa faustgroßer Hohlmuskel mit vier Hohlräumen – ist von der körperlichen Funktion her eine Saug-Druck-Pumpe mit zwei hintereinander geschalteten Pumpsystemen, die den Blutkreislauf regulieren. Es besteht aus zwei Herzkammern (Ventrikeln) und ihren Vorhöfen. Je ein Vorhof und eine Kammer bilden zusammen ein Pumpsystem. Der rechte Vorhof saugt das verbrauchte Blut aus den Venen an und befördert es über die rechte Herzkammer in den Lungenkreislauf, wo es in den Lungenbläschen mit Sauerstoff angereichert wird. Von der Lunge gelangt das Blut in den linken Vorhof, die linke Kammer pumpt das Blut dann mit großer Kraft in die Hauptschlagader (Aorta), von wo es durch die Arterien und Arteriolen in den Körper weitergeleitet wird. Der Herzmuskel wird durch drei große Koronararterien versorgt, die an der Wurzel der Aorta entspringen und sich dann in kleinere Gefäße verzweigen, die sich netzförmig im Herzmuskel verteilen.

Das Herz pumpt das Blut über die arteriellen Gefäße in den Körper und erhält das Blut über die venösen Gefäße. Die arteriellen Gefäße werden von der Aorta ausgehend immer dünner. Über die feinsten Blutgefäße, die Kapillargefäße, wird der Körper mit Sauerstoff, Nährstoffen, Abwehrzellen, Hormonen und anderen lebenswichtigen Stoffen versorgt, gleichzeitig werden von dort aus auch die Abbaustoffe wie etwa Kohlendioxid abtransportiert. Pro Minute werden 4 bis 5 Liter Blut durch den Körper gepumpt. In Ruhe schlägt das Herz langsamer (bis zu 60mal pro Minute), bei körperlicher oder seelischer Belastung schneller (bis zu 180mal pro Minute).

Jeder Herzschlag besteht aus einer Füllungsphase (Diastole), in der das Blut aufgenommen wird, und einer Austreibungsphase (Systole), in der das Blut ausgepumpt wird. Herzklappen, die sich abwechselnd öffnen und schließen, verhindern, dass das Blut vom Kreislauf in die Kammern und von dort in die Vorhöfe zurückfließen kann. Der Herzrhythmus wird durch den Sinusknoten am Anfang des linken Vorhofs reguliert. Der Sinusknoten wird durch das vegetative Nervensystem beeinflusst: Das sympathische Nervensystem beschleunigt, das parasympathische Nervensystem verlangsamt den Herzschlag.

Das Herz ist nicht nur körperlich, sondern auch emotional das Zentrum unseres Körpers. Es gilt als der Sitz unserer stärksten Gefühle – der Sitz der Liebe, des Mitgefühls und der Warmherzigkeit. Das Herz wurde seit Jahrtausenden als der Motor des Lebens und im Altertum und in anderen Kulturen auch als der Sitz der Seele bzw. des Bewusstseins angesehen. Das Herz ist *das* psychosomatische Organ schlechthin.

Die emotionale Bedeutung des Herzens kommt in vielen Redewendungen zum Ausdruck – hier eine Auswahl: Wir können herzlich, warmherzig, kaltherzig, weichherzig, hartherzig, offenherzig, halbherzig, leichtherzig oder herzlos sein. Es kann uns leicht, schwer oder warm ums Herz werden. Unser Herz kann verhärtet, verschlossen oder für jemanden offen sein. Es kann verschenkt, gebrochen, gestohlen, verloren oder im Sturm erobert werden. Wir machen etwas aus vollem Herzen, aber auch weil wir ein gutes Herz haben, unser Herz am rechten Fleck haben, uns etwas zu Herzen nehmen oder uns etwas am Herzen liegt. Wir haben jemanden von Herzen gern, schließen ihn in unser Herz, sind mit ihm ein Herz und eine Seele oder schütten ihm unser Herz aus. Manchmal fassen wir uns ein Herz, bringen wir etwas nicht übers Herz, haben wir etwas auf dem Herzen, machen wir unserem Herzen Luft, fällt uns ein Stein von Herzen, lässt jemand unser Herz höher schlagen oder tut uns das Herz weh. Unser Herz schlägt vor Aufregung bis zum Hals, bleibt vor Schreck fast stehen, rutscht uns vor Angst in die Hose, zieht sich aus Beklemmung zusammen, verkrampft sich aus Anspannung, zerspringt vor Glück, zerreißt fast aus Mitleid oder bricht vor Schmerz.

Was geschieht nun aber tatsächlich bei sehr starken Emotionen? Jede körperliche oder seelische Belastung erhöht grundsätzlich die Aktivität des Herzens. Bei Stress, Erregung, Ärger, Wut und Angst wird durch das sympathische Nervensystem der Herzschlag beschleunigt, die Pumpleistung des Herzens erhöht, die Herzkrankgefäße erweitern sich, der Blutkreislauf steigt. Subjektiv wird dies als starkes Herzklopfen, Herzrasen oder Herzstolpern, Stechen, Schmerzen oder Engegefühl in der Brust erlebt.

Als Folge dessen glauben viele, sich körperlich besonders schonen zu müssen. Die fatalen Folgen: Bald rast das Herz schon bei ganz geringer Belastung, weil seine fehlende Kraft durch mehr Herzschläge ausgeglichen werden muss. Ein untrainiertes Herz kann oft keinen ausreichenden Druck mehr durch die Kraft seiner Kontraktion aufbauen und versucht dann häufig, dies durch eine vermehrte Schlagzahl auszugleichen, damit der Körper ausreichend durchblutet wird. Bewegung und Konditionstraining sind sehr wichtig, um Herzrasen und Atemnot vorzubeugen und das Herz leistungsfähiger zu machen.

Funktionelle Herzprobleme treten auch bei verschiedenen psychischen Störungen auf. Bei Panikattacken steht mehrheitlich das als lebensbedrohlich erlebte Herzrasen im Vordergrund. Bei Depressionen findet man häufig Herzrasen, unregelmäßigen Herzschlag, Extrasystolen (das sind außerhalb des regulären Grundrhythmus vorzeitig oder verspätet auftretende Herzschläge) und Schmerzen in der Herzgegend (Stechen, Brennen, Klopfen, Druck).

Tabelle 3: Psychosomatisch relevante kardiale Störungen

Funktionelle Störungen	Somatoforme autonome Funktionsstörungen des kardiovaskulären Systems: • Herzphobie • funktionelle Herzrhythmusstörungen
Organisch fundierte Störungen	Koronare Herzkrankheit: • Angina pectoris • Herzinfarkt

Funktionelle Störungen

Herzphobie

Somatoforme Herzbeschwerden kommen bei 10 bis 25 % der Bevölkerung und bei 15 bis 20 % der Patienten in Allgemeinarzt- und Facharztpraxen vor. Nichtorganische Missempfindungen wie Herzklopfen, Herzstolpern, Herzrasen und Herzschmerzen verstärken die Befürchtung, an einer Herzkrankheit zu leiden.

Die häufigste somatoforme Störung aus dem kardiovaskulären Bereich ist eine Symptomatik, die früher »Herzphobie« oder »Herzneurose« genannt wurde. Es handelt sich dabei um eine ausschließlich auf das Herz zentrierte Angst, die wegen ihrer Spezifität als Phobie bezeichnet wird. Eigentlich handelt es sich dabei um den Ausdruck großer Krankheitsangst, die in vielen Fällen lebensgeschichtlich verständlich ist (koronare Herzkrankheiten oder tödlicher Herzinfarkt in der Familie, Verwandtschaft oder Bekanntschaft).

Eine Herzphobie ist charakterisiert durch panikähnliche, somatoforme und hypochondrische Symptome:

- Anfallartig auftretende Symptome wie bei einer Panikattacke, jedoch mit dem Schwerpunkt auf Herzsensationen: Herzrasen (bis zu 160 Herzschläge pro Minute), plötzliche Blutdrucksteigerung (bis zu 210/110 mm Hg), unregelmäßiger Herzschlag (Extrasystolen), Brennen und Hitzegefühle an der Herzspitze, Stiche, Schmerzen oder Ziehen im (linken) Brustbereich.

- Schwitzen, Hitze- oder Kältegefühle, Hyperventilationsneigung, Atemnot, Beklemmungs- und Erstickungsgefühle, Schwindelgefühle, Körpermissempfindungen (Parästhesien), Übelkeit.
- Panikartiges Todesgefühl, bedingt durch die Symptome, die als Anzeichen einer Herzerkrankung gewertet werden.
- Ständige ängstliche Konzentration auf das Herz aus Sorge, an einer bisher nicht erkannten Herzkrankheit zu leiden, obwohl zahlreiche Untersuchungen keinen organischen Befund erbracht haben.
- Misstrauen in die automatische Herzfunktion, sodass übertriebene Kontrollen erfolgen (häufiges Fühlen und Zählen des Pulses und Messen des Blutdrucks). Die ständige Konzentration auf das Herz führt zu einem abnormen Herzbewusstsein und verstärkt die Herzangst bei jeder noch so kleinen Unregelmäßigkeit. Ein Teufelskreis beginnt, denn allein die angespannte, erhöhte selektive Aufmerksamkeit auf die Herztätigkeit bewirkt schon eine leichte Frequenzsteigerung.
- Hypochondrische Ängste, sodass bereits normale körperliche Zustände als Vorzeichen eines möglichen Herzinfarkts gewertet werden.
- Ständiges Kreisen um medizinische Sicherheitsmaßnahmen (Aufenthalt in der Nähe von medizinischen Einrichtungen, Information über ärztliche Notdienstregelungen).
- Ausgeprägte Schonhaltung, um das Herz nicht zu sehr zu belasten. Herzphobiker schonen sich mehr, als selbst Patienten nach einem Herzinfarkt zur Schonung geraten wird.
- Einbeziehung der Familienmitglieder in die Herzängste und die krankheitsbezogene Lebensweise, sodass die Wohnung wie ein Sanatorium wirkt. Achtung: Die Angehörigen verstärken die Krankheitsfixierung, wenn sie ein derartiges Schonklima fördern.
- Klammern an die engsten Familienmitglieder, vor allem an den Partner, der oft Sicherheit und Geborgenheit in einem Leben vermitteln soll, das häufig von frühen Verlusterlebnissen geprägt ist. Herzphobiker neigen zu symbiotischen Beziehungsmustern und erleben jede Verunsicherung in der Partnerbeziehung mit starken Ängsten.
- Häufiges Aufsuchen von Internisten und nicht von Psychiatern und Psychotherapeuten, weil sich die Betroffenen ja körperlich und nicht psychisch krank fühlen.

Je nach Art und Intensität der herzbezogenen Ängste kann man drei Gruppen von Herzphobikern unterscheiden:

- Herztod-Phobiker. Sie erleben Panikattacken und eine Angstüberflutung.
- Herztod-Hypochonder. Sie erleben keine Angstausbrüche, sondern leiden unter der subjektiven Gewissheit, einen Herztod zu erleiden. Die Mitteilung, dass das Herz gesund ist, wirkt nicht beruhigend. Wegen der Angst vor einem Herztod werden häufige Herzuntersuchungen gewünscht.
- Herz-Hypochonder. Sie sorgen sich ständig um ihr Herz, haben aber keine Todesangst.

Funktionelle Herzrhythmusstörung

Nichtorganische Herzrhythmusstörungen sind die zweithäufigste somatoforme Symptomatik im Herzbereich. Dabei wird durch Stresshormone die normale Automatik des Sinusknotens so verändert, dass Symptome wie Herzklopfen, -stolpern und -rasen oder Aussetzen des Pulses auftreten. Wenn diese als gefährlich interpretiert werden, entwickeln sich oft Panikattacken. Bei diesen dominiert dann wie bei einer Herzphobie die Angst vor einem Herzinfarkt, und zwar auch nach erfolgter organmedizinischer Abklärung.

Die beiden wichtigsten Funktionsstörungen sind Störungen der Herzfrequenz (Tachykardie: mehr als 100 Schläge pro Minute, Bradykardie: weniger als 60 Schläge pro Minute) und unregelmäßiger Herzschlag. Es handelt sich dabei um eine ungefährliche supraventrikuläre Arhythmie im Gegensatz zu einer gefährlichen ventrikulären Arhythmie, die von den Herzkammern ausgeht und zu schweren Komplikationen bis hin zu plötzlichem Herztod führen kann.

Nichtorganische Extrasystolen sind Herzschläge »außer der Reihe« und entstehen bei raschem Umschalten auf Beschleunigung oder Verlangsamung der Herzschläge. Nach raschen Herzschlägen macht das Herz eine von vielen Menschen als beängstigend erlebte kurze Pause, um den Rhythmus wiederherzustellen. Dies ist eine völlig normale, ungefährliche Reaktion! Zur Unterscheidung zwischen gefährlichen und ungefährlichen Herzrhythmusstörungen ist jedoch immer eine genaue medizinische Untersuchung erforderlich.

Stress, Erregung und Angst können zu einer nervös bedingten Verkrampfung der Herzkranzgefäße führen (»spastische Angina pectoris« infolge spastischer Verengung); mangelnde Durchblutung und Sauerstoffversorgung des Herzens sind die Folge, oft verbunden mit ausstrahlenden Schmerzen vorwiegend in den linken Arm und Herzinfarktängsten. Es treten dann ähnlich massive und beängstigende Schmerzen auf wie bei einer Angina pectoris. Im Gegensatz dazu sind diese jedoch vorübergehend, weil sie rein »nervös« bedingt sind.

Organische Störungen

Organische Störungen treten dann auf, wenn es zu einem Missverhältnis zwischen Blut- und Sauerstoffbedarf im Herzmuskel und dem entsprechenden Angebot durch die Herzkranzgefäße kommt. Koronare Herzkrankheiten beruhen auf einer Arteriosklerose (Verkalkung) des arteriellen Gefäßsystems. Dadurch werden die Gefäße immer weniger elastisch, das Gefäßvolumen wird eingeschränkt und die Herzkranzgefäße können nicht mehr das leisten, was nötig wäre (Koronarinsuffizienz). Das Herz bekommt weniger Sauerstoff, als es braucht. Die Folgen: Angina pectoris, Herzrhythmusstörungen und Herzinfarkt. Arteriosklerotische Gefäßveränderungen sind auch die Basis für einen Schlaganfall oder eine Thrombose, meistens in den Beinen.

Als Risikofaktoren erster Ordnung für eine arteriosklerotische Gefäßverengung gelten vermehrte Lipoproteine im Blut (insbesondere zu viel Cholesterin in Form eines erhöhten LDL-Cholesterin-Spiegels), Bluthochdruck (arterielle Hypertonie), Zuckerkrankheit (Diabetes mellitus) und Rauchen. Als von den Lebensgewohnheiten unabhängige Risikofaktoren gelten männliches Geschlecht, höheres Alter und familiäre Belastung. Als Risikofaktoren zweiter Ordnung gelten ungünstige Ernährungsgewohnheiten, Übergewicht, Bewegungsmangel, erhöhte Harnsäurekonzentration im Blut, Veränderungen von Blutplättcheneigenschaften sowie Stress in Form bestimmter psychosozialer Faktoren (emotionale Probleme, berufliche Überbeanspruchung, lebensverändernde Umstände, mangelnde soziale Unterstützung, ungünstige sozioökonomische Bedingungen).

Angina pectoris

Angina pectoris (auf Deutsch: »Enge der Brust«) ist die häufigste, aber nicht zwingend bei einer koronaren Herzkrankheit auftretende Symptomatik. Sie besteht in der Verengung einer Koronararterie, und damit ist die Durchblutung vermindert. Sie wird dann als stabile Angina pectoris bezeichnet, wenn die Symptome konstant unter körperlicher und psychischer Belastung auftreten. Die Betroffenen spüren dabei anfallartig auftretende, drückende, hinter dem Brustbein liegende Schmerzen, die meistens in die linke Brust und den linken Arm ziehen, aber auch in die obere Brust, den Hals, die Schultern, den Rücken oder den Oberbauch ausstrahlen können. Die Schmerzen werden als enormer Druck auf der Brust, als beklemmendes, schmerzendes, brennendes Gefühl beschrieben. Bei schweren Anfällen treten auch Kollapszustände auf, verbunden mit Übelkeit, Atemnot, Schwitzen und Angstgefühlen. Die Brustschmerzen dauern gewöhnlich nur einige Minuten an und bessern sich durch Schonung, Ruhe, Entspannung und Medikamente.

Bei einer instabilen Angina pectoris treten die Symptome in Ruhe oder bei geringer Belastung auf, und zwar immer länger und intensiver. Wegen der drohenden Herzinfarktgefahr ist sofortiger Handlungsbedarf gegeben. Eine koronare Herzkrankheit kann oft schon aus der typischen Symptomatik der belastungsabhängigen Angina pectoris vermutet werden und wird durch ein Belastungs-EKG sicher abgegrenzt gegenüber funktionellen Herzbeschwerden oder Schmerzen, die von der Wirbelsäule ausgehen. Bei bereits verengten Herzkranzgefäßen kann Stress zu einer vorübergehenden Minderdurchblutung und damit zu Brustschmerzsymptomen führen. In psychosomatischer Hinsicht ist bedeutsam, dass vor allem intensive Emotionen wie Wut und Ärger bei vorhandener Erkrankung die Symptomatik einer Angina pectoris provozieren können.

Herzinfarkt

Herzinfarkt ist die häufigste einzelne Todesursache. Die Herzinfarktrate ist in den westlichen Industrienationen aufgrund der verbesserten Akutbehandlung und Vorsorgemedizin zurückgegangen, die Zahl der Patienten mit einer koronaren Herzkrankheit ist jedoch angestiegen. Ein Herzinfarkt besteht im Verschluss eines Herzkranzgefäßes durch ein Blutgerinnsel, wodurch das dahinter liegende Gewebe kein Blut und keinen Sauerstoff mehr erhält und die Stoffwechselabbauprodukte nicht entfernt werden, sodass es nach wenigen Sekunden abstirbt. Ist ein großes Blutgefäß und damit ein großer Herzbereich vom Infarkt betroffen, kommt es zum sofortigen Tod, ansonsten tritt eine Angina pectoris auf mit heftigen Schmerzen hinter dem Brustbein, oft ausstrahlend in den linken Arm, mit Blutdruck- und Pulsabfall, kaltem Schweiß und schwerer Atemnot. Ist nur ein sehr kleiner Herzbereich betroffen, bleibt der Infarkt fast unbemerkt (»stummer Infarkt« mit kurzen Brustschmerzen und eher uncharakteristischen Beschwerden).

Die Mehrzahl der Herzinfarkt-Patienten erlebt einen Herzinfarkt wie einen »Blitz aus heiterem Himmel« und übersieht lange Zeit alle warnenden Vorzeichen. Voraussetzung für einen Herzinfarkt sind Mikroverletzungen der innersten Blutgefäßschicht. Ablagerungen (Plaques), die durch einen vielschichtigen und lang dauernden Prozess entstanden sind und den Gefäßdurchmesser verengt haben, können durch eine erhöhte Gefäßwandspannung oder gefäßverengende Prozesse einreißen und das Gefäß verstopfen.

Psychosomatische Konzepte

Psychologische Faktoren

Bei funktionellen Herzrhythmusstörungen führen Stress und bestimmte Gefühle wie Wut oder Angst zu Veränderungen des Herzschlags. Hinter einer Herzphobie steht nach psychoanalytischer Auffassung oft ein partnerbezogener Konflikt: einerseits wird mehr Unabhängigkeit gewünscht, andererseits der Verlust der Abhängigkeit gefürchtet. Häufig handelt es sich bei einer Herzphobie um den Ausdruck einer allgemein erhöhten Krankheitsängstlichkeit, einer hypochondrischen Körperbeobachtung, einer lebensgeschichtlich bedingten Fixierung auf Herzsensationen oder einer nicht gelungenen Verarbeitung des Herzinfarkts eines nahen Angehörigen bzw. Bekannten.

Bei einer koronaren Herzerkrankung sind nach zahlreichen Untersuchungen folgende psychische und psychosoziale Faktoren für das Auftreten und den Verlauf dieser Erkrankung von großer Bedeutung:

1. Feindseligkeit und die Neigung, sich total zu verausgaben. Ende der 50er Jahre des letzten Jahrhunderts wurde der so genannte »Typ-A« als *die* Risikopersönlichkeit schlechthin für einen Herzinfarkt beschrieben. Dieses Verhaltensmuster war das erste psychosoziale Erklärungsmodell, das dann einige Jahrzehnte lang die Psychosomatik des Herzinfarkts dominierte. Demnach sollen überehrgeizige, ungeduldige, ständig angespannte und beschäftigte, hektisch-gestresste Persönlichkeitstypen leicht herzkrank werden. Es ist in der Fachwelt längst als zu simples Erklärungsmodell widerlegt, aber fatalerweise in der Populärliteratur noch immer zu finden. Vieles an diesem Modell musste revidiert werden – einige Komponenten haben sich aber tatsächlich als herzinfarktgefährdend erwiesen: feindselige Einstellung, aggressive Gefühle und ständiger Ärger, vor allem in Verbindung mit der Unfähigkeit, Feindseligkeit und Ärger konstruktiv

zu bewältigen. Akuter Ärger kann tatsächlich eine Herzkranzgefäßverengung und in der Folge davon einen Herzinfarkt auslösen: Er begünstigt den Riss der arteriosklerotischen Plaques und den Verschluss der Herzkranzgefäße durch die dabei ausgelöste Bildung eines Thrombus. Das Risiko eines Herzinfarkts ist bei Menschen mit koronarer Herzkrankheit in den ersten zwei Stunden nach großem Ärger deutlich erhöht.

2. Depressivität, Hoffnungslosigkeit und Erschöpfung. Diese Faktoren haben sich in den letzten Jahren als erhebliche Risikofaktoren herausgestellt, weil sie über eine verminderte parasympathische Aktivität (keine Ruhe und Entspannung) die Entwicklung einer koronaren Herzkrankheit begünstigen. Die neuen Erkenntnisse weisen darauf hin, dass auch psychisch bedingte Störungen ernst genommen und behandelt werden müssen, denn diese können im Langzeitverlauf durch ein überaktives Stresshormonsystem (ständig erhöhter Spiegel des Dauerstresshormons Kortisol) körperliche Störungen begünstigen.
3. Akuter und chronischer Stress. Andauernder Stress, der weder durch eigenen Einfluss kontrolliert noch durch Entspannung und Erholung abgebaut werden kann, geht mit zahlreichen psychobiologischen Reaktionen einher, die über Blutdrucksteigerung, ungünstige Blutfettwerte, veränderte Blutgerinnungsfaktoren, Herzkranzgefäßverengungen, lebensbedrohliche Rhythmusstörungen und Risse arteriosklerotischer Plaques zu einem Herzinfarkt führen können.
4. Mangelnder sozioemotionaler Rückhalt. Fehlende soziale Unterstützung, mangelnde emotionale Wertschätzung und soziale Isolation erschweren den Umgang mit verschiedenen körperlichen, psychischen und sozialen Stressfaktoren und können in der Folge davon das koronare Krankheitsrisiko erhöhen. Bei geringer sozialer Unterstützung weisen Herzkranke eine zweifach erhöhte Sterblichkeitsrate auf.
5. Hohe berufliche Beanspruchung bei fehlenden Einflussmöglichkeiten auf die Arbeitsplatzbedingungen. Belastungen im Beruf sind dann Herz-Kreislauf-Risikofaktoren, wenn die Anforderungen zu groß und die Kontrollmöglichkeiten hinsichtlich der Arbeitsprozesse zu gering sind, wenn also kein eigener Entscheidungsspielraum, keine Autonomie und keine Nutzung der persönlichen Fähigkeiten möglich sind. Wenn dann auch noch der soziale Rückhalt am Arbeitsplatz fehlt, stellt dies einen zusätzlichen Stressfaktor dar.

6. Ungleichgewicht zwischen beruflichem Engagement und Anerkennung. Das Herzinfarktrisiko ist nachweislich erhöht, wenn eine hohe Verausgabung nicht mit entsprechenden Belohnungen in Form von Bezahlung, Achtung, Aufstiegsmöglichkeit und Arbeitsplatzsicherheit einhergeht.
7. Niedriger sozioökonomischer Status. Die koronare Herzkrankheit hat sich von der früheren »Managerkrankheit« zu jener unterer Sozialschichten entwickelt. Mögliche Erklärungen dafür: geringerer Einfluss auf die Lebens- und Arbeitssituation, ungesünderer Lebensstil, schlechtere Ernährungsgewohnheiten, geringeres Gesundheitsbewusstsein, schlechtere medizinische Versorgung.

Die angeführten psychosozialen Faktoren sind zumindest bei bereits vorhandener koronarer Herzkrankheit als Risikofaktoren anzusehen, weil sie zu einer ständigen Überaktivierung des sympathischen Nervensystems und zu einer Hemmung des parasympathischen Nervensystems führen; dadurch kann langfristig eine arteriosklerotische Neigung verstärkt werden.

Bei Herzinfarkt-Patienten wurden im Vergleich zu gesunden Kontrollpersonen folgende Belastungsfaktoren gefunden: Überstunden (mehr als 40 pro Monat), Zeitdruck, häufiges Unterbrechen des Arbeitsablaufs, widersprüchliche Anforderungen, Probleme mit Vorgesetzten, drohende Rationalisierungsmaßnahmen, drohende Versetzungen und Statuseinbußen. Krankheitsrelevant wurden diese Umstände jedoch nur dann, wenn diese zusätzlich mit Belastungen außerhalb der Arbeitswelt wie etwa Verlusterlebnissen, Krankheitsfällen und Konflikten im Privatleben einhergingen. Herzinfarkt-Patienten mit großen Belastungen im beruflichen und privaten Bereich wiesen viermal häufiger als gesunde Personen bestimmte Persönlichkeitsmerkmale auf, die dem so genannten Typ-A-Verhaltensmuster entsprachen (Ehrgeiz, Konkurrenz, Ungeduld, hohes Aktionspotenzial für Aggressivität und Feindseligkeit).

Diese komplexen Zusammenhänge zwischen beruflichen, privaten und persönlichkeitsspezifischen Faktoren mahnen zur Vorsicht, allzu simple Stressmodelle zur Erklärung psychosomatischer Störungen heranzuziehen oder diese nur eindimensional bzw. monokausal erklären zu wollen. Es gibt bislang keine wissenschaftlich gesicherten Hinweise darauf, dass Stress und emotionale Faktoren allein eine koronare Herzkrankheit bewirken können. Nach dem heute gängigen biopsychosozialen Krankheitsverständnis sind viele Faktoren beteiligt. Selbst wenn psychische Komponenten eindeutig nachgewiesen werden können, muss stets auch eine medizinische Intervention erfolgen mit dem Ziel, eine Herzinfarktgefahr zu vermeiden.

Die Zusammenhänge zwischen koronarer Herzkrankheit und psychosozialen Belastungssituationen wurden bis vor kurzem ausschließlich bei Männern nachgewiesen. In einer Studie zum Herzinfarktrisiko bei Frauen konnte das bekannte Bild auch bei Frauen bestätigt werden: Das Risiko einer koronaren Herzkrankheit erhöht sich bei Frauen aus sozial schwachen Schichten, mit familiären Belastungen und Partnerproblemen, mit großem Stress am Arbeitsplatz sowie bei sozialer Isolierung. Bei Frauen mit einer koronaren Herzkrankheit ist das Risiko eines neuerlichen Herzinfarkts durch chronischen Stress in der Ehe größer als durch Stress am Arbeitsplatz.

Therapeutische Strategien

Menschen mit somatoformen Herzrhythmusstörungen benötigen vorerst einmal die beruhigende Information, dass die meisten Herzrhythmusstörungen bei Herzgesunden ungefährlich sind. Die Patienten müssen die Zusammenhänge zwischen emotionaler Befindlichkeit und psychosozialen Belastungssituationen einerseits und ihren Herzsensationen andererseits erkennen lernen, um nicht ständig organmedizinische Erklärungsmodelle zu entwickeln. Herzphobische Patienten sollen nicht nur ihr Herz angstfreier beobachten und spüren lernen, sondern entdecken, was sie wirklich fürchten: den Verlust des Partners durch Trennung oder Tod, eine schwere Erkrankung bzw. den Tod eines Elternteils, den Verlust des Arbeitsplatzes durch Kündigung, unangenehmes Versagen und diesbezügliche Kritik vonseiten der Umwelt u. ä. Die Sorgen um vermeintliche Herzprobleme lenken oft von den tatsächlichen Lebensproblemen ab, sodass es notwendig ist, sich diesen mehr als bisher zu stellen und in der Therapie konstruktive Lösungen zu entwickeln.

Darüber hinaus ist es sinnvoll, den Betroffenen durch Provokationstests zur raschen Herzbeschleunigung (wie etwa rasche Kniebeugen) die Angst vor unangenehm erlebten Herzempfindungen zu nehmen. Entspannungsverfahren wie das Autogene Training können herzphobische Patienten erst dann Gewinn bringend einsetzen, wenn sie gelernt haben, sich ihrem Körper angstfrei zuzuwenden, ohne den Herzrhythmus bewusst zu beeinflussen. Wenn die Betroffenen ihre Herzsensationen besser tolerieren und verstehen gelernt haben, werden ständige Herzuntersuchungen unnötig. Bis zur Erreichung dieses Ziels sollten kardiologische Untersuchungen nur nach einem bestimmten, ärztlich festgesetzten Abstand symptomunabhängig erfolgen, um die herzphobische Symptomatik nicht unnötig zu verstärken. Eine emotional bedingte Aktivierung des sympathischen Nervensystems ist völlig ungefährlich und erfordert keine Behandlung; die Verschreibung von Betablockern verstärkt nur das oft vorhandene organische Krankheitskonzept der Betroffenen.

Trotz der eindeutigen Belege für den Einfluss psychischer und psychosozialer Faktoren auf den Verlauf einer koronaren Herzkrankheit fehlen überzeugende Studien, die belegen, dass Psychotherapie den Krankheitsverlauf günstig beeinflussen kann. Psychologische Interventionen bei einem Herzinfarkt sind jedoch erfahrungsgemäß hilfreich, um mit der Erkrankung besser zurechtzukommen. Sie bestehen in einer Kombination verschiedener Strategien:

1. Aufklärungs- und Schulungsprogramme (Psychoedukation). Sie dienen der Verbesserung der Mitarbeit an der Behandlung (Compliance) und beinhalten eine umfassende Aufklärung, um unnötige Ängste durch Unwissenheit abzubauen.
2. Soziale Unterstützung. Optimismus, Beruhigung und persönliches Engagement im sozialen bzw. helfenden Umfeld sind im akuten Rehabilitationsstadium sehr wichtig.
3. Entspannungstraining. Einzelne oder kombinierte Entspannungstechniken sollen die Grundspannung vermindern und den Erholungswert steigern.
4. Stressmanagement. Der bessere Umgang mit Stress in jeder Form im Rahmen eines möglichst individuell abgestimmten Stressbewältigungstrainings bewahrt den Körper zukünftig vor Überlastungen.
5. Konfrontative Therapieelemente. Die Betroffenen müssen mit Herz-Kreislauf-Symptomen besser umgehen lernen durch ein adäquates körperliches Training.
6. Unterstützung bei der Lebensstiländerung. Veränderungen in der Lebensweise wie etwa gesunde Ernährung, körperliche Betätigung und Sport, Reduktion von Alkohol- und Zigarettenkonsum sowie weniger Stress vermindern die Risikofaktoren für eine koronare Herzkrankheit.

Wenn der Blutdruck entgleist

»Wenn das Blut in Wallung kommt,
so ist die Vernunft nicht mehr
Meister der Sinnlichkeit;
verschiedene Arten von Temperamentsfehlern
werden dann offenbar!«
Adolf Freiherr von Knigge

Psychogener Bluthochdruck – aus dem Lot durch Stress und Ärger

Frau Maier, 37 Jahre alt, Sekretärin, verheiratet, ein Kind, leidet seit zwei Jahren unter einem schwankenden Blutdruck. Am höchsten ist er während der Arbeitszeit, am niedrigsten bzw. normal im Urlaub. Mehrere kardiologische Untersuchungen bei verschiedenen Fachärzten ergeben keinen Hinweis auf eine Herz-Kreislauf-Erkrankung. Die Symptomatik setzte zeitlich mit der Übernahme des Betriebs durch den Junior-Chef ein, der sie zweimal sexuell belästigt hat. Sie fühlt sich ihrem Chef ohnmächtig ausgeliefert, weil eine Kündigung mangels anderer Arbeitsplätze in der Gegend das existenzielle Aus bedeuten würde. Aus Angst arbeitet sie mehr Stunden, als sie bezahlt bekommt, und ärgert sich dann oft darüber, dass ihr Chef dies für selbstverständlich erachtet. Dazu kommen familiäre Streitigkeiten: Ihr Mann versteht ihre Situation überhaupt nicht, wird allmählich zum Alkoholiker und bedrängt sie in diesem Zustand sexuell. Sie fühlt sich auch ihm gegenüber hilflos ausgeliefert, weil eine Scheidung zumindest gegenwärtig nicht in Frage kommt. Frau Maier hat nie gelernt, dem Chef oder ihrem Mann ihren Ärger mitzuteilen oder mit anderen Menschen darüber zu sprechen. Innerlich voller Wut, wirkt sie äußerlich anderen Menschen gegenüber immer freundlich und unauffällig. Sie schluckt alles hinunter, während ihr Blutdruck in die Höhe schnellt. Als ihr Hausarzt, der über ihre Situation informiert ist, ein Blutdruckmedikament verschreiben will, möchte sie vorerst einmal mit einer Psychotherapie versuchen, ihren labilen Blutdruck in den Griff zu bekommen.

»Auf 180 sein«: Blutdruck und Psyche

Das Herz pumpt das Blut zur Versorgung des Körpers mit Sauerstoff und Nährstoffen in das Gefäßsystem, in dem je nach Energiebedarf unterschiedliche Druckhöhen bestehen. Unter Blutdruck versteht man den vom Herzmuskel erzeugten Druck, unter dem die Blutmasse des ganzen Körpers durch die Arterien (vom Herzen wegführende Gefäße) getrieben wird. Der Blutdruck ist abhängig von der Pumpleistung (Schlagkraft) des Herzens und dem Widerstand des arteriellen Gefäßsystems. Der Blutdruck steigt durch die erhöhte Herztätigkeit und die Verengung der arteriellen Blutgefäße der Haut.

Der höhere (systolische) Wert bezeichnet den Blutdruck bei der Kontraktion des Herzens, wenn das Herz mit maximaler Leistung das Blut auswirft. Der niedrigere (diastolische) Wert beschreibt die Restspannung im Gefäßsystem bei der Erschlaffung (Ruhephase) des Herzmuskels und stellt ein Maß für die Elastizität des arteriellen Gefäßsystems dar. Ein zu hoher diastolischer Blutdruck (über 95 mm Hg) weist auf eine Verengung der Gefäße durch Verkalkung oder durch chronische psychische Anspannung hin. Der Blutdruck ist keine konstante Größe, sondern schwankt in Abhängigkeit von der Tageszeit (am niedrigsten in der Nacht), der Jahreszeit, der Aktivität, emotionalen Faktoren und zahlreichen anderen Bedingungen.

Der Blutdruck wird in Millimeter Quecksilbersäule (mm Hg) gemessen. Er gilt als optimal (»normoton«) um 120/80 mm Hg und wurde früher als »noch« normal angesehen bei 130–139/85–89 mm Hg. Eine Hypertonie (Bluthochdruck) besteht bei Werten über 160/95 mm Hg, mehrfach gemessen am Oberarm nach fünf Minuten Sitzen über einen Zeitraum von drei Monaten, eine Hypotonie (niedriger Blutdruck) bei Werten unter 100/70–65 mm Hg. Als Grenzwerthypertonie galt bisher ein Blutdruck von 140–160/90–95 mm Hg. Aufgrund neuester Erkenntnisse wurde von der amerikanischen Gesundheitsbehörde ein Blutdruck von 120/80 als normal und wünschenswert erklärt, während systolische Werte von 121–140 bereits zu einer Gefäßwandschädigung führen können und daher als »Vor-Bluthochdruck-Phase« bezeichnet werden.

Die emotionale Komponente des Blutdrucks kommt in einigen Redewendungen gut zum Ausdruck: Man ist auf 180. Das Blut gerät in Wallung oder es kocht in den Adern. Jemand behält nur schwer ruhig Blut und es schwellen ihm die Adern an. Da hilft nur: ruhig Blut bewahren!

Die psychische Befindlichkeit beeinflusst die Höhe des Blutdrucks direkt und stark: bei Wut, Ärger, Angst, Aufregung und Stress steigt er im Extremfall bis zu 240/130 mm Hg an. Wenn er stressbedingt dauerhaft erhöht ist, kann eine funktionelle Störung in eine organische übergehen. Der Körper lernt dies als Normalzustand zu verstehen und verlernt die Maßnahmen zur Senkung des Blutdrucks. Bei Ruhe und Entspannung sinkt der Blutdruck infolge der reduzierten Herztätigkeit und der Erweiterung der kleinen arteriellen Blutgefäße der Haut. Schock- und Schreckreaktionen sowie überfordernder Stress führen zu einer parasympathischen Überaktivität mit starkem Blutdruckabfall bis hin zum Kreislaufzusammenbruch. Subjektiv macht sich dies bemerkbar in Schwindelgefühlen, eventuell sogar in kurzer Ohnmacht.

Die Aktivität des sympathischen Nervensystems führt zur Umverteilung des Blutes im Körper: Dies bewirkt eine Erhöhung des arteriellen Blutdrucks, eine Beschleunigung der Herzfrequenz und eine stärkere Durchblutung der Muskeln, während die Durchblutung des Magen-Darm-Bereichs, der Nieren und der Haut abnimmt.

Die körperlichen Veränderungen bei einer Stressreaktion erfolgen über die so genannte Hypothalamus-Hypophysen-Nebennieren-Achse. Ziel des Dauerstresshormons Kortisol ist vor allem die Blutdrucksteigerung, um dem Körper mehr Energie zur Verfügung zu stellen; diese wird bei emotionalem Stress mangels Bewegung jedoch nicht abgerufen. Bluthochdruck-Patienten weisen eine erhöhte Ausscheidung des Blutdruck steigernden Dauerstresshormons Kortisol auf. Hypertoniker neigen bereits zur Blutdruckerhöhung in Situationen, die bei Menschen mit normalem Blutdruck zu keinen Veränderungen führen.

Blutdruckschwankungen und Kreislaufstörungen kommen auch bei verschiedenen psychischen Störungen vor. Bei Panikattacken oder Alkoholentzug steigt der Blutdruck, bei Depressionen kann der Blutdruck fallen. Angst- und Panik-Patienten haben oft große Angst vor Herzrasen, weil sie dies aufgrund medizinischen Unwissens mit der drohenden Gefahr eines Herzinfarkts verbinden, tatsächlich jedoch weisen sie bei Panikattacken oft nur einen geringfügig erhöhten Puls auf, den sie aufgrund ihrer gesteigerten Herzschlagwahrnehmung überbewerten.

Tabelle 4: Psychosomatisch relevante Blutdruckstörungen

Funktionelle Störungen	Somatoforme autonome Funktionsstörungen des kardiovaskulären Systems: • hypertone Fehlregulation (Situationshypertonie, sympathikovasaler Anfall) • hypotone Fehlregulation (vagovasale Synkope)
Organisch fundierte Störungen	Primäre Blutdruckstörungen: • essenzielle Hypertonie • essenzielle Hypotonie

Funktionelle Störungen

Hypertone Fehlregulation

Eine Situationshypertonie ist eine vorübergehende, kurzfristige hypertone Regulationsstörung; dabei ist der Blutdruck – bedingt durch psychische Faktoren wie Stress, Ärger, Wut oder Angst – immer wieder erhöht, im Rahmen einer 24-Stunden-Blutdruckmessung findet sich jedoch ein normales Blutdruckprofil mit einem Tagesmittel unter 140 mm Hg. Aus ständigen Blutdruckschwankungen im Sinne eines labilen Bluthochdrucks kann über einen längeren Zeitraum ein stabiler Bluthochdruck entstehen, bedingt durch Anpassungsvorgänge des Gefäßsystems (z. B. Verdickung der Gefäßwand, vor allem der Nierengefäße), und zwar auch dann, wenn die den Bluthochdruck ursprünglich verursachenden Faktoren weggefallen sind.

Ein sympathikovasaler Anfall ist eine psychisch bedingte Unruhe und Anspannung (bewirkt durch Stress, Wut, Ärger, Schlafmangel usw.) und führt plötzlich zu Tachykardie (120–160 Herzschläge/Minute) und Bluthochdruck (Werte bis 240/110 mm Hg), häufig in Verbindung mit Hyperventilationsneigung, Schweißausbruch und Todesangst.

Hypotone Fehlregulation (vagovasale Synkope)

Eine Synkope ist ein vorübergehender, einige Sekunden bis wenige Minuten dauernder Bewusstseinsverlust sowie Spannungsverlust der Haltemuskulatur. Auslöser ist eine vorübergehende zu geringe Durchblutung oder Stoffwechselstörung jener Gehirnregionen, die das Bewusstsein aufrechterhalten. Dabei treten nach zwei bis drei Sekunden Symptome wie Schwäche, Benommenheit, Schwarzwerden vor den

Augen und Schwindel auf, nach zehn Sekunden setzt die Bewusstlosigkeit ein, nach zehn bis zwanzig Sekunden treten zusätzlich noch Muskelkrämpfe auf. Vagovasale Synkopen werden oft ausgelöst durch plötzlichen Schreck, mentalen oder emotionalen Stress und Schmerzzustände, wobei zahlreiche Betroffene diesen Auslösern gegenüber besonders sensibel sind. Die Ursache liegt in einer biologischen Reaktion mit einer Mehrdurchblutung der Muskulatur zur Vorbereitung einer Fluchtreaktion, die jedoch aufgrund einer zentralen Hemmung nicht ausgeführt wird, sodass relativ viel Blut in den Beinen verbleibt und der verminderte Rückstrom des Blutes zum Herzen eine vorübergehende Mangeldurchblutung des Gehirns bewirkt.

Synkopen sind ein Symptom und keine bestimmte Krankheit. Neben zahlreichen organisch bedingten Synkopen gibt es auch funktionell bedingte, die sogar den Großteil der Fälle darstellen. Im psychosomatischen Kontext bedeutsam ist vor allem die vagovasale Synkope. Sie ist meist ein Resultat der so genannten orthostatischen Hypotonie (damit ist ein Blutdruckabfall bei längerem Stehen gemeint, wenn das Blut in den Beinen versackt). Ihre Vorzeichen sind: Schwindel, Benommenheit, Schwarzwerden vor den Augen, Muskelschwäche, Übelkeit, Schweißausbruch, Unruhe, Blässe, Seufzeratmung, Gähnen (als Zeichen von Sauerstoffmangel). 30 % aller gesunden Erwachsenen haben schon einmal eine vagovasale Synkope erlebt.

Angst- und Panik-Patienten haben oft große Angst vor Ohnmacht durch einen niedrigen Blutdruck; dies ist aber völlig unbegründet, denn bei Panikattacken steigt der Blutdruck im Gegenteil oft sogar stark an. Lediglich bei drei Vierteln der Menschen mit einer Blut-, Verletzungs- oder Spritzenphobie ist der Blutdruck schon einmal so weit abgefallen, dass sie eine kurze Ohnmacht erlebt haben. Bei etwa zwei Dritteln der Menschen, die einmal eine situationsbedingte Synkope erlebt haben (z. B. bei schwülem Wetter oder einem Hitzestau), bleibt es bei diesem einmaligen Ereignis. Die Erfahrung einer Synkope, die subjektiv als Todesgefahr empfunden wird, kann ein derart einschneidendes Erlebnis sein, dass die Betroffenen ein ausgeprägtes Vermeidungsverhalten im Sinne einer Platzangst (Agoraphobie) entwickeln und einen sozialen Rückzug antreten aus Angst, unangenehm aufzufallen – was in weiterer Folge zu immer größerer Ängstlichkeit und Depressivität führt.

Organische Störungen

Arterielle Hypertonie

Hypertonie gilt vielfach als Volkskrankheit Nummer 1: Ein behandlungsbedürftiger Bluthochdruck findet sich bei 20 bis 25 % der Bevölkerung. Bedenklich sind auch folgende Daten: Nur etwa die Hälfte der Hypertoniker ist angemessen diagnostiziert, bei rund zwei Dritteln der diagnostizierten Bluthochdruck-Patienten erfolgt keine ausreichende Therapie, das heißt der Blutdruck liegt nicht im Normbereich.

Bluthochdruck bedeutet, dass sich das Herz zu sehr anstrengen muss, um das Blut zur Versorgung des Gewebes durch den Körper zu pumpen. Der Blutdruck wird zu hoch, weil das Herz mit jedem Zusammenziehen eine erhöhte Blutmenge ausstoßen oder einen erhöhten Widerstand der Arterienwände überwinden muss. Deswegen wächst der Herzmuskel an, benötigt nun aber noch mehr Sauerstoff, der jedoch gerade bei Gefäßverkalkungen nur unzureichend zugeführt wird. Arterielle Hypertonie ist einer der wichtigsten Risikofaktoren für eine Arteriosklerose, weshalb eine Blutdruckstabilisierung unbedingt erforderlich ist.

Bluthochdruck wird von den Betroffenen oft gar nicht erkannt, weil eigentlich kaum spezifische Beschwerden auftreten. Allgemeine Unruhe und Nervosität, kräftiger spürbarer Puls am Handgelenk, pochende Schläfen und pulsierende Kopfschmerzen (insbesondere bei Anstrengung), Hitzegefühl, gerötetes Gesicht bei leichter Anstrengung, Schwindel (oft mit Ohrensausen und Flimmern vor den Augen), Kribbeln in Armen und Beinen, Wetterfühligkeit, Nasenbluten, leichter Druckschmerz in der Brust, Atemnot (besonders bei physischem und psychischem Stress), Herzbeschwerden, Müdigkeit und Leistungsminderung sind oft bereits Symptome einer Hypertonie und nicht einfach deren Vorzeichen. Langzeitschäden sind Beeinträchtigungen des Herzens, der Nieren, der Augen und der Hirngefäße. Die Spätfolgen äußern sich in Form einer Sklerose, das heißt einer Verhärtung und Verengung der Gefäße, die eine Minderdurchblutung mit der Gefahr eines Herzinfarkts oder eines Schlaganfalls bewirkt.

Bei etwa 95 % der Fälle von erhöhtem Blutdruck besteht eine essenzielle oder primäre Hypertonie, das ist ein gewöhnlich lebenslang vorhandener Bluthochdruck ohne erkennbare Grundkrankheiten – zumindest sind mögliche Ursachen bislang unbekannt. Die sekundäre Hypertonie als Folge von Krankheiten, vor allem von Nierenerkrankungen, tritt dagegen nur bei etwa 5 % auf. Eine essenzielle Hypertonie ist jedenfalls als multifaktorielles Krankheitsbild anzusehen: Ungesunde Ernährung, Übergewicht, mangelnde Bewegung, überhöhter Salzkonsum, zu viel Alkohol und Nikotin sowie Vererbung und verschiedene Grunderkrankungen (z. B. Diabetes) tragen ebenso dazu bei wie chronischer familiärer, partnerschaftlicher oder beruflicher Stress und verschiedene Persönlichkeitsaspekte (vor allem ständiger Ärger oder chronische Angst). Stress führt zur Zurückhaltung von Wasser und Salz sowie zur Ausschüttung des Hormons Renin, was sich negativ auf die Nierenfunktion auswirkt und über diesen Weg einen Bluthochdruck begünstigt. Emotional bedingter Stress ist eine Indikation für eine psychologisch-psychotherapeutische Behandlung.

Hypotonie

Niedriger Blutdruck ist keine Krankheit, sondern ein Zustand. Wenn es sich dabei doch um eine krankheitswertige Störung handelt, können die folgenden Informationen nützlich sein: Bei einer essenziellen Hypotonie sind die Gefäße durch eine Fehlsteuerung der Gefäßnerven so erweitert, dass die vom Herzen ausgeworfene Blutmenge nicht ausreicht, um einen normalen Blutdruck herzustellen. Dies führt zu Blut- und Sauerstoffmangel im Gehirn sowie zu Beeinträchtigungen aller Körperfunktionen. Unangenehm niedriger Blutdruck äußert sich in folgenden Symptomen: Müdigkeit, Antriebsschwäche, Erschöpfung, Unlust, Konzentrations- und Leistungsschwäche, Schwindelgefühle, Ohnmachtsneigung, Ohrensausen, Kopfschmerzen, Schwarzwerden vor den Augen, blasses Gesicht, kalte Hände und Füße, Herzschmerzen (Mangeldurchblutung des Herzmuskels und damit Sauerstoffmangel), Herzklopfen (Ankurbelung des Blutdrucks), Herzstechen, Krämpfe innerer Organe (Mangeldurchblutung), Übelkeit, Appetitlosigkeit, Magendrücken, Blähungen, bei Frauen oft Unterleibskrämpfe, Stimmungsschwankungen, Gereiztheit, depressive Verstimmung, Wetterfühligkeit, erhöhtes Schlafbedürfnis, Durchschlafstörung (Blutleere im Gehirn, besonders zwischen 2 und 4 Uhr).

Psychosomatische Konzepte

Psychologische Faktoren

Ein vorübergehender Blutdruckanstieg ohne körperliche Betätigung ist Ausdruck einer starken emotionalen Betroffenheit mit entsprechender

Aktivierung des sympathischen Nervensystems. Gefühle wie Wut, Ärger oder panikartige Angst führen zu einer plötzlichen, einige Zeit andauernden Blutdrucksteigerung, die die Betroffenen als sehr bedrohlich interpretieren, sodass ein weiterer Anstieg erfolgt und verstärkte Besorgnis besteht. Die gewöhnlich herzgesunden Betroffenen möchten entweder ständig oder zur Vermeidung von Beunruhigung am liebsten nie den Blutdruck messen, sodass sie in der Therapie neben der Bearbeitung der Hintergrundprobleme auch einen angemessenen Umgang mit dem Blutdruckmessgerät erlernen sollten.

Die Zusammenhänge zwischen psychosozialen Gegebenheiten und Blutdruck kann man nur dann wirklich verstehen, wenn man den Einfluss der verschiedenen Faktoren wie Nierenfunktion, vegetatives Nervensystem und Hypothalamus-Hypophysen-Nebennieren-System berücksichtigt – Wechselwirkungen, die in Zukunft noch besser erforscht werden müssen. Bluthochdruck entsteht durch Veränderungen der Nierenfunktion. Wenn psychosoziale Faktoren tatsächlich eine Blutdrucksteigerung bewirken können, muss dies über die Beeinflussung der Nierentätigkeit erfolgen. Bei akutem Stress steigt in der Niere der Gefäßwiderstand an, der Blutfluss fällt ab, Salz wird nur in geringem Ausmaß ausgeschieden – der Blutdruck steigt. Wenn großer Stress, Ärger oder Angst lange genug andauern, können die überhöhte Sympathikusaktivität (vermehrte Ausschüttung von Stresshormonen) und die verminderte Parasympathikusaktivität (zu wenig Ruhe und Erholung) zu einem dauerhaft erhöhten Bluthochdruck führen. Denn es kommt dabei auch zur vermehrten und anhaltenden Ausschüttung von Stresshormonen (Kortisol), Glukose und Insulin. In Verbindung mit den bekannten Risikofaktoren können psychosoziale Belastungen wie hoher beruflicher Stress, Emigration, Katastrophen und Krieg zu vorübergehendem oder bleibendem Bluthochdruck führen. Blutdrucksteigernd wirkt vor allem auch ein Missverhältnis zwischen hohen beruflichen Anforderungen und geringer Entlohnung.

Interessant ist, dass der Blutdruck bei Ärger stärker ansteigt als bei Angst und Furcht. Das haben 24-Stunden-Blutdruckmessungen ergeben. Menschen mit unterdrücktem Ärger entwickeln laut Studien im frühen Erwachsenenalter eher eine Hypertonie und weisen im Vergleich zu anderen Personen eine erhöhte Todesrate auf. Daraus folgt: Wer nicht lernt, seine negativen Emotionen wie Ärger und Wut zu verarbeiten, belastet Herz und Kreislauf und läuft Gefahr, einen Herzinfarkt oder Schlaganfall zu bekommen.

Psychische Faktoren wie emotionaler Stress lösen oft auch organisch bedingte Synkopen wie etwa beim Herzinfarkt, bei Arhythmien oder beim plötzlichen Herztod aus. Bestimmte vagovasale Synkopen werden dagegen ausschließlich durch psychosoziale Belastungsfaktoren verursacht. Derartige »emotionale Synkopen« werden durch psychische Faktoren wie Schockzustände (z. B. Nachricht vom plötzlichen Tod eines nahen Angehörigen), Ekelgefühle oder Angst vor Blut (Blutphobie) in Verbindung mit fehlenden Bewältigungsstrategien ausgelöst, aber auch durch Schwächeanfälle z. B. bei jungen Menschen im Rahmen von Massenveranstaltungen wie etwa Rockkonzerten. Psychogene Ohnmacht wird psychodynamisch als Mechanismus gesehen, einer ausweglos erscheinenden Situation zu entkommen, weil Kampf oder Flucht nicht möglich sind oder nicht gewagt werden. Die Betroffenen fühlen sich in großen seelischen Belastungssituationen hilflos und »ohnmächtig«. So genannte dissoziative Anfälle mit Ohnmacht ereignen sich dagegen ohne Blutdruck- und Herzfrequenzänderungen.

Dem Psychoanalytiker Alexander zufolge soll eine chronisch unterdrückte Aggression, gleichgesetzt mit Feindseligkeit, die Ursache des Bluthochdrucks sein. Die unbewusste Erwartung des Bluthochdruck-Patienten, sich jederzeit gegen einen Angriff körperlich wehren zu müssen, führe zu einer Blutdruckerhöhung mit dem Ziel einer körperlichen Bereitstellungsreaktion. Alexander, der den Bluthochdruck zu den typischen psychosomatischen Störungen zählt, betrachtet die unterstellte Feindseligkeit als verdrängt, das heißt als unbewusst. Nach anderen Fachleuten sind sich die Betroffenen ihrer Feindseligkeit durchaus bewusst, sind aber nicht in der Lage, ihren Ärger entsprechend zu verarbeiten, sodass sie angespannt bleiben und einen erhöhten Blutdruck bekommen. Trotz jahrzehntelanger Forschungen gibt es bislang keine eindeutigen Beweise dafür, dass psychische und psychosoziale Faktoren allein eine Hypertonie bewirken können. Anhaltender Stress und negative Emotionen scheinen jedenfalls die Blutdruckeinstellung zu erschweren, falls bereits eine arterielle Hypertonie besteht. Die Aggressions- und die Stresshypothese zählen seit vielen Jahren zu den interessantesten psychologischen Konzepten zur Erklärung von Bluthochdruck. In der Mehrzahl der Fälle wird man bei seiner Behandlung jedoch nicht auf Medikamente verzichten können.

Im Gegensatz zum Bluthochdruck gibt es zum niedrigen Blutdruck keine allgemein akzeptierten psychologischen Konzepte. Hypotonie wird erst dann zur Belastung, wenn der seit Jahren problemlos tolerierte niedrige Blutdruck in Verbindung mit anderen Faktoren zu weit absinkt. Nach Meinung verschiedener Fachleute können bei einer

Hypotonie eine mangelnde psychische Aktivierung, ein allgemeines Ohnmachtserleben gegenüber den Anforderungen des Alltags und ein Unvermögen, Konflikte zu lösen, zu Erschöpfung und Blutdruckabfall führen.

Therapeutische Strategien

Bei niedrigem Blutdruck sollte auf eine ausreichende körperliche Aktivierung geachtet werden, um auf diese Weise nicht nur den Blutdruck zu steigern, sondern auch das häufige Schonverhalten der Betroffenen zu überwinden. Viele Frauen, die früher einmal aus völlig unterschiedlichen Gründen einen Kreislaufzusammenbruch erlebt haben, fürchten oft auch später einen weiteren Ohnmachtsanfall und entwickeln dann eine Einschränkung des Bewegungsspielraums im Sinne einer Platzangst (Agoraphobie). Bei vagovasalen Synkopen sind zwei Aspekte von besonderer Bedeutung: einerseits intensive Bewegungen der Beine, um den Blutkreislauf rasch zu verbessern, und andererseits eine Analyse der allgemeinen Lebenssituation und der möglichen Auslöser, um der ängstlichen Erwartungsspannung bezüglich der nächsten Synkope besser begegnen zu können.

Das psychosomatische Behandlungskonzept von Bluthochdruck ist vielfältig. Bluthochdruckmittel, Anregungen zur Änderung der ungesunden Lebensgewohnheiten sowie bestimmte psychologisch-psychotherapeutische Vorgehensweisen werden dabei sinnvoll miteinander kombiniert:

1. Psychoedukation. Grundlegend ist eine Informationsvermittlung über den derzeitigen Stand des Wissens über Bluthochdruck, seine Ursachen, seine Folgen und seine medikamentösen und nichtmedikamentösen Behandlungsmöglichkeiten. Nur etwa die Hälfte der Bluthochdruck-Patienten achtet auf eine ausreichende medikamentöse Therapie, sodass die Compliance durch eine umfassende Aufklärung verbessert werden muss.
2. Änderung der Ernährungsgewohnheiten. Ratsam ist vor allem die Einschränkung des Konsums von Kochsalz, Nikotin, Kaffee und Alkohol.
3. Abbau von Übergewicht. Ein vorhandener Bluthochdruck wird durch eine Gewichtsreduktion und nicht primär durch einen verminderten Salzkonsum gesenkt.
4. Bewegungstherapie. Sportliche Betätigung führt nachweislich zur Reduktion eines erhöhten Blutdrucks.

5. Entspannungstraining. Autogenes Training, Progressive Muskelentspannung, Atemtherapie, Biofeedback und Yoga fördern eine entspanntere Grundbefindlichkeit, weil sie die erhöhte Aktivität des sympathischen Nervensystems reduzieren. Die anfängliche Euphorie ist jedoch verflogen: Mit Entspannungstechniken werden nach zahlreichen Studien insgesamt nur geringfügige Blutdruckabsenkungen erzielt (rund 10 mm Hg oder weniger).
6. Stressbewältigungstraining. Ein besserer Umgang mit Stress und psychosozialen Belastungssituationen vermittelt ein Gefühl der Kontrollierbarkeit von Lebenssituationen. Eine Änderung der Denkmuster vermindert gleichzeitig den ständigen inneren Druck, alles im Griff haben zu müssen.
7. Ärgermanagement. Es ist wichtig, statt der Unterdrückung von Ärger und dem unkontrollierten Ausleben von Wut eine adäquate, situationsgerechte Wahrnehmung und Äußerung dieser Emotionen zu erlernen.

Wenn der Atem stockt

»Im Atemholen sind zweierlei Gnaden:
Die Luft einziehen; sich ihrer entladen;
jenes bedrängt; dieses erfrischt;
so wunderbar ist das Leben gemischt.«
Johann Wolfgang von Goethe

Hyperventilation – Atemnot durch zu viel Atmen

Frau Kern, 21 Jahre alt, bekommt bei einem Disko-Besuch plötzlich eine so heftige Hyperventilationsattacke, dass viele Gäste zunächst vermuten, sie hätte einen epileptischen Anfall. Vor lauter Angst zu ersticken atmet die junge Frau so rasch und tief ein und aus, dass die Symptome immer schlimmer werden – Krämpfe in den Händen, in den Füßen und ein Gefühl der totalen Benommenheit im Kopf. Im schnell herbeigerufenen Krankenwagen beruhigt sie sich rasch, weil die Sanitäter vertrauenerweckend sind. Die im Krankenhaus erhobenen Befunde sind völlig normal. Dennoch fürchtet sich Frau Kern seitdem vor einer neuerlichen

Hyperventilationsattacke, denn keiner der Ärzte kann ihr überzeugend genug erklären, wodurch der »Anfall« entstanden sein könnte. Die Vermutung »Wahrscheinlich haben Sie sich zu viel aufgeregt« kann sie nicht teilen, denn sie hatte sich bis zum Anfall ganz wohl in der Runde gefühlt. Drei Monate später bekommt sie im Elternhaus des Freundes eine neuerliche Hyperventilationsattacke. Sie misstraut den Ergebnissen der letzten Untersuchung und lässt sich erneut auf der neurologischen Abteilung eines anderen Krankenhauses durchchecken. Damit sie »von oben bis unten« untersucht wird, verschweigt sie den letzten stationären Aufenthalt. Nach der neuerlichen Bestätigung der Diagnose »Hyperventilationstetanie« rät ihr der beigezogene Konsiliarpsychiater zu einer Psychotherapie. Bereits nach einigen Therapiestunden wird ihr klar, dass sie aus Wut und Ärger hyperventiliert hatte: In der Diskothek sah sie ihren Freund plötzlich sehr eng umschlungen mit einer ehemaligen Mitschülerin tanzen, im Haus der Eltern ihres Freundes war ihr innerlich zum Platzen, weil ihr Freund bei einem Streit zu seiner Mutter und nicht zu ihr gehalten hatte. Frau Kern erkennt, dass sie Schwierigkeiten hat, Ärger innerlich wahrzunehmen und zuzulassen – und diesen erst schon gar nicht ausdrücken kann aus Angst, jemanden zu verletzen.

»Vor Wut schnauben«: Atmung und Psyche

Atmen ist Leben! Der Atem wird bereits in der Schöpfungsgeschichte der Bibel als »Lebenshauch« bezeichnet. In den alten Sprachen wird für Atem dasselbe Wort verwendet wie für Seele oder Geist. Nach indischen Vorstellungen wird die Lebensenergie Prana über den Atem aufgenommen.

Der Mensch kann ohne Essen etwa 40 Tage, ohne Trinken nahezu 5 Tage, ohne Sauerstoff jedoch nur wenige Minuten überleben. Bei fehlender Sauerstoffzufuhr zum Gehirn treten bereits nach einigen Sekunden Schwindel und zunehmende Bewusstseinstrübung, nach 10 Sekunden eine Ohnmacht und nach 4 Minuten bleibende Gehirnschäden auf.

Die Atmung dient vor allem dem Gasaustausch in der Lunge: Sauerstoff wird aufgenommen, Kohlendioxid wird abgegeben. Sauerstoff ist die Verbrennungsenergie des Körpers, durch die alle Stoffwechselprozesse ermöglicht werden. Sauerstoff sorgt in den Körperzellen für die Verbrennung der Nährstoffe, wodurch diese zur Energiegewinnung nutzbar gemacht werden. Während der Sauerstoff verbrannt wird, entstehen Kohlendioxid und Wasser als Stoffwechselabfälle. Zu viel Kohlendioxid und zu wenig Sauerstoff im Blut führen zum Einatmen. Die Steuerung der Atmung erfolgt durch das Atemzentrum im Hirnstamm.

Die Atmung steht in enger Verbindung mit der Sprache, denn die Stimme wird durch die Atemluft gebildet. Sprechen ist tönendes Ausatmen. Lautäußerungen wie Stöhnen, Schluchzen, Keuchen oder Seufzen sind weitere ausdrucksvolle Varianten der Atmung.

Die Ruheatmung sollte nicht mehr als 15 Atemzüge pro Minute umfassen (bei Männern 12 bis 14, bei Frauen 14 bis 15 Atemzüge). Unter Belastung erfolgen bis zu 30 Atemzüge, bei gezielter Entspannung 6 bis 10 Atemzüge pro Minute. Schnelleres Atmen beschleunigt den Herzschlag, weil der vermehrt eingeatmete Sauerstoff zu den Organen weiterbefördert werden muss. Langsameres Atmen verlangsamt den Herzschlag. Einatmen bedeutet Anspannung, Ausatmen bewirkt Entspannung. Je flacher die Atmung, desto schneller ist sie und desto höher ist in der Regel auch die Herzfrequenz.

Auf den Umstand, dass sich bei starken Emotionen sofort die Atmung verändert, weisen auch zahlreiche Redewendungen hin – hier eine kleine Auswahl: Je nach Temperament können wir kurzatmig, langatmig oder atemlos sein. Manchmal halten wir vor Schreck den Atem an, verschlägt es uns den Atem, steht unser Atem still oder er stockt uns. Öfter bleibt uns die Luft weg, sind wir atemlos vor Aufregung. Wir schnauben vor Wut, lassen Dampf ab, machen unserem Ärger Luft oder haben letztendlich den längeren Atem. Mitunter ersticken wir fast an unseren Sorgen, aber wir kämpfen bis zum letzten Atemzug. Wenn wir keine Luft mehr haben, müssen wir uns wieder Luft verschaffen – oder wir können einen Stoßseufzer zum Himmel schicken!

Die Atmung nimmt eine Schlüsselstelle im vegetativen Nervensystem ein. Dieses reguliert die Atmung über seine beiden Äste: Das parasympathische Nervensystem bewirkt durch die Verengung der Luftröhre und das Zusammenziehen der Bronchialmuskulatur mehr körperliche Ruhe und Entspannung. Das sympathische Nervensystem ermöglicht durch die Erweiterung der Luftröhre, die Erschlaffung der Bronchialmuskulatur und die damit verbundene erhöhte Dehnbarkeit der Bronchien eine vertiefte Einatmung im Falle verstärkter körperlicher Aktivität.

Rasche Atmung bewirkt einen höheren Puls, langsame Atmung führt zu innerer Ruhe und Entspannung. Atmung und körperliche bzw. psychische Befindlichkeit hängen eng zusammen. Es ist unmöglich, ruhig und entspannt zu atmen und gleichzeitig aufgeregt zu sein!

Wenn man vor dem Einatmen zu wenig ausatmet, wie dies oft bei Stress, Erregung, Wut und Angst der Fall ist, stauen sich Kohlendioxid und Schlacken als Abfallprodukte des Atmens in der Lunge und gelangen ins Blut. Das wiederum bewirkt eine vorübergehende Vergiftung, die sich in Unruhe, Müdigkeit oder Erschöpfung äußert. Ständige Sauerstoffunterversorgung des Körpers führt langfristig zu Verspannungen, Kopfweh, Kreislaufproblemen, rascher Ermüdung und Konzentrationsschwäche.

Schock- und Schreckreaktionen äußern sich subjektiv in Atemanhalten, Zuschnüren der Kehle, einem »Kloßgefühl« im Hals, allgemeiner Schwäche, Schwindel, Benommenheit und Erstickungsangst. Bei anhaltendem Schreck kann man kaum ausatmen, die Luft verbleibt im Körper, anschließend atmet man mit angespanntem Brustkorb wieder ein. Dies führt zu einem Spannungsgefühl in der Brust, meist auf der linken Seite, was oft herzbezogene Ängste auslöst. Grundsätzlich dient ein »Tief-Luft-Holen« in Schrecksituationen dazu, innezuhalten, sich voll zu konzentrieren und dann gezielt zu reagieren (was bei »Schrecktypen« unterbleibt).

Oft hält man die Luft an, um unangenehme Gefühle zu unterdrücken und Schmerzzustände besser auszuhalten. Äußerliche Enge spüren viele Menschen als innerliche Enge im Brustraum. Dies kommt auch in der lateinischen Wortwurzel für unser deutsches Wort Angst zum Ausdruck *(angustiae* = Enge der Brust). Wenn bestimmte Orte oder Räume auf uns beengend wirken, fühlen wir uns in unserer Freiheit eingeschränkt. Wir glauben, nicht mehr richtig durchatmen zu können, und neigen zur Flucht ins Freie, wo wir vermeintlich mehr Luft bekommen – eine Tendenz, die gerade bei Menschen mit Platzangst (Agoraphobie) oft anzutreffen ist.

Alle starken Gefühle wie etwa Ärger, Wut, Angst, Panik, Schmerz, sexuelle Erregung oder stressbedingte Anspannung verändern die Atmung. Menschen mit Ängsten, chronischem Stress und Verspannung atmen meistens flach im oberen Brustkorbbereich und nutzen damit nur ein Drittel bis zur Hälfte der Lungenkapazität. Bei mehr Sauerstoffbedarf atmen sie noch stärker mit dem Brustkorb statt intensiver mit dem Zwerchfell. Bei emotionaler Erregung kann es zur Hyperventilation (zu rasche und zu tiefe bzw. zu flache Atmung) und bei plötzlichem Erschrecken zu einem vorübergehenden Atemstillstand kommen, gefolgt von einer intensivierten Atmung.

Störungen der Atmung findet man auch bei Patienten mit psychischen Störungen, vor allem bei Depressionen sowie bei Angststörungen. Depressive erleben oft Symptome wie Enge im Brustkorb (bis in den Hals reichend), Atemnot, Druck auf der Brust, Lufthunger, flache oder unregelmäßige Atmung, schweres Atmen und Hustenreiz. Angst- und Panik-Patienten leiden oft unter Beklemmungsgefühlen und Druckgefühlen im Brustbereich sowie unter beschleunigter Atmung bis hin zur Hyperventilation, die manchmal auch den Beginn einer Panikstörung markiert.

Tabelle 5: Psychosomatisch relevante Atemstörungen

Funktionelle Störungen	Somatoforme autonome Funktionsstörungen des respiratorischen Systems: • Hyperventilation • psychogener Husten
Organisch fundierte Störungen	Lungenkrankheiten mit psychosomatischer Relevanz: • Asthma bronchiale • chronische Bronchitis

Funktionelle Störungen

Hyperventilation

Nichtorganische Atemstörungen werden als somatoforme autonome Funktionsstörung des respiratorischen Systems bezeichnet und umfassen alle funktionellen Beeinträchtigungen der Atemregulation bei intaktem Atemapparat (Brustkorbwand, Lungen, Atemmuskulatur). Die klinisch bedeutsamste funktionelle Atemstörung ist die Hyperventilation. Darunter versteht man eine emotional bedingte, über das physiologische Bedürfnis hinausgehende Beschleunigung und Vertiefung der Atmung, wodurch der Sauerstoffanteil im Blut ansteigt und der Kohlendioxidgehalt stark abfällt. Dadurch verringert sich das freie Kalzium im Blut, das für die Geschmeidigkeit der Muskeln erforderlich ist. Dies wiederum führt zu einer Übererregbarkeit der Muskulatur. Der verminderte Kohlendioxidgehalt im Blut erhöht auch den Gefäßwiderstand im Gehirn und vermindert dadurch den Blutfluss im Kopf.

Zahlreiche Symptome sind typisch für eine Hyperventilation: Druck und Engegefühl im Brustkorb, Lufthunger, das Gefühl, nicht richtig durchatmen zu können, verbunden mit dem Zwang, ein paar Mal tief durchatmen zu müssen, Herzklopfen, -rasen oder -schmerzen, Gefühllosigkeit, Kribbeln und Zittern an Händen (besonders in den Fingerspitzen), Füßen und Beinen, Kribbeln um die Mundregion, taube Lippen, Globusgefühl (Zuschnüren der Kehle), Verkrampfen der Hände (»Pfötchenstellung«), kalte Hände und Füße, Brustschmerzen, Muskelschmerzen, Druck im Kopf und im Oberbauch, Bauchschmerzen (durch das Luftschlucken), Übelkeit, Sehstörungen, Gefühl »wie auf Wolken zu gehen«, Angst ohnmächtig zu werden, Angst vor dem Tod durch Ersticken. Dauert die Hyperventilation länger an, reagieren die Betroffenen auch mit geistigen Symptomen wie Schwindel, Unwirklichkeitsgefühlen, Konzentrations- oder Bewusstseinsstörungen. Das sind Folgen der zu geringen Durchblutung des Gehirns. Die Angst vor Ohnmacht ist dabei jedoch völlig unbegründet.

Eine Hyperventilation erfolgt gewöhnlich nicht aus einer Atemmittellage heraus, sondern tritt meist nach einer verstärkten Einatmung durch den Mund auf, die durch eine hohe emotionale Erregung ausgelöst wurde. Ohne gleichzeitige körperliche Aktivität bleibt der Sauerstoff in den Bronchien und wird nicht zu den Lungenbläschen in den Randbezirken der Lunge transportiert, was zum Gefühl einer Atembeklemmung und einer unangenehm erlebten Anspannung des Brustkorbs führt. Aus Angst vor dem Ersticken atmen die Betroffenen noch stärker mit dem Mund, ohne sich zu bewegen, und bewirken auf diese Weise eine Hyperventilation mit bedrohlich erlebten Symptomen. Durch körperliche Aktivität wird dagegen der übermäßig eingeatmete Sauerstoff in Kohlendioxid umgewandelt und das Sauerstoff-Kohlendioxid-Verhältnis im Blut wieder normalisiert. Bei Bewegung oder normaler Atmung verschwinden also rasch alle Symptome, sodass keine medizinische Intervention (Kalzium-Spritze, Beruhigungsspritze oder Papiertüte vor dem Mund) erforderlich ist.

Bei Patienten mit chronischer Hyperventilation ist die Atemtätigkeit häufig nur um 10 % erhöht, zudem reichen oft bereits einzelne tiefe Atemzüge aus, um ein Missverhältnis von Sauerstoff und Kohlendioxid zu bewirken.

Ein Aspekt wird im klinischen Alltag oft übersehen: Herz- und Magenbeschwerden oder andauernde Erschöpfung können mit einer ständigen leichten Hyperventilation zusammenhängen.

Chronischer psychogener Husten

Man versteht darunter einen anfallsweisen Hustenreiz ohne krankhafte Veränderungen des Atmungstraktes. Die Symptomatik besteht in minuten- bis stundenlangen trockenen Hustenanfällen, die über Jahre vorhanden sein können. Derartige Hustenanfälle treten oft nach einer viralen Bronchitis auf, sind bedingt durch eine emotionale Anspannung oder eine psychische Konfliktsituation, werden bei Zuwendung und Aufmerksamkeit lauter und verschwinden im Schlaf völlig. Diese schweren psychogenen Hustenanfälle haben nichts mit Räusperticks oder Hüsteln zu tun!

Organische Störungen

Asthma bronchiale

5 bis 9 % der Erwachsenen und 10 % der Kinder leiden unter Asthma. In den letzten 20 Jahren haben sich die Zahlen dramatisch erhöht – wohl eine Folge der industriellen Lebensumwelt. Die Umweltverschmutzung scheint dagegen nicht die Häufigkeit von Asthma, wohl aber von Bronchitis sowie von Beschwerden der oberen Atemwege zu erhöhen. Im Kindesalter erkranken dreimal mehr Jungen als Mädchen, im Erwachsenenalter dagegen etwas mehr Frauen. Kinder, die schon im ersten Lebensjahr in Kinderkrippen kamen, zeigten später viel seltener allergische Reaktionen – wohl weil sie eine bessere Immunisierung gegenüber asthmarelevanten Allergenen erreicht haben.

Das Hauptmerkmal von Asthma bronchiale ist eine plötzliche Atemnot mit einem Engegefühl in der Brust, meist verbunden mit einem Reizhusten. Das Wort »Asthma« stammt aus dem Griechischen und trifft den Nagel auf den Kopf, denn es heißt übersetzt »schweres Atmen«. Es besteht eine erschwerte Atmung in Form von Problemen bei der Ausatmung. Dabei treten die typischen keuchenden und pfeifenden Geräusche auf, oft verbunden mit Lufthunger und Erstickungsgefühlen. Die Betroffenen haben subjektiv das Gefühl, keine Luft zu bekommen, tatsächlich jedoch können sie nicht richtig ausatmen. Sie atmen weniger Luft aus als ein und erleben infolgedessen eine Überblähung der Lunge. Der verminderte Gasaustausch kann zur Schädigung der Lunge führen, weil viele Lungenbläschen vernichtet und die verbleibenden oft übermäßig groß werden.

Die Asthmaanfälle setzen gewöhnlich anfallartig binnen weniger Minuten ein und können Minuten bis Stunden anhalten, aber auch dauerhaft bestehen. Meist löst sich die Verkrampfung der Bronchialmuskulatur nach einiger Zeit ganz spontan. Wenn dies aber nicht der Fall ist, besteht bald ein lebensbedrohlicher Zustand, denn eine langfristig bestehende Atemwegsverengung kann die Herzfunktion ernsthaft beeinträchtigen. Die Anfallshäufigkeit variiert zwischen Stunden und Jahren.

Die Asthmaanfälle beginnen meistens im ersten Lebensjahrzehnt und verschwinden bei der Hälfte der Patienten nach der Pubertät von selbst wieder; sie können aber auch erst viel später einsetzen. Die Betroffenen sind oft ständig auf ihre Atmung konzentriert und haben Angst zu ersticken. Nur wenige Asthmatiker sterben tatsächlich an Komplikationen der Erkrankung. Bei körperlicher Anstrengung, sportlicher Betätigung oder kalter Luft kann sich ein so genanntes »Anstrengungsasthma« infolge einer reflexhaften Verengung der Bronchien entwickeln, das zur Vermeidung von Belastungen und damit langfristig zur Verstärkung der Symptome führt.

Man unterscheidet zwischen allergischem Asthma und nichtallergischem, infektiösem Asthma. Die meisten Patienten weisen eine allergisch bedingte Form auf, die sich bereits im ersten Lebensjahrzehnt entwickelt hat. Vor allem Kinder leiden unter allergischem Asthma, während Erwachsene eher ein infektiöses Asthma entwickeln.

Allergisches Asthma ist eine Reaktion auf bestimmte Allergie auslösende Stoffe, die ein Anschwellen der Bronchialschleimhaut bewirken. Der zähe Schleim kann nur schwer abgehustet werden und verstopft die Atemwege, wodurch es zur Atemnot kommt. Die Überempfindlichkeit der Bronchien, die auf einer erblichen Komponente beruht, führt hier unter dem Einfluss von auslösenden Faktoren (Allergenen) zu Asthmaanfällen. Als Allergene sind neben chemischen Stoffen wie Medikamenten, Friseurmitteln, Insektengift oder Formaldehyd auch viele natürliche Reize bekannt: Pollen von Bäumen, Blumen oder Gräsern; Tierhaare und Federn von Haus- oder Nutztieren; Hausstaub (Exkremente der Hausstaubmilbe); Sporen wie etwa Schimmelpilze oder Hefe; bestimmte Nahrungsmittel; kalte Luft.

Allergisches Asthma gehört zur Gruppe der Atopien oder atopischen Erkrankungen, zu denen auch der Heuschnupfen (allergische Rhinitis), die Nesselsucht (Urtikaria) und das atopische Ekzem (Neurodermitis diffusa) gehören. Eine Atopie ist eine anlagemäßige, vererbte Bereitschaft zur Überempfindlichkeit mit einer bestimmten Überreaktion. Menschen mit Atopien haben gegen bestimmte Allergene bestimmte Antikörper gebildet, die sich in großen Mengen im Gewebe der Haut und in den Schleimhäuten befinden. Bei neuerlicher Konfrontation mit Allergenen kommt es immer oder fast jedes Mal zur Bildung dieses Antikörpertyps und in der Folge – wahrscheinlich über die Ausschüttung von Histamin – zu allergischen Reaktionen an Haut, Bindehaut, Schleimhäuten oder Bronchien.

Eine allergische Reaktionsbereitschaft kann im Laufe des Lebens starken Schwankungen unterliegen, wobei noch unklar ist, welche Bedingungen dafür verantwortlich sind. Rein medizinisch ist gegenwärtig nicht erklärbar,

- warum ein allergisches Asthma bei manchen gefährdeten Menschen nie und bei anderen erst nach Jahrzehnten in Form von asthmatischen Symptomen auftritt,
- warum viele allergische Asthmatiker auch ohne Anwesenheit von Allergenen Anfälle erleiden,
- warum bestimmte Menschen ohne nachweisbare Allergie (und auch ohne infektiöses Asthma) dennoch asthmatische Anfälle bekommen,
- warum viele Personen mit einer nachgewiesenen Allergie in verschiedenen Situationen dennoch nicht asthmatisch reagieren,
- warum verschiedene Personen, die lange auf ein Allergen mit Anfällen reagiert haben, plötzlich ohne spezielle Behandlung anfallsfrei bleiben,
- warum verschiedene Patienten bereits bei Bildern von bestimmten Tieren einen Asthmaanfall bekommen.

Nichtallergisches (infektiöses) Asthma entsteht vor allem durch Infektionen der oberen und unteren Atemwege und kann auch als Folge eines sich beruhigenden allergischen Asthmas auftreten.

Früher wurde auch noch eine dritte Asthmaform angenommen: psychogenes Asthma – Asthma als Folge psychischer Faktoren. Dieser Ansatz wurde aufgrund der Erkenntnis aufgegeben, dass Asthma nicht allein durch psychische und psychosoziale Faktoren erklärbar ist.

Zusammenfassend gesehen können drei Faktoren eine Verengung der Luftröhrenverzweigungen bewirken, sodass die eingeatmete Luft nur noch schwer ausgeatmet werden kann:

1. Anspannung (spastische Kontraktion) der glatten Muskulatur der Bronchien und Bronchiolen,
2. Anschwellung der Bronchialschleimhaut durch ein Ödem, zumeist bedingt durch eine Entzündung,
3. Verstopfung der Atemwege durch Ablagerung von Schleimpfropfen in den Bronchialdrüsen infolge einer erhöhten Schleimabsonderung.

Nach neuesten Erkenntnissen ist die bronchiale Überreaktion nicht die Ursache von Asthma, sondern eine Folge der entzündeten Atemwege.

Chronische Bronchitis

Von den so genannten chronisch obstruktiven Lungenkrankheiten, die bei 5 bis 15 % der erwachsenen Bevölkerung vorkommen, wird hier nur die chronische Bronchitis erwähnt. Dabei sind die zentralen und peripheren Atemwege chronisch entzündet oder verstopft, meist bedingt durch Vererbung, schädliche Reize oder frühere Lungenerkrankungen wie Asthma, Tuberkulose oder Lungenfibrose. Die chronische Bronchitis kann nicht zur Gänze geheilt werden. Im Gegensatz zum anfallsartig auftretenden Asthma mit mehr oder weniger symptomfreien Intervallen besteht hier die Atembehinderung dauernd oder wiederholt über größere Zeiträume.

Charakteristische Symptome sind Husten, vermehrte Schleimproduktion sowie anhaltende Atemnot, die sich gegenüber den typischen Schadstoffen sowie bei körperlicher Aktivität verschlimmert. Im weiteren Verlauf kommen als Folge der mangelnden Sauerstoffversorgung vor allem Müdigkeit und Leistungsabfall hinzu. Chronischer Husten und Schleimproduktion können bereits Jahre vor Krankheitsausbruch vorhanden sein. Als häufigste Krankheitsursache gilt aktives Rauchen, weshalb eine Raucherentwöhnung eine unbedingt erforderliche Behandlungsmaßnahme darstellt.

Psychosomatische Konzepte

Psychologische Faktoren

Somatoforme Atembeschwerden treten vor allem bei intensiven Emotionen auf. Bei Angst, Aufregung, Wut, unterdrücktem Ärger, Schuldgefühlen, Stress und Schmerzen ist die Atmung oft entweder rasch und tief mit eingestreuten Seufzerzügen oder sie wechselt von unruhiger Mittellage zur Hyperventilation (schnell und flach). Ein Hyperventilationssyndrom findet man häufig bei emotional labilen Personen sowie bei an sich gesunden Menschen in Situationen großer emotionaler Erregung.

Bei Asthma wurden im Laufe der Zeit folgende psychische und psychosoziale Ursachen und Auslösefaktoren diskutiert:

1. Psychodynamik und Eltern-Kind-Beziehung. Asthmatiker sollen nach Alexander unter einem Zwiespalt (»Ambivalenzkonflikt«) leiden, der im gleichzeitigen Suchen und angstvollen Vermeiden von Nähe bestehe. Konkret hieße dies: Jemand möchte von einer wichtigen Bezugsperson beschützt und versorgt werden und empfindet

dieser gegenüber gleichzeitig Feindseligkeit und Aggressionen. Aufgrund einer nicht gelösten Mutterbindung – des angeblichen Kernkonflikts bei Asthmatikern – würde alles einen Asthmaanfall auslösen, was zu einer Lockerung der Beziehung bzw. gar zur Trennung von der Mutter führen würde. Eine Asthmatherapie könne nur dann erfolgreich sein, wenn die verdrängten Gefühle und Konflikte bewusst gemacht und die Somatisierungstendenzen beseitigt würden. Schon Alexander verwies darauf, dass es darüber hinaus jedoch kein typisches Persönlichkeitsprofil des Asthmatikers gebe und dass die psychischen Faktoren nur in Wechselwirkung mit allergischen Auslösereizen relevant seien. Die behaupteten Interaktionsmuster im Sinne eines überbesorgten und überkontrollierenden Elternverhaltens werden heute als Folge und nicht als Ursache der Krankheit angesehen.

2. Psychische Auslösefaktoren. Die psychoanalytisch orientierte Diskussion über die psychogenen Krankheitsursachen von Asthma war nicht weiterführend. Deshalb hat man sich im psychologischen Bereich nicht länger auf die Frage der Entstehung konzentriert, sondern die Aufmerksamkeit auf das Problem der Aufrechterhaltung der Asthmasymptomatik gerichtet, das heißt auf die psychischen Auslöser, aufrechterhaltenden Bedingungen und psychosozialen Folgen von Asthma. Defizite oder Störungen in der Wahrnehmung und im Ausdruck von Emotionen begünstigen einen Asthmaanfall. Affekte wie Angst, Ärger, Wut oder Gereiztheit können ihn sogar auslösen – als Folge der beschleunigten Atmung. Negative Emotionen führen zu einer Erhöhung des Atemwiderstands. Diese Alltagserfahrung konnte auch durch experimentelle Untersuchungen bei Asthmatikern bestätigt werden.
3. Stress, psychosoziale Faktoren und andere aufrechterhaltende Bedingungen. Familiäre und berufliche Probleme, psychische Störungen wie Depressionen, Angst- und Panikstörungen und unzureichendes Krankheitsmanagement können einen Asthmaanfall auslösen oder den Krankheitsverlauf verschlimmern.

Eine Studie bei Kindern und Jugendlichen hat ergeben, dass folgende psychische und psychosoziale Faktoren die Krankheit verschärfen und die Todesrate erhöhen können:

- Mangelndes Krankheitsmanagement. Unzureichende Krankheitsakzeptanz, fehlende Kooperationsbereitschaft mit Ärzten und Missachtung der körperlichen Symptome verhindern die nötige Behandlungsintensität.

- Mangelnde familiäre Unterstützung. Die Eltern halten sich nicht an Termine und Empfehlungen; familiäre Konflikte wie Eltern-Kind-Probleme, Scheidung oder Trennung der Eltern, Alkoholismus und Gewalt führen dazu, dass weder die Krankheit noch das Kind mit seinen psychischen Bedürfnissen ernst genommen wird.
- Psychische Auffälligkeit des asthmakranken Kindes. Ängste, soziale Unsicherheit, Passivität, Verweigerung, Depression und Hoffnungslosigkeit sind prognostisch ungünstige Faktoren.

Die Bedeutung psychosozialer Faktoren wird auch unterstrichen durch die hohe Asthma-Rate bei Kindern aus ethnischen Minoritäten, deren Lebensbedingungen von Armut, mangelndem Zugang zum Gesundheitssystem oder negativen familiären Einflüssen geprägt sind. Studien an Erwachsenen haben gezeigt, dass der tödliche Ausgang von Asthma in engem Zusammenhang mit psychischen Erkrankungen, Drogenmissbrauch, sozialer Isolation oder Verleugnung der Schwere der Erkrankung steht.

In verschiedenen Studien wurden Asthmatiker mit Personen ohne Atemwegserkrankungen verglichen. Dabei zeigte sich, dass sich die Bronchien von Asthmatikern bei psychischer Aktivierung oder emotionaler Belastung stark verengten und der Atemwegswiderstand anstieg. Dennoch ist Asthma nicht seelisch verursacht, es wird jedoch durch ein bestimmtes Verhalten und Erleben begünstigt. Entgegen den auch heute in der Populärliteratur noch oft vertretenen Auffassungen muss klar gesagt werden: Asthma ist keine psychische Störung mit Organsymptomatik! Asthma ist im Sinne des biopsychosozialen Krankheitsverständnisses eine chronische körperliche Krankheit mit einer Entzündung und daraus folgender Verengung der Atemwege; Asthma kann jedoch durch psychische Faktoren (Angst, Ärger, Stress) ausgelöst bzw. verstärkt und durch psychosoziale Faktoren aufrechterhalten werden.

Ein multikausales Krankheitsmodell geht bei Asthma von einer bronchialen Überreaktion aus, bedingt durch Vererbung und unterstützende Faktoren aus der Lebensumwelt (Infektionen, Umweltbelastungen, Rauchen bzw. Passivrauchen). Auf diesem Hintergrund bewirken bestimmte Auslöser den asthmatischen Anfall; es handelt sich dabei um folgende fünf Faktorenbündel: Allergene, körperliche Aspekte (z. B. Infekte oder körperliche Belastungen), unspezifische Reize (z. B. Kälte oder Staub), psychische Faktoren (Ärger, Angst, Trauer, Erregung, Unsicherheit, Depression, Freude) und soziale bzw. familiäre Bedingungen.

Bei Infekten der oberen Atemwege kann chronischer Stress das Immunsystem schwächen und damit die Abwehrkraft des Körpers, was derzeit noch viel zu wenig bedacht wird.

Therapeutische Strategien

Bei einer Hyperventilation bzw. einer emotional bedingten Beschleunigung der Atmung geht es vorerst einmal darum, die zugrunde liegenden Gefühle wahrzunehmen und zu lernen, sie zu verarbeiten, damit die Symptomatik nicht chronisch wird. Die häufig vorhandene Angst vor einer neuerlichen Hyperventilation kann dann durch gezielte Atemtechniken überwunden werden: Die so genannte Lippenbremse (langsames Ausatmen durch leicht geschlossene Lippen) oder rasche Bewegungen, wenn eine beschleunigte Atmung einsetzt, sind besonders hilfreich.

Bei einer verminderten Atemfrequenz von sechs bis acht Zügen pro Minute und einer langsamen Ausatmung entspannen sich die Muskeln und der Blutdruck sinkt. Wenn diese Techniken automatisiert sind, werden eine Kalziumspritze und die berühmte Papiertüte vor dem Mund zum erneuten Einatmen der ausgeatmeten Luft überflüssig. Ein Training zur regelmäßigen Zwerchfellatmung (»Bauchatmung«) ist von besonderer Bedeutung, weil die Betroffenen bereits ganz allgemein und speziell in Situationen hoher emotionaler Erregung eine Brustatmung aufweisen. Atemübungen spielen bei vielen Entspannungstechniken eine große Rolle, insbesondere bei Yoga, aber auch beim Biofeedback-Training. Daneben sollten die Betroffenen jene emotionalen Konflikte zu bewältigen lernen, die zur Atembeschleunigung geführt haben. Dabei kann eine Partner- oder Familientherapie oder eine berufsbezogene Beratung angezeigt sein.

Gerade das Beispiel Asthma zeigt die wichtige Rolle von klinischen Psychologen und Psychotherapeuten – auch wenn klar ist, dass es sich um eine grundsätzlich organisch bedingte Krankheit handelt. Ihr Einsatz bezieht sich vor allem auf folgende Ziele und Aufgabenbereiche:

1. Verbesserung der Compliance. Die konsequente Einhaltung der medizinischen Therapie durch möglichst hohe Motivation des Kranken garantiert die Behandlungseffizienz und verhindert schwere Komplikationen.
2. Patientenschulung. Etwa 90 % der asthmabedingten Krankenhauseinlieferungen sowie die meisten tödlichen Asthmaanfälle hätten bei richtigem Gebrauch der Medikamente und anderer Hilfen vermie-

den werden können. Bei derartigen Schulungsprogrammen wird immer klarer, dass reine Informationen nicht ausreichen, es muss gleichzeitig auch ein entsprechendes Verhaltenstraining durchgeführt werden:

- verbessertes Krankheits- und Behandlungswissen (Wissen über Ursachen und Verlauf des Asthmas, Wissen über Medikamente und verschiedene Hilfsmittel),
- optimierte Wahrnehmung der allergischen Auslöser und der körperlichen Befindlichkeit,
- Schulung in der Handhabung und regelmäßigen Anwendung eines Peak-Flow-Meters (Gerät zur Messung der Ausatemluft) zur Selbstdiagnostik der aktuellen Lungenfunktion,
- Management komplexer Alltagsanforderungen (Fertigkeiten für ein optimiertes Asthma-Management, Anfallsvorbeugung und Sekundärprävention, das heißt Vermeidung psychosozialer Folgeprobleme),
- Informationen über die Gefahren des Rauchens und Möglichkeiten einer Raucherentwöhnung, über Allergien und besseren Umgang damit, über die Bedeutung stufenweiser körperlicher Belastung (Vermeidung von Schonverhalten), über emotionale Asthmaauslöser wie Ärger oder Angst.

3. Atem- und Entspannungstherapie. Hilfreich sind Atemtechniken wie eine tiefere und langsamere Zwerchfellatmung (Bauchatmung) und insbesondere die Lippenbremse (bei leicht geschlossenen Lippen ganz langsam ausatmen); sie können bei bestimmten Asthmatikern einen Anfall verhindern. Über Entspannungstechniken können auch belastende Emotionen wie Stress, Ärger oder Angst wirksam bewältigt werden. Empfehlenswert sind sie vor allem bei einer Neigung zur Hyperventilation, die oft einen Asthmaanfall begünstigt. Bei akutem oder chronisch schwerem Asthma sollten bestimmte Atemtechniken allerdings nur mit großer Vorsicht eingesetzt werden. Daneben ist auch ein körperliches Training erforderlich.
4. Psychotherapeutische Zusatzangebote. Psychotherapie ist neben den medizinischen Behandlungsmaßnahmen keine routinemäßig erforderliche Intervention, kann jedoch bei bestimmten Asthmatikern den Behandlungserfolg steigern. Die Betroffenen werden oft hilflos, depressiv oder panisch – hier sollten neue Sichtweisen und Strategien entwickelt werden, um eine weitere Verschlimmerung der Krankheit zu verhindern. Bei einer gleichzeitigen Angst- und Panikstörung, wie dies öfter der Fall ist, kann die Lebensqualität erheblich

verbessert werden, wenn ein Angstbewältigungstraining angeboten wird. Auf diese Weise kann unterbunden werden, dass sich Atemnot und Hyperventilation gegenseitig aufschaukeln. Zwei Drittel der Kinder und Jugendlichen reagieren auf einen Asthmaanfall mit Panik, ohne dass deswegen schon von einer Panikstörung gesprochen werden kann. Bei depressiven Asthmatikern ist eine psychotherapeutisch orientierte Depressionsbehandlung ratsam, bei chronisch Gestressten hilft ein Stressbewältigungs- oder Problemlösetraining. Bei Kindern sind Unterstützungsangebote für die oft unsicheren Eltern sowie familienbezogene Maßnahmen bei speziellen Problemen erforderlich. Hier geht der Trend immer mehr in Richtung eines speziellen Elterntrainings. Bei einer derartigen »Familientherapie« wird keinesfalls unterstellt, dass Asthma durch familiäre Probleme verursacht wird. Es sollen einfach möglichst günstige Bedingungen für das asthmaleidende Kind hergestellt werden.

5. Bewältigung bzw. Veränderung krankheitsverstärkender Umstände. In bestimmten Fällen kann eine berufsspezifische Allergenbelastung berufliche Förder- und Umschulungsmaßnahmen notwendig machen, sodass eine entsprechende Beratung angezeigt erscheint.

Bei der chronischen Bronchitis werden keine psychischen und psychosozialen Auslöser diskutiert. Es geht daher in einer psychosomatisch orientierten Therapie hauptsächlich um die Bewältigung der Krankheit und deren psychische Folgen. Psychologen und Psychotherapeuten können an folgenden Aufgaben beteiligt sein: Raucherentwöhnung, Atem- und Entspannungstraining, körperliche Aktivierung, Änderung des Lebensstils und verschiedener Denkmuster, Wahrnehmung und Bewältigung problemverschärfender Gefühle wie Wut oder Ärger, Behandlung psychischer Begleitstörungen wie Ängste und Depressionen.

Wenn der Magen rebelliert

»Magengeschwüre bekommt man nicht
von dem, was man isst,
man bekommt sie von dem,
wovon man aufgefressen wird.«
Mary Mortley Montagu

Reizmagen – der Bauch in Aufruhr

Herr Schuster, ein 45-jähriger Tischler, leidet seit Jahren unter immer wiederkehrenden Beschwerden im linken Oberbauch. Sie setzen plötzlich ein, dauern mehrere Tage lang an und sind mit Übelkeit, Völlegefühl, Sodbrennen und Schmerzen verbunden.

Herr Schuster hat im Laufe der Jahre selbst bemerkt, dass trotz seiner Vorsorge – er meidet etwa das Essen in der Kantine – die Beschwerden phasenweise schlimmer werden, ohne dass ihm ein plausibler Grund dafür bekannt wäre. In den letzten vier Monaten war er nicht nur mehrfach beim Hausarzt, sondern auch bei zwei »Magen-Spezialisten«. Es wurden aber keine organischen Ursachen gefunden. Mangels Alternativen greift er den Ratschlag auf, zu einem psychologischen Psychotherapeuten zu gehen. Bereits im ersten Gespräch wird deutlich, dass ihm die Situation am Arbeitsplatz sehr zusetzt: schlechtes Betriebsklima, große Fluktuation unter den Mitarbeitern, Wechsel in der Führungsetage, zunehmendes Mobbing unter den Mitarbeitern, unzureichende Abgeltung von Überstunden, steigender Arbeitsdruck bei gleichzeitigem Abbau von Mitarbeitern aus Kostengründen. Herr Schuster ist es gewohnt, trotz allem die bestmögliche Leistung zu erbringen – immer stärker macht sich aber ein Gefühl von Ohnmacht und Hilflosigkeit breit, dazu verspürt er oft eine riesige Wut auf bestimmte jüngere Mitarbeiter, die es im Gegensatz zu ihm geschafft haben, sich beim neuen jungen Chef einen guten Stand zu verschaffen.

»Wut im Bauch haben«: Magen und Psyche

Der Magen-Darm-Trakt dient dazu, Nahrung aufzunehmen und zu verarbeiten, um den Körper mit Energie zu versorgen: Lebenswichtige Stoffe werden zugeführt, Abbaustoffe und Schadstoffe werden ausgeschieden. Der Weg des Nahrungstransports ist allen bekannt: von der Mundhöhle durch die Speiseröhre in den Magen, von dort über den

Zwölffingerdarm in den Dünndarm, dann weiter in den Dickdarm und in den Mastdarm und schließlich Ausscheidung über den After. Man unterscheidet zwischen einem oberen Gastrointestinalbereich (Magen und Speiseröhre) und einem unteren Gastrointestinalbereich (Darm). Zur Verdauung der Nahrung sind auch Stoffe aus anderen Organen erforderlich, und zwar aus der Galle und der Bauchspeicheldrüse.

Das Verdauungssystem hat ein eigenes Nervensystem, das so genannte enterische Nervensystem, das manchmal auch »zweites Gehirn« genannt wird. Die Verdauung wird durch das parasympathische Nervensystem angeregt und durch das sympathische Nervensystem gehemmt. Bei körperlicher Betätigung und psychischem Stress wird die Verdauungstätigkeit weitgehend eingestellt, um die körperliche Leistungsfähigkeit zu verbessern. Bei einem Dauerlauf etwa wird keine feste Nahrung verdaut, weshalb Leistungssportler wie Marathonläufer oder Radfahrer nur leicht verdauliche Flüssignahrung zu sich nehmen. Bei starker und lang anhaltender Belastung oder emotionaler Erregung sind das sympathische und das parasympathische Nervensystem gleichzeitig aktiv, was zu Verdauungsstörungen führt.

Der Magen ist eine sackartige Erweiterung des Verdauungskanals und dient als Speicher für die aufgenommene Nahrung. Er zerlegt diese mithilfe des Magensaftes und leitet den Speisebrei weiter in den Zwölffingerdarm, den ersten Abschnitt des Dünndarms. Die Magenmuskulatur wird aktiv, um die Speise zu mischen und weiterzutransportieren. Die Magenschleimhaut, die erste der vier Schichten der Magenwand, enthält Drüsen und Zellen, die Schleim, Pepsin, Salzsäure und hormonartiges Gastrin absondern. Bestimmte Magenenzyme, Darmbewegungen und die Magensäureausscheidung ändern sich durch psychische Einflüsse wie etwa starke Emotionen. Wut und Hass hemmen über das sympathische Nervensystem die Magen- und Darmtätigkeit, Schreck und Prüfungsangst führen dagegen über das parasympathische Nervensystem zu Durchfall. Psychosoziale Belastungen und Konflikte innerhalb oder außerhalb der Person können sich »auf den Magen schlagen«, sodass dieser zum Austragungsort seelischer Probleme wird.

Dies wird auch durch zahlreiche Redewendungen deutlich: Im Bauch haben wir – je nach Gefühl und Situation – eine Wut, ein flaues Gefühl, ein Flattern oder Schmetterlinge. Zweierlei finden wir schön: dass die Liebe durch den Magen geht und wenn wir aus dem Bauch heraus leben und handeln können. Wir können etwas hinunterschlucken, alles in uns hineinfressen und lange an etwas herumkauen.

Manchmal schlägt sich etwas auf unseren Magen; das liegt uns dann schwer im Magen und wir tun uns schwer, es zu verdauen. Manchmal ist uns ganz flau im Magen, dreht sich uns der Magen um, stößt es uns sauer auf, vergeht uns der Appetit, haben wir etwas gründlich satt. Das finden wir zum Kotzen! Mitunter kommt uns die Galle hoch, spucken wir Gift und Galle, es kann uns auch einmal etwas über die Leber laufen.

Bei psychischen Problemen bestehen oft funktionelle Oberbauchbeschwerden (Appetitlosigkeit, Übelkeit, Völlegefühl, Magenschmerzen, Erbrechen, Aufstoßen, Sodbrennen) und funktionelle Unterbauchbeschwerden (Durchfall, Verstopfung, Reizdarm). Funktionelle und organisch begründete Magen- und Darmstörungen gehen zwar mehrheitlich mit einer vagotonen (= parasympathischen) Fehlsteuerung einher, können jedoch auch durch eine sympathische Überaktivität mitverursacht sein (neben Anlagefaktoren und Risikoverhaltensweisen). Bei Stress, Erregung oder körperlicher Betätigung hemmt das sympathische Nervensystem die Magen- und Darmtätigkeit, um Energie zu sparen und den Körper kurzfristig ganz auf Kampf oder Flucht einzustellen. Bei dieser Kampf- oder Fluchtreaktion werden Skelettmuskeln, Herz und Gehirn stärker durchblutet als im entspannten Zustand, die Verdauungsorgane dagegen weniger. Die kleinen Arterien in der Magenschleimhaut verengen sich unter dem Einfluss der Stresshormone. Durch die mangelhafte Durchblutung wird auf die Dauer die Schleimhaut geschädigt, sodass die Magenwände selbst bei verminderter Magensäure nicht mehr geschützt sind.

Magenbeschwerden treten auch bei verschiedenen psychischen Störungen auf, insbesondere bei Depressionen: Übelkeit, Brechreiz, Völlegefühl, Sodbrennen, Schluckauf, saures Aufstoßen, spastische Magen-Darm-Beschwerden, bandartige oder diffus wechselnde Druckschmerzen im Bauchraum, Appetitlosigkeit mit Gewichtsverlust oder auch Heißhungerattacken. Bei Angststörungen findet man vor allem Übelkeit und ein Unruhegefühl im Bauch. Bei 87 % der Reizmagen-Patienten ist eine psychische Störung vorhanden, meist eine Angststörung oder eine Depression, während dies nur bei 25 % der organisch bedingten Magenstörungen der Fall ist.

Tabelle 6: Psychosomatisch relevante Beschwerden des Magens und der Speiseröhre

Funktionelle Störungen	Somatoforme autonome Funktionsstörungen des oberen Gastrointestinalbereichs: • Reizmagen (funktionelle Dyspepsie) • andere funktionelle Magenstörungen (psychogenes Erbrechen, Magenkrämpfe, funktionelle Bauchschmerzen) • funktionelle Störungen der Speiseröhre (Globusgefühl, funktionelle Schluckstörung, Luftschlucken, Wiederkäuen, nichtkardialer Brustschmerz, funktionelles Sodbrennen)
Organisch fundierte Störungen	• Gastritis • Magengeschwür

Funktionelle Störungen

Reizmagen (funktionelle Dyspepsie)

Nichtorganische Magen- und Speiseröhrenbeschwerden werden als somatoforme Störungen des oberen Gastrointestinaltrakts bezeichnet, wenn sie auch noch bestimmte andere Kriterien (mindestens drei weitere somatoforme Symptome) erfüllen. Magenbeschwerden sind weit verbreitet: Rund 15 % der erwachsenen Bevölkerung leiden daran, innerhalb der letzten zwölf Monate vor der Befragung sind dies etwa ein Viertel oder sogar ein Drittel der Bevölkerung. Davon sucht wieder etwa ein Drittel einen Arzt auf. Bis zu 5 % aller Konsultationen einer hausärztlichen Praxis erfolgen wegen funktioneller Magenbeschwerden. Bei mehr als der Hälfte der Betroffenen lassen sich keine organischen Ursachen dafür ausfindig machen. Man spricht dann von einem nervös bedingten Reizmagen. Unter den Menschen mit funktionellen Magen-Darm-Beschwerden leiden 30 % an einem Reizmagen und 50 % an einem Reizdarm. Frauen weisen zwei- bis dreimal häufiger als Männer einen Reizmagen oder Reizdarm auf, die Häufigkeit der Beschwerden nimmt mit dem Alter zu.

In der Fachwelt setzt sich immer mehr der Begriff »funktionelle Dyspepsie« durch (im Englischen der Ausdruck »Non-ulcer-dyspepsia«), zusammengesetzt aus den griechischen Wortwurzeln *dys* = Störung eines Zustandes und *pepsis* = Verdauung. Die bekannteren deutschen

Bezeichnungen sind »Reizmagen« und »funktionelle Oberbauchbeschwerden«. Früher wurde dafür auch das antiquierte Wort »Magenneurose« verwendet.

Eine funktionelle Dyspepsie ist charakterisiert durch Schmerzen oder Missempfindungen, die im mittleren Oberbauch entstehen. Genauer definiert, besteht eine funktionelle Dyspepsie aus mindestens drei Monate andauernden nichtorganisch bedingten Beschwerden oder Schmerzen im bevorzugt linksseitigen oder mittleren Oberbauch wie etwa chronischen oder wiederkehrenden Oberbauchschmerzen, Druck- und Völlegefühl im Oberbauch, nichtsaurem Aufstoßen, vorzeitigem Sättigungsgefühl und Appetitmangel, Übelkeit, Brechreiz und Sodbrennen. Die Symptome können während der Aufnahme von Speisen oder Stunden später, aber auch nach längeren Hungerphasen auftreten.

Man unterscheidet vier Formen von funktioneller Dyspepsie und zwar orientiert an den entsprechenden organischen Erkrankungen, denen sie ähnlich erscheinen:

1. Dyspepsie, ähnlich einem Geschwür (wie bei einer Ulkuserkrankung),
2. Dyspepsie, ähnlich einer Bewegungsstörung des Magens (Motilitätsstörung),
3. Dyspepsie, ähnlich einem Rückfluss an Magensäure (Refluxstörung),
4. unspezifische Dyspepsie (eine Restkategorie).

Eine Dyspepsie ähnlich einer Ulkuserkrankung besteht aus mindestens drei der folgenden Symptome: Der Schmerz ist im Oberbauch lokalisiert (eventuell nur an einer kleinen Stelle), nimmt durch Nahrungsaufnahme oft ab (über 25 % im Zeitablauf), wird häufig gelindert durch bestimmte Medikamente, tritt oft vor Mahlzeiten oder bei Hunger auf (Nüchternschmerz), kann den Betroffenen manchmal aus dem Schlaf aufwecken (Nachtschmerz), zeigt sich periodisch mit Besserung und Rückfällen (Phasen von mindestens zwei Wochen ohne Schmerzen wechseln sich ab mit Phasen von Wochen bis Monaten mit Schmerzen).

Eine Dyspepsie ähnlich einer Motilitätsstörung besteht aus Beschwerden im oberen Bauchraum, wobei Schmerz nicht das dominierende Symptom ist. Die Beschwerden sind chronisch und bestehen aus mindestens drei der folgenden Symptome: frühzeitiges Sättigungsgefühl; Völlegefühl nach der Mahlzeit; Übelkeit vor allem am Morgen;

wiederkehrender Würgereiz und/oder Erbrechen; Gasbildung, Aufstoßen, Blähungsgefühl und Spannung im Oberbauch ohne sichtbare Blähungen im Bauchraum; die Beschwerden im oberen Bauchraum werden durch Nahrung verstärkt.

Eine Dyspepsie ähnlich einer Refluxstörung besteht aus einer Kombination von funktioneller Dyspepsie und Sodbrennen bzw. saurem Aufstoßen. Sodbrennen und Säurereflux allein machen noch keine Dyspepsie aus. Typisch sind folgende Symptome: Beschwerden unterhalb des Brustbeins bzw. im Oberbauch oder Sodbrennen; brennende Schmerzen im Oberbauch; Aufstoßen von Magensaft oder Essen; Mahlzeiten, heiße Getränke oder Wechsel der Körperposition verschlimmern die Beschwerden.

Bei Dyspepsie-Patienten wechseln im Krankheitsverlauf oft die Leitsymptome, weshalb die bekannten Einteilungen problematisch sind. Nach einer umfangreichen Studie hatten sich die Symptome innerhalb von zwei Jahren dreimal, bei 20 % zweimal und bei weiteren 22 % einmal verändert. Den häufigsten Wechsel verzeichneten Patienten mit einer Dyspepsie vom Ulkus-Typ. Bei Frauen und jüngeren Patienten änderten sich die Symptome häufiger als bei Männern oder älteren Menschen. Menschen mit einer funktionellen Dyspepsie fühlen sich in ihrer Lebensqualität so beeinträchtigt wie Patienten mit Arthritis oder Herzinsuffizienz, sodass die Störung von Außenstehenden nicht einfach als harmlose funktionelle Störung abgetan werden darf.

Die Mehrzahl der betroffenen Reizmagen-Patienten weist einen Mischtyp von Reizmagen und Reizdarm auf. Verschiedene Reizmagen-Patienten leiden unter Reizdarmsymptomen wie Durchfall oder Verstopfung, oft auch unter weiteren Beschwerden wie Kopfschmerzen, Schlafstörungen oder Schmerzen in anderen Körperregionen. Viele Reizmagen-Patienten leiden im Vergleich zu Patienten mit organisch bedingter Dyspepsie auch noch unter zahlreichen weiteren vegetativen Symptomen, wie dies dem Konzept der somatoformen autonomen Funktionsstörungen entspricht: Sie gehen häufiger zum Arzt, wechseln öfter die Behandler, konsumieren mehr Medikamente, sind häufiger krank geschrieben, neigen stärker zu hypochondrischen Bewertungen ihrer ungefährlichen Körpersymptome und weisen häufiger psychische Störungen auf (vor allem Angststörungen). Die Betroffenen können und wollen lange Zeit einfach nicht glauben, dass sie körperlich gesund sind. Wichtig: Reizmagen- und Reizdarm-Patienten haben kein erhöhtes Risiko, an Magen- oder Darmkrebs zu erkranken.

Der Verlauf der Reizmagensymptomatik ist wie beim Reizdarm

unterschiedlich. Während eine Gruppe durch die Versicherungen des Arztes über die Ungefährlichkeit der Symptome eine Spontanheilung erlebt, findet eine zweite Gruppe mithilfe von Medikamenten zumindest über Jahre zu langen symptomfreien Intervallen und entwickelt sich bei einer relativ großen dritten Gruppe ein chronischer Verlauf mit einer Zunahme von anderen Beschwerden und einer erheblichen Beeinträchtigung der sozialen und beruflichen Funktionsfähigkeit.

Andere funktionelle Magenstörungen

Übelkeit

Häufige Übelkeit muss nicht unbedingt mit einem übersäuerten Magen oder einer Reaktion auf verdorbene Speisen zusammenhängen, sondern kann auch durch Ekelgefühle oder eine angespannte Zwerchfellmuskulatur bedingt sein.

Psychogenes Erbrechen

Beim psychogenen Erbrechen wird ohne Zusammenhang mit einer Essstörung willkürlich oder unwillkürlich vorher verschluckte Nahrung erbrochen, ausgelöst durch psychische Belastungen und emotionale Faktoren, z. B. bei Prüfungsangst. Das Erbrechen steht meist in engem Zusammenhang mit dem Essen, typischerweise erfolgt es unmittelbar nach Beginn der Nahrungsaufnahme und seltener am Ende. Bei manchen Menschen ist die Symptomatik rasch überwunden, bei anderen kann sie einen jahrelangen Verlauf haben.

Magenkrämpfe

Schmerzhafte Magenkrämpfe sind häufig verursacht durch spontane oder andauernde Verspannungen der Magenmuskulatur und können bei langer Dauer als anhaltende somatoforme Schmerzstörung diagnostiziert werden.

Magenschmerzen

Diffuse Magenschmerzen können bedingt sein durch eine mangelhafte Durchblutung der Magenwand als Folge einer sympathischen Übererregung bei ständigem Stress und einer Überproduktion von Säure, die die minderdurchblutete Magenwand reizt.

Funktionelle Störungen der Speiseröhre

Globusgefühl

Ein Globusgefühl (vom Lateinischen *globus* = Kugel, Ball) ist ein mindestens drei Monate anhaltendes, chronisches oder immer wieder auftretendes Fremdkörpergefühl im Halsbereich zwischen dem oberen Teil des Brustbeins und der Schilddrüse, das oft durch eine muskuläre Verspannung des Speiseröhreneingangs bedingt ist. Diese Missempfindung tritt meistens zwischen den Mahlzeiten auf, also beim Leerschlucken, das Schlucken an sich ist nicht beeinträchtigt. Die Betroffenen beklagen folgende Symptome: Kloß im Hals, Kratzen, Brennen, Trockenheits- oder Schleimgefühl, Räusper- oder Schluckzwang, Schmerzen im Hals, die gelegentlich bis zu den Ohren ausstrahlen, im Extremfall ein Zuschnüren der Kehle, das als Angst machendes Erstickungsgefühl erlebt wird. Die Störung kann als Einzelsymptom oder in Verbindung mit anderen Magen-Darm-Beschwerden auftreten. Ein Globusgefühl wird im Gegensatz zu einer Schluckstörung durch Essen und Trinken gebessert und durch Leerschlucken verstärkt. Zahlreiche Betroffene versuchen durch ständiges Schlucken oder Lutschen von Bonbons oder Kauen von Kaugummi die Speichelproduktion anzuregen und dadurch einen trockenen Mund und das Globusgefühl zu vermeiden, erreichen dadurch aber oft nur das Gegenteil: Durch das wiederholte Schlucken verstärken sie die Aufmerksamkeit auf die unangenehmen Empfindungen im Rachenbereich. Ein Globusgefühl kommt oft zusammen mit einer Refluxerkrankung vor.

Ein weiteres nichtorganisches Globusgefühl entsteht durch Verspannungen der Schluck- und Halsmuskulatur, bedingt durch extreme körperliche Belastung, aber auch durch extremes Zurückbeugen des Kopfes (z. B. beim Zahnarzt) und der damit verbundenen Überdehnung der Halsmuskulatur. Verschiedene Patienten fürchten den Zahnarzt gerade wegen dieses Globusgefühls. Sie haben Angst, etwas zu verschlucken und dabei zu ersticken.

Funktionelle Schluckstörung (Dysphagie)

Es handelt sich dabei um eine organisch nicht erklärbare Schluckstörung mit und ohne Schmerzen, die im Gegensatz zum Globusgefühl während des Essens oder Trinkens bzw. kurz nach dem Schluckakt auftritt. Über den Zeitraum von mindestens drei Monaten besteht das Gefühl, dass feste oder flüssige Speisen in der Speiseröhre stecken oder sie abnormal passieren. Man kann drei Arten von funktionellen Bewegungsstörungen der Speiseröhre unterscheiden:

1. Funktionelle Achalasie. Dabei öffnet sich der untere Speiseröhrenschließmuskel nicht.
2. Diffuser Speiseröhrenkrampf. Es treten simultane, nicht in Richtung Magen gerichtete, vorwärts bewegende Kontraktionen auf.
3. Übermäßige Speiseröhrenverspannung. Es bestehen überstarke Kontraktionen.

Luftschlucken

Luftschlucken ist eine Sonderform einer funktionellen Schluckstörung und tritt oft bei zu hastigem Essen auf. Es ist durch folgende Symptome charakterisiert, die über einen Zeitraum von mindestens drei Monaten auftreten müssen: stressbedingtes Luftschlucken oder Luftschlucken beim Essen, Blähungen und Aufstoßen, häufiges »trockenes« und lautes Schlucken, Vorwärtsbewegung des Halses beim Schlucken. Wiederholtes Rülpsen soll die Spannungen oder Blähungen im Bauchraum verringern, es bringt jedoch nur eine vorübergehende Erleichterung, weil weniger Luft herausbefördert wird, als vorher geschluckt wurde. Bei einer Hyperventilationsneigung können mitunter Oberbauchbeschwerden auftreten, die durch Luftschlucken bedingt sind.

Wiederkäuen (Ruminationssyndrom)

»Rumination« bezeichnet ein Wiederkäuen von Nahrung. Es handelt sich um ein mindestens drei Monate andauerndes Heraufwürgen von gerade aufgenommener Nahrung mit neuerlichem Kauen und erneutem Schlucken. Übelkeit und Erbrechen treten dabei nicht auf. Das Wiederkäuen hört meist bei mehr Magensäure auf.

Funktionelle Brustschmerzen mit Ursprung in der Speiseröhre

Die Schmerzen sitzen hinter dem Brustbein, sind belastungsabhängig und werden ähnlich wie eine Angina pectoris erlebt. Sie treten in der Körpermitte mit und ohne Schluckstörung auf und dauern mindestens drei Monate lang an. Die nichtorganische Ursache dafür besteht in einem erhöhten Säurereflux, in einer Überempfindlichkeit bei normalem Säurereflux oder in einer Bewegungsstörung der Speiseröhre. Die Betroffenen befürchten oft irrtümlich eine Herzerkrankung und suchen deswegen den Arzt auf.

Funktionelles Sodbrennen
Es bestehen mindestens drei Monate anhaltende brennende Beschwerden hinter dem Brustbein ohne organisch bedingten Reflux und ohne Speisenröhrenentzündung. Die Beschwerden treten meistens am Tage in Wellen auf und können mit Rülpsen, Wiederkäuen oder Magenbeschwerden wie etwa Blähungen, frühem Sättigungsgefühl oder Übelkeit einhergehen. Sie werden oft durch bestimmte Emotionen, Nahrungsmittel, Hinlegen oder Vornüberbeugen verursacht oder verstärkt. 20 % der Deutschen haben bisweilen Sodbrennen, davon entwickeln 10 % eine Entzündung der Speiseröhre.

Organische Störungen

Gastritis

Die Gastritis, eine akute oder chronische Magenschleimhautentzündung, zählt zu den häufigsten Magenerkrankungen, wird bei rund 2 % der ambulant behandelten Patienten diagnostiziert und stellt bei 4,5 % der Bevölkerung den Grund dar, warum jährlich einmal der Arzt aufgesucht wird. Sie heilt nicht spontan ab, schädigt das Gewebe im Magen und führt öfter zu Magen- und Zwölffingerdarmgeschwüren und manchmal auch zu einem Magenkarzinom.

Eine Gastritis äußert sich in Form von Appetitlosigkeit, Druck- und Völlegefühlen nach dem Essen, Übelkeit, Aufstoßen, Erbrechen und Empfindlichkeit gegenüber säurehaltiger Nahrung oder heißen Fetten. Die Ursachen können vielfältig sein: psychische Überlastung, verdorbene Speisen, Genussmittel (zu viel Alkohol, Koffein, Nikotin), bestimmte Medikamente, zu heiße oder zu kalte Getränke, Säuren und Laugen oder akute infektiöse Erkrankungen. Als Hauptursache der häufigeren chronischen Gastritis gilt die Infektion durch den Helicobacter pylori (Typ-B-Gastritis).

Magengeschwür

Rund 10 % der Bevölkerung bekommen im Laufe ihres Lebens ein Magen- oder Zwölffingerdarmgeschwür, bei der Mehrzahl ergibt sich ein chronischer Verlauf mit Rückfällen. Männer sind häufiger betroffen als Frauen. Magengeschwür und Zwölffingerdarmgeschwür werden unter der Bezeichnung peptisches Geschwür (Ulcus pepticum) zusammengefasst. Die Symptome beider Geschwürformen können sich derart überlappen, dass allein von den Beschwerden her oft keine sichere Unterscheidung möglich ist.

Unter einem Magengeschwür (Ulcus ventriculi), das bei 0,2 bis 0,3 % der Bevölkerung vorkommt, versteht man ein gutartiges Magenwandgeschwür, das sich meistens im unteren Teil des Magens (vor allem im Bereich des Magenpförtners, des Schließmuskels beim Magenausgang) oder im oberen Teil des Zwölffingerdarms befindet.

Zu Krankheitsbeginn ist das Geschwür rund, begrenzt und auf die Magenschleimhaut beschränkt. Nach längerem Bestehen dringt es in die tieferen Schichten der Magenwand vor und kann diese schließlich sogar durchbrechen. Die Symptome bestehen vor allem in stundenlangen Magenschmerzen, Aufstoßen, Sodbrennen, Erbrechen von saurem Mageninhalt, Druck- bzw. Völlegefühl nach den Mahlzeiten, Unverträglichkeit bestimmter Getränke und Speisen, manchmal auch im Auftreten von Blutungen und infolgedessen Teerstuhl. Komplikationen entstehen bei chronischem Verlauf vor allem durch Narben- oder Geschwürbildungen in tieferen Schichten der Darmwand, die zu Blutungen, Durchbrüchen in die Bauchhöhle oder zur Durchdringung benachbarter Organe führen. Im schlimmsten Fall kann das Geschwür auch einen bösartigen Verlauf nehmen.

Die Magenschmerzen setzen sofort nach dem Essen ein und verschwinden oft erst nach dem Erbrechen. Anders beim Zwölffingerdarmgeschwür; hier treten die Bauchschmerzen besonders bei nüchternem Magen auf und verschwinden durch Essen. Bei zwei Dritteln der Betroffenen kehren die Schmerzen mehrere Wochen lang täglich wieder. Die Symptomatik klingt bei etwa 80 % der Betroffenen spontan ab oder heilt in Tagen bis Wochen durch Diät und Medikamente, wiederholt sich aber bei den meisten Patienten in gewissen Abständen. Manche Geschwüre werden gar nicht bemerkt und zeigen sich erst später im Röntgenbild durch eine Narbenbildung.

Psychosomatische Konzepte

Psychologische Faktoren

Somatoforme Störungen des oberen Gastrointestinaltrakts
Ein Reizmagen wird durch verschiedene somatische und psychologische Modelle zu erklären versucht. Folgende organische Aspekte der funktionellen Dyspepsie werden diskutiert:

1. Bewegungsstörungen (Motilitätsstörungen). Als Motilität des Magen-Darm-Trakts bezeichnet man die Eigenbewegungen des Verdauungstraktes mit dem Ziel, den Speisebrei zu durchmischen und weiterzubefördern. Eine verzögerte Magenentleerung und eine verminderte Darmbewegung liegen zwar bei bis zu 50 % der Reizmagen-Patienten vor, aber diese Faktoren allein bewirken noch keine funktionelle Dyspepsie. Außerdem können dadurch die oft starken Symptomschwankungen nicht erklärt werden, denn Bewegungsstörungen im Magen-Darm-Trakt sind gewöhnlich konstant und länger andauernd.
2. Säureempfindlichkeit. Es besteht – im Gegensatz zu früheren Annahmen – keine abnorme Überproduktion von Magensäure. Selbst Patienten mit einem Magengeschwür weisen eine normale oder sogar erniedrigte Magensäureproduktion auf. Möglich ist jedoch in bestimmten Fällen eine erhöhte Empfindlichkeit auf eine normale Säureproduktion in Zusammenwirken mit anderen Faktoren.
3. Erhöhte Schmerzsensibilität (Überempfindlichkeit der Magenschleimhaut). Reizmagen-Patienten weisen eine Übersensibilität im Sinne einer erniedrigten Schmerzschwelle im Magen- und oft auch im Speiseröhrenbereich auf. Zur Zeit wird bei dyspeptischen Patienten die Hypothese einer Übersensibilität gegenüber Schmerzen favorisiert, wie auch durch Versuche einer Magendehnung mithilfe eines Ballonkatheters belegt werden konnte (ähnliches gilt für Reizdarm-Patienten). Vermutlich werden vorhandene Missempfindungen auch dadurch verstärkt, dass sich die Betroffenen mehr als andere Menschen auf ihren Magen konzentrieren.
4. Entzündungen (Helicobacter pylori). Eine Helicobactor-pylori-Gastritis ist keineswegs die zentrale Ursache für anhaltende dyspeptische Beschwerden, weil diese oft auch nach der Beseitigung des Helicobacters bestehen bleiben. Die meisten Menschen tragen den Helicobacter in sich, ohne daran zu erkranken. Er entfaltet seine Wirksamkeit erst, wenn die Magenschleimhaut aus anderen Gründen geschädigt wurde.

Serologische und immunologische Faktoren sowie Nahrungsmittel, Genussmittel und Medikamente können das Auftreten einer Dyspepsie ebenfalls nicht ausreichend erklären. Unzureichend bekannt ist auch noch der Einfluss von organisch begründbaren Störungen des enterischen (Magen-Darm-)Nervensystems auf die Entwicklung einer funktionellen Dyspepsie. Der Tenor aller Fachleute lautet: Grundsätzlich können zwar somatische Komponenten eine Rolle spielen, aber sie allein erklären das Beschwerdebild nicht ausreichend. Das Wechselspiel zwischen Darm und Psyche beruht auf den zahlreichen Verbindungen zwischen dem Großhirn (Gedanken und Gefühlen) und dem vegetativen Nervensystem bzw. speziell dem enterischen Nervensystem.

Als psychische und psychosoziale Ursachen für eine funktionelle Dyspepsie werden vor allem folgende Faktoren angeführt:

1. Stress und psychosoziale Belastungen. Nicht verkraftete, belastende Lebensereignisse und chronischer Stress sind häufige Auslöser einer Dyspepsie. Dyspepsie-Patienten weisen nicht unbedingt mehr belastende Lebensereignisse auf, sondern bewerten diese nur negativer als Gesunde. Stress kann die Motilität und die Säuresekretion des Magens verändern. Möglicherweise kann chronischer Stress auch die Besiedelung des Magens mit Helicobacter pylori begünstigen.
2. Kindliche Traumatisierungen und sexueller Missbrauch. Bei verschiedenen Patientinnen können sexuelle oder sonstige traumatisierende Erfahrungen in der Kindheit die Entwicklung einer Dyspepsie begünstigen. Missbrauchserfahrungen, die nach einer Studie fast jede zweite Reizdarm-Patientin erlebt hat, führen jedoch oft nicht direkt zu Magen-Darm-Beschwerden, sondern erst über den Weg einer veränderten Körperwahrnehmung und Gesundheitseinstellung, eines verstärkten Krankheitsverhaltens und einer herabgesetzten Schmerzschwelle mit gesteigerter Schmerzwahrnehmung.
3. Angst und Depression. Bei vielen Patienten mit funktioneller Dyspepsie war Angst bereits vor den Magenbeschwerden das führende Problem. Zahlreichen Betroffenen ist ihre Angst wegen der Somatisierungstendenzen oft gar nicht bewusst. Eine Angsterkrankung ist die häufigste psychische Begleitstörung, gefolgt von Depressionen. Die Zusammenhänge zwischen somatoformen Oberbauchbeschwerden und psychiatrischen Störungen sind wohl am besten im Sinne von Wechselwirkungen zu verstehen.
4. Subjektive Krankheitstheorie. Kognitive Faktoren sind an der Entstehung und Aufrechterhaltung einer funktionellen Dyspepsie maßgeblich beteiligt. Die Betroffenen haben oft ein stark organisch orientiertes Krankheitsverständnis. Sie führen ihre Beschwerden auf noch nicht entdeckte körperliche Ursachen zurück und befürchten eine ernste Erkrankung, was ihre innere Anspannung verstärkt, denn sie fühlen sich dadurch kränker, als sie tatsächlich sind. Dieser Teufelskreis entsteht gewöhnlich dadurch, dass sich die Betroffenen

ständig auf ihre an sich ungefährlichen körperlichen Empfindungen konzentrieren, dadurch ihre Angst verstärken und infolgedessen körperliche Begleitsymptome der Angst hervorrufen. So setzt sich die Überzeugung, organisch krank zu sein, erst recht fest.
5. Mangelnde Emotionswahrnehmung. Ärger in der Familie oder im Beruf sowie unterdrückte oder unerfüllte Wünsche führen zu Konfliktspannungen im Magen, die von den Betroffenen nicht als solche erkannt werden. Verschiedene Patienten neigen zur Somatisierung unangenehmer Emotionen: Sie können Gefühle wie Angst oder Ärger nicht bewusst wahrnehmen oder verdrängen diese.
6. Unzureichende Bewältigungsstrategien. Viele Betroffene haben keine adäquaten Möglichkeiten, die wahrgenommenen Symptome zu ertragen und in ihr Körpererleben zu integrieren.

Zusammenfassend gesehen, ist aus heutiger Sicht bei einer funktionellen Dyspepsie von einem multifaktoriellen Bedingungsgefüge auszugehen: Somatische Aspekte wie genetische Faktoren, lokale Entzündungen, Infektionen (insbesondere Helicobacter pylori), Allergien, Motilitätsstörungen und Störungen bei der Wahrnehmung und Weiterleitung von Schmerzen können die Störung alleine betrachtet noch nicht ausreichend erklären; sie stehen in enger Wechselwirkung mit psychischen und psychosozialen Komponenten, etwa mit der emotionalen Befindlichkeit (Angst, Ärger, Wut, Depression), mit der Vorstellung darüber, welche Ursache die Krankheit hat, mit dem Umgang mit dieser und dem Grad der Bewältigung, mit verschiedenen Verhaltensauffälligkeiten, psychiatrischen Vorerkrankungen (vor allem Angststörungen und Depressionen), unbewältigten kritischen Lebensereignissen und mangelnder Stressverarbeitung. Eine ungesunde Lebensweise wie etwa übermäßiger Alkohol-, Kaffee- oder Zigarettenkonsum, fettreiche Kost und wenig Bewegung hat negative Auswirkungen auf das Immunsystem und begünstigt die Entwicklung einer Reizmagensymptomatik.

In therapeutischer Hinsicht ist daher auf ein individuelles Vorgehen zu achten, denn es kann je nach Patient ein unterschiedliches Mischungsverhältnis von organischen und psychologischen Faktoren bestehen. Viele Therapien scheitern wohl deshalb, weil dies zu wenig oder gar nicht berücksichtigt wird. Ähnliches gilt auch für die Therapie von Reizdarm-Patienten.

Medikamente haben sich als höchst unzureichende Behandlungsmittel für eine funktionelle Dyspepsie erwiesen. Der Placebo-Effekt beträgt etwa 20 bis 60 %. Angesichts dieser ernüchternden Zahlen kann man feststellen, dass die funktionelle Dyspepsie der traditionellen Medizin ebenso wie der Psychotherapie »schwer im Magen« liegt.

Bei somatoformen Störungen der Speiseröhre kann man – ähnlich wie bei der funktionellen Dyspepsie – davon auszugehen, dass andauernder Stress oder Gefühle wie Angst oder Wut eine Verkrampfung der Speiseröhre bewirken. Bei einem Globusgefühl erhöht emotionaler Stress den Druck des oberen Speiseröhrenschließmuskels und führt zu Bewegungsstörungen des Schlundes. Viele Betroffene bekommen ein Gefühl des Zuschnürens der Kehle und entwickeln aus Unkenntnis über die biologischen Vorgänge eine derart massive Angst vor dem Ersticken, dass sie zu hyperventilieren beginnen. Im Laufe der Zeit entwickelt sich dann oft eine ängstlich erhöhte Aufmerksamkeitszuwendung auf den entsprechenden Körperbereich, wodurch eine Störung der vegetativen Vorgänge eintreten kann.

Peptische Ulkuskrankheit

Die peptische Ulkuskrankheit (Magen- und Zwölffingerdarmgeschwür) galt früher als typische psychosomatische Erkrankung mit spezifischen intrapsychischen Ursachen und zählte nach Alexander zu den sieben klassischen psychosomatischen Erkrankungen. Diese Sichtweise hat sich mit dem Fortschritt der Medizin völlig geändert. Bei einem Magengeschwür handelt es sich primär um eine Infektionskrankheit (Helicobacter pylori), verbunden mit einer säurebedingten Schleimhautschädigung. Durch einen Überschuss an Magensäure, wie dies früher angenommen wurde, lässt sich ein Magengeschwür nicht erklären, weil der Säuregehalt des Magensaftes bei den Betroffenen entweder normal oder oft sogar vermindert ist. Es besteht eher ein Mangel an defensiven Mechanismen (weniger widerstandsfähige Magenschleimhaut oder Durchblutungsstörungen).

Die Entdeckung des Helicobacters hat das Pendel in die Gegenrichtung ausschlagen lassen: Das Magengeschwür wurde nun zu einer ausschließlich organisch bedingten Störung erklärt. Es wurde nicht nur das frühere Erklärungsmodell eines Ungleichgewichts zwischen den Schutzfaktoren der Schleimhaut (Schleim, Schleimresistenz) und aggressiven Faktoren (vor allem Säure und Schleimhauttraumata) verworfen, sondern auch der mögliche Einfluss psychischer und psychosozialer Faktoren.

Eine zentrale Frage bleibt jedoch bestehen: Was macht aus dem Helicobacter-pylori-Träger einen Magengeschwür-Patienten? Eine rein organische Sichtweise eines Magengeschwürs kann dies nicht schlüssig erklären, weshalb psychologische Aspekte im Rahmen eines biopsychosozialen Krankheitsverständnisses weiterhin bedeutsame Faktoren bei der Auslösung, Aufrechterhaltung und Verschlechterung der Symptomatik darstellen:

- Es sind zwar 70 bis 80 % der Magengeschwüre und 95 bis 97 % der Zwölffingerdarmgeschwüre durch den Helicobacter pylori bedingt, dennoch sind psychische und psychosoziale Faktoren nach wie vor bedeutsam.
- Zumindest ein geringer Prozentsatz von Patienten weist nach der vollständigen Beseitigung des Helicobacters durch die Behandlung mit einem Antibiotikum weiterhin Magenbeschwerden auf, manchmal tritt sogar eine Verschlechterung der Symptomatik auf, die durch Medikamente nicht in den Griff zu bekommen ist.
- Nur 20 % der Helicobacter-Infizierten entwickelten ein Zwölffingerdarmgeschwür, während alle untersuchten Patienten mit einem derartigen Geschwür den Helicobacter in sich trugen.
- Der Großteil der Bevölkerung (je nach Studien und Region 30 bis 80 %, in Deutschland etwa 35 %) ist mit Helicobacter pylori infiziert, jedoch nur 10 bis 20 % davon erkranken im Laufe ihres Lebens an einem Geschwür. Dies weist darauf hin, dass dieses Bakterium nicht die einzige Ursache des peptischen Geschwürs sein kann. Möglicherweise führen erst derzeit noch nicht bekannte psychoneuroimmunologische Zusammenhänge zu einer Störung des Gleichgewichts zwischen Helicobacter pylori und Wirtsfaktoren in der Magenschleimhaut.
- Die Häufigkeit einer Infektion mit Helicobacter pylori nimmt mit dem Alter zu, ohne dass dies mit einem entsprechenden Anstieg der Magenbeschwerden einhergehen würde.

In psychosomatischer Hinsicht wurden in der Vergangenheit verschiedene psychische und psychosoziale Faktoren als ursächliche oder krankheitsverstärkende Umstände angesehen.

1. Persönlichkeitsfaktoren. Von Psychoanalytikern wie Alexander wurde bei Ulkus-Patienten ein Grundkonflikt zwischen dem Wunsch, einerseits in einer abhängigen infantilen Situation zu verbleiben und andererseits ein unabhängiges, erwachsenes Ich zu werden, angenommen. Bei Magengeschwür-Patienten würden die vom Erwachsenen-Ich bewusst abgelehnten, unbewusst aber vorhandenen kindlichen Wünsche nach emotionalem Gefüttertwerden zu

körperlichen Symptomen (schädlicher Überproduktion von Magensäure, Krämpfen und Durchblutungsstörungen) führen. Diese Sichtweise wurde durch das frühere medizinische Motto: »Ohne (zu viel) Säure kein Geschwür« begünstigt. Mittlerweile wird auch aus psychoanalytischer Sicht darauf hingewiesen, dass Ulkuskranke völlig unterschiedliche Persönlichkeitsmerkmale aufweisen können und sich nicht einfach in dem oben beschriebenen Grundkonflikt körperlich aufreiben. Verschiedene Persönlichkeitsveränderungen sind nicht Ursache, sondern Folge der Ulkuserkrankung. Dennoch bleibt festzuhalten: Faktoren wie Ärger, Aggressivität oder impulsive Feindseligkeit können sich »auf den Magen schlagen« und bei entsprechender Neigung eine Ulkuserkrankung ungünstig beeinflussen.

2. Stress. Während die Bedeutung von Stress für die Ausbildung eines Magengeschwürs früher oft überschätzt wurde, wird sie heute als Folge der dominierenden, einseitig organisch orientierten Erklärungsmodelle zu Unrecht meist völlig vernachlässigt. Tatsache ist aber: Massive psychosoziale Belastungen wie etwa Partnerprobleme oder Schwierigkeiten am Arbeitsplatz und traumatisierende Erfahrungen machen ein Magengeschwür auf jeden Fall wahrscheinlicher. Stress und psychosoziale Faktoren können – ähnlich wie bei funktionellen Magen-Darm-Beschwerden und chronisch entzündlichen Darmerkrankungen – als erhebliche Belastungsfaktoren auftreten.
3. Veränderungen des sozialen Umfeldes. Menschen, die aus einer tragenden sozialen Gemeinschaft herausgefallen und in eine soziale Isolierung geraten sind (etwa Gastarbeiter, Auswanderer, Heimatvertriebene, Schichtarbeiter, Geschiedene) sind stark gefährdet, ein peptisches Geschwür zu bekommen. Das Konzept des Geborgenheitsverlusts ist zwar plausibel, jedoch noch immer nicht wissenschaftlich seriös genug nachgewiesen.
4. Zuwachs an Verantwortung. Beruflicher Aufstieg sowie Selbst- oder Fremdüberforderung sollen ein Magengeschwür begünstigen, was jedoch nicht ausreichend empirisch bewiesen ist.

Therapeutische Aspekte

Bei somatoformen Magen-Darm-Beschwerden erfolgt eine Psychotherapie gewöhnlich nicht einfach aufgrund der Diagnose, sondern wegen der offensichtlichen psychiatrischen Begleitstörungen wie Depression oder Angststörung und der im Längsschnittverlauf negativen chronifizierenden Faktoren, die zu einem Verlust der Lebensqualität führen. Zu Beginn der Therapie sollen die anfangs oft ausschließlich organisch fixierten Patienten durch das Führen eines Symptom-Tagebuches lernen, die Zusammenhänge zwischen ihren Magenbeschwerden und ihren inneren Zuständen bzw. äußeren Lebensumständen zu erkennen. Gleichzeitig müssen die Betroffenen auch dafür sensibilisiert werden, dass sie die Beschwerden verstärken, wenn sie ihre Aufmerksamkeit ständig ängstlich auf ihren Magen-Darm-Bereich richten. Hilfreich ist die Zuwendung auf den Magen nur, wenn gleichzeitig auch mentale Strategien angewandt werden. Ein Beispiel: Man stellt sich etwa vor, dass der Magen warm und entspannt ist und gefüllt mit einer angenehmen, wärmenden Flüssigkeit. Eine intensive, entspannend wirkende Zwerchfellatmung (»Bauchatmung«) vermittelt zusätzlich positive Empfindungen, weil durch die Auf- und Ab-Bewegungen des Zwerchfells eine »innere Bauchmassage« erfolgt.

Dyspepsie-Patienten werden neben Entspannungs- und Stressbewältigungstechniken auch spezielle körperbezogene Übungen angeboten. Körperorientierte Psychotherapie, Unterstützung bei bestimmten belastenden Lebenssituationen, psychosoziale Interventionen wie Paar- oder Familiengespräche sowie Supervision bzw. Coaching bei beruflichen Problemen sind hilfreiche Maßnahmen. Die bessere Wahrnehmung der emotionalen Befindlichkeit, das Verständnis für die Zusammenhänge zwischen den Symptomen und verschiedenen psychosozialen Faktoren sowie der adäquate Ausdruck von Gefühlen wie Angst, Ärger, Wut oder Hilflosigkeit ist jedoch die Grundbedingung dafür, dass psychologisch-psychotherapeutische Maßnahmen wirksam sein können. Magen-Darm-Kranke sollten außerdem unbedingt ihre Ernährungsgewohnheiten und ihren Umgang mit Genussmitteln kritisch überprüfen und falls nötig umstellen: auf gesunde, vollwertige Kost, auf regelmäßiges Essen ohne Stress und Druck, auf mehrere kleine Mahlzeiten am Tage.

Bei einem Magengeschwür ist eine rein psychotherapeutische Behandlung als Kunstfehler anzusehen. Psychologisch-psychotherapeutische Hilfestellungen können jedoch als Ergänzung zur medizinischen Behandlung sinnvoll sein, um den Genesungsprozess zu unterstützen. Dabei werden im Bedarfsfall bestimmte Konflikte, negative Gefühle und Belastungen (z. B. häufige Angst oder unbewusste Aggressivität) bearbeitet, sodass die Patienten allmählich lernen, mit diesen Gefühlen anders umzugehen und konstruktivere und sinnvollere Lösungsmöglichkeiten zu finden. Das Erlernen von Entspannungstechniken und eventuell auch eine Änderung der Lebensführung können dem Genesungsprozess förderlich sein.

Wenn der Darm streikt

»Schlechte Verdauung kommt weniger
von der Nahrung selbst als von der Stimmung,
in der wir unsere Nahrung
zu uns zu nehmen pflegen.«
Prentice Mulford

Reizdarm – die gestörte Verdauung

Frau Frank, 27 Jahre alt, ist Schuhverkäuferin, ledig und lebt mit ihrem Freund seit einiger Zeit zusammen. Schon seit Jahren plagt sie eine schwere Reizdarmsymptomatik. Sie hat oft Durchfall, ab und zu Verstopfung und leidet vor allem unter heftigen Blähungen. Aus Angst vor Durchfall recherchiert sie vor jeder Unternehmung, wo die nächste Toilette ist. Sie kennt entlang der Wegstrecke, die ihre Wohnung mit ihrem Arbeitsplatz verbindet, alle Toiletten in Behörden, Kaufhäusern, Gastgewerbebetrieben und Arztpraxen. Längere Überlandfahrten – auch in den Urlaub – sind kaum möglich und wenn, dann nur mit größter Nervosität und unzähligen Medikamenten im Reisegepäck. Ohne die Gewissheit einer nahen Toilette fühlt sich Frau Frank völlig gelähmt und hat dazu auch noch Angst, dass andere Menschen ihre Blähungen bemerken könnten. Sie achtet daher stets auf eine bestimmte Ernährung, jedoch mit geringem Erfolg. Die Reizdarmsymptomatik tritt immer dann auf, wenn Frau Frank vor etwas Bestimmtem Angst hat oder allgemein sehr »nervös« ist. Sie leidet gleichzeitig auch unter einer generalisierten Angststörung, die sie als Folge ihrer Darmprobleme betrachtet. Ihr Hausarzt sieht allerdings hierin die Ursache für ihre Beschwerden und empfiehlt ihr eine Psychotherapie.

»Schiss haben«: Darm und Psyche

Der Darm als der längere Teil des Verdauungstrakts umfasst drei Abschnitte: den drei bis vier Meter langen Dünndarm, dessen erster Abschnitt der Zwölffingerdarm ist, den Dickdarm und den Mastdarm. Im Darm wird der Nahrungsbrei mithilfe des Sekrets von Darmdrüsen, Bauchspeicheldrüse und Galle in Stoffe umgewandelt, die der Körper aufnehmen kann. Im Dünndarm wird der im Magen bereits gut vorverdaute Speisebrei weiter zerlegt und aufgelöst, wobei ein Teil davon ins Blut abgegeben wird und der andere Teil weitertransportiert wird. Durch die Darmwand des Dünndarms wird also die aufgenommene

Nahrung dem Körper zugeführt. Im Dickdarm wird dem Speisebrei weiter Flüssigkeit entzogen (dagegen nur mehr wenig Nährstoffe) und etwas Schleim zur besseren Transportfähigkeit beigefügt. Die Längsmuskulatur durchmischt den Darminhalt durch rhythmische Kontraktionen, die Quermuskulatur bewirkt eine Fortbewegung des Speisebreis durch Wellenbewegungen. Der Weitertransport des Speisebreis wird »Peristaltik« genannt. Im stark erweiterungsfähigen Mastdarm sammelt sich schließlich der Kot; bei entsprechender Menge wird dem Gehirn die Notwendigkeit der Stuhlentleerung signalisiert.

Die Verdauung wird durch das parasympathische Nervensystem bewirkt und durch das sympathische Nervensystem gehemmt; sie erfolgt also am besten in Ruhe und wird durch starke körperliche Beanspruchungen behindert.

Die Redewendungen, die sich auf den unteren Verdauungstrakt beziehen, sind oft sehr drastisch und vulgär: sich beschissen fühlen, vor Angst in die Hose machen, vor etwas Schiss haben, auf etwas scheißen, sich den Arsch aufreißen. Verschiedene andere gefühlsbezogene Redewendungen sind dagegen etwas salonfähiger: etwas bereitet Bauchschmerzen, eine Sache erst verdauen müssen, sich ein Loch in den Bauch ärgern.

Darmbeschwerden treten auch bei verschiedenen psychischen Störungen auf. Bei Depressionen zeigen sich oft Blähungen, Darmgase, spastische Magen-Darm-Beschwerden sowie Stuhlveränderungen (häufig Verstopfung wegen der Darmträgheit und/oder seltener auch Durchfall). Bei Angststörungen kommt es wegen der inneren Anspannung häufiger zu Durchfall.

Tabelle 7: Psychosomatisch relevante Darmbeschwerden

Funktionelle Störungen	Somatoforme autonome Funktionsstörungen des unteren Gastrointestinalbereichs: • Reizdarm • monosymptomatische funktionelle Darmstörungen (Durchfall, Verstopfung, Blähungen, Bauchschmerzen) • funktionelle anorektale Störungen (Anismus, Stuhlinkontinenz, anorektale Schmerzen)
Organisch fundierte Störungen	Psychosomatisch relevante Darm- und sonstige Verdauungserkrankungen: • Zwölffingerdarmgeschwür • Colitis ulcerosa • Morbus Crohn

Funktionelle Störungen

Reizdarmsyndrom (Colon irritabile)

Die Symptome eines Reizdarms – der bekanntesten somatoformen autonomen Funktionsstörung des unteren Gastrointestinalbereichs – sind in der Bevölkerung weit verbreitet: Je nach Studie weisen 15 bis 22 % der Bevölkerung ein Reizdarmsyndrom auf. Die Symptomatik kommt bei Frauen mit 14 bis 24 % nur etwas häufiger vor als bei Männern (5 bis 19 %). Die Beschwerden führen nur in 20 bis 30 % der Fälle zum Arztbesuch. Das Reizdarmsyndrom ist die häufigste Magen-Darm-Störung: 20% aller Magen-Darm-Beschwerden beruhen auf einem Reizdarmsyndrom. In Hausarztpraxen weisen bis zu 15 %, in Facharztpraxen 25 bis 50 % eine Reizdarmsymptomatik auf. Unter den Patienten, die wegen einer Reizdarmsymptomatik zum Arzt gehen, überwiegen mit 60 bis 80 % eindeutig die Frauen, wobei der Frauenanteil mit der Schwere der Symptomatik zunimmt.

Die Störung weist öfter eine erbliche Komponente auf und neigt zur Chronifizierung, das heißt, bei rund der Hälfte der Betroffenen bleibt die Störung bestehen. Mehr als die Hälfte der Reizdarm-Patienten weist psychische Störungen wie Depressionen oder Angststörungen auf, die oft nicht diagnostiziert und daher auch nicht behandelt werden. Die psychischen Beeinträchtigungen existieren unabhängig von der Reizdarmsymptomatik und sind gewöhnlich nicht Folge, sondern vielmehr Ursache der Störung.

Die überwiegende Mehrheit der Menschen mit einer Reizdarmsymptomatik erlebt die Beschwerden nicht als krankhaft und geht nicht zum Arzt. Ob ärztliche Hilfe gesucht wird oder nicht, ist ein wichtiges diagnostisches Merkmal dieser Personengruppe. Nicht die Beschwerden als solche, sondern psychosoziale Aspekte und die Bewertung als gefährlich entscheiden darüber, ob Betroffene einen Arzt aufsuchen oder nicht. Und dies macht geradezu das Wesen somatoformer Störungen aus! Reizdarm-Patienten gehen im Vergleich zu anderen Menschen zwei- bis dreimal so oft zum Arzt wegen körperlicher Beschwerden, die gar nichts mit ihrem Grundproblem zu tun haben. Die Betroffenen haben eine Tendenz zur Somatisierung und Inanspruchnahme medizinischer Leistungen bereits in der Kindheit erworben.

Die Bezeichnung »Reizdarm« beruht auf der Annahme, dass der Darm durch seinen Inhalt irritiert werden könnte – wofür jedoch überhaupt keine Beweise vorliegen. Die Bezeichnung »spastisches Kolon« geht auf die ebenso wenig begründbare Annahme übermäßiger Bewegungen des Dickdarms zurück. Der Ausdruck »Colitis mucosa« wiederum gibt die unzutreffende Annahme wider, dass entzündliche Vorgänge im Bereich der Schleimhaut des Mastdarms für die vermehrte Schleimabsonderung auf dem Stuhl verantwortlich seien.

Derzeit wird für die Reizdarmsymptomatik meist der Begriff »Colon irritabile« verwendet, was bereits überholt ist, weil die Störung nicht auf das Kolon (Dickdarm) beschränkt ist. Der international gebräuchlichen Bezeichnung »Irritable Bowel Syndrome« entsprechen im Deutschen die Bezeichnungen »irritables Darmsyndrom« oder einfach »Reizdarm«. Die Störung ist definiert durch bestimmte Symptome, die mindestens drei Monate lang kontinuierlich oder wiederholt auftreten müssen. Es handelt sich um Bauchschmerzen oder Beschwerden, die mit dem Stuhlgang abnehmen und/oder mit einer Änderung der Stuhlfrequenz einhergehen und/oder mit einer Änderung der Stuhlkonsistenz verbunden sind. Des Weiteren müssen mindestens zwei der folgenden Symptome bei mindestens einem Viertel aller Gelegenheiten oder Tage vorhanden sein: veränderte Stuhlfrequenz (mehr als dreimal Stuhlgang pro Tag oder weniger als dreimal Stuhlgang pro Woche), veränderte Stuhlkonsistenz (klumpig-harter oder breiig-wässriger Stuhl), gestörte Stuhlpassage (Pressen, Stuhldrang oder Gefühl der unvollständigen Entleerung), Schleimabsonderung auf dem Stuhl, Blähungen oder Anspannungsgefühle im Bauchraum.

Einfacher formuliert, umfasst ein Reizdarm drei charakteristische Symptome: krampfartige Stuhlunregelmäßigkeiten (Verstopfung und/oder Durchfall, häufig im Wechsel), Bauchschmerzen sowie Blähungen bis hin zu einem sichtbar geblähten Unterleib (»Blähbauch«). Bei diesen organisch nicht erklärbaren Störungen der Dickdarmfunktion stehen entweder die Schmerzen oder der unregelmäßige Stuhlgang im Vordergrund. Wegen der Schmerzen wird eine Reizdarmsymptomatik mit einer Dauer von mehr als einem halben Jahr häufig auch als anhaltende somatoforme Schmerzstörung diagnostiziert.

Typisch ist: Die Beschwerden werden nach dem Essen schlimmer und nach dem Stuhlgang besser. Die Schmerzen sitzen meist im Bauchraum unterhalb des Nabels, vor allem im linken Unterbauch, und werden als krampfartig, brennend oder bohrend-schneidend beschrieben. Frauen erleben oft während der Menstruationsblutung oder des Eisprungs eine Verschlimmerung.

Die Beschwerden können im Laufe der Jahre in unterschiedlicher Form und Stärke auftreten. Viele Reizdarm-Patienten weisen auch Symptome eines Reizmagens auf (z. B. frühes Sättigungsgefühl, Übelkeit, Erbrechen, Aufstoßen oder Sodbrennen), was die Unterscheidung zwischen oberen und unteren Gastrointestinalbeschwerden in der Praxis sehr erschwert. Darüber hinaus bestehen oft auch noch weitere Symptome: Probleme beim Harnlassen, gynäkologische Beschwerden, Migräne, Krebsangst, depressive Verstimmungen, Angststörungen und Herzsensationen. Wenn die Darmbeschwerden vorübergehend verschwinden, entwickeln sich oft andere psychosomatische Störungen wie etwa Kopfschmerzen, Schlafstörungen und Herz-Kreislauf-Beschwerden. Bei Menschen mit Reizdarm, die deswegen einen Arzt aufsuchen, bestehen häufig auch psychische Störungen wie Angststörungen oder Depressionen.

Eine Reizdarmsymptomatik führt oft zu schweren Beeinträchtigungen der sozialen und beruflichen Funktionsfähigkeit, wenn etwa aus Angst vor Durchfall der Aktionsradius eingeschränkt wird, eine ausgeprägte Platzangst (Agoraphobie) entsteht und die Unsicherheit bezüglich der nächstgelegenen Toilette das gesamte Denken bestimmt. Die Betroffenen kennen in der jeweiligen Gegend alle Toiletten an öffentlichen Orten, ähnlich wie Patienten mit Panikattacken durch die Erreichbarkeit eines Krankenhauses beruhigt sind. Die ständige hypochondrische Beschäftigung mit den Darmbeschwerden kann dazu führen, dass das ganze Leben an den Betroffenen vorübergeht.

Bei einer Reizdarmsymptomatik lassen sich verschiedene Ebenen des Verhaltens unterscheiden:

- Körperliche Ebene: Veränderungen der Darmbewegungen, verstärkte Schmerzempfindung, übertriebenes Pressen.
- Kognitiv-emotionale Ebene: selektive Aufmerksamkeit für Darmempfindungen, Beeinträchtigung der Stimmung und des Selbstwertgefühls, Ängstlichkeit und Befürchtungen, Erwartungsängste, Veränderungen des Selbstbildes.
- Motorische Ebene: häufiger Toilettenbesuch, vorsorglicher Stuhlgang, Veränderung der Ess- und Trinkgewohnheiten, spezielle Hygienegewohnheiten, Rauchen vor dem Stuhlgang, Lesen beim Stuhlgang, Missbrauch von Abführmitteln, häufiger Gebrauch von Medikamenten.
- Soziale Ebene: verminderte sexuelle Aktivitäten, Vermeidung öffentlicher Veranstaltungen und Einschränkung sozialer Kontakte im Sinne eines Vermeidungsverhaltens, Veränderung des Arbeitsverhaltens, Verzicht von Stuhlgang während der Arbeit, Veränderung des Freizeitverhaltens.

Monosymptomatische funktionelle Darmstörungen

Funktioneller Durchfall (emotionale bzw. psychogene Diarrhö)
Ein funktioneller Durchfall umfasst über den Zeitraum von mindestens drei Monaten mindestens zwei der folgenden Merkmale: ungeformte (breiige, wässrige) Stühle über mehr als drei Viertel der Zeit; drei oder mehr Stühle pro Tag in mehr als der Hälfte der Zeit; erhöhtes Stuhlgewicht im Vergleich zur Normalbevölkerung. Der Stuhldrang ist das zentrale Symptom, gelegentlich verbunden mit Stuhlverlust. Er wird gerade dann als unangenehm erlebt, wenn sich keine Toilette in erreichbarer Nähe befindet, weshalb die Betroffenen aus Angst vor Peinlichkeiten oft den Bewegungsradius einengen.

Funktioneller Durchfall entsteht durch eine Zunahme kräftiger Kontraktionen in bestimmten Dickdarmbereichen (im proximalen Kolon), wodurch die Passagezeit im Dünn- und Dickdarm beschleunigt wird, aber auch durch eine verminderte Kontraktionstätigkeit in einem anderen Dickdarmbereich. Andere Befunde belegen eine Zunahme der Kontraktionstätigkeit im distalen Dickdarm, die auch nach dem Essen auftreten und schmerzhaften Durchfall auslösen. Dieselben Patienten reagieren auch überempfindlich auf Dehnungsreize im Mastdarm und bekommen schon bei kleinen Mengen einen Stuhldrang. Patienten mit Durchfall haben oft nur das Gefühl von Durchfall, weil sie im Vergleich zu anderen Menschen häufiger Stuhldrang haben und öfter auf die Toilette gehen müssen, dort aber nur geringe Stuhlmengen absetzen.

Psychische Auslösefaktoren für Durchfall sind oft Angst, Überforderung, Ohnmachtsgefühle oder Ärger; die ständige Angst vor Durchfall bewirkt eine zusätzliche Anspannung. Bei plötzlichem Gewichtsverlust, Blutabgang beim Stuhlgang und Fieber ist eine andere Störung anzunehmen und eine entsprechende Untersuchung erforderlich.

Funktionelle Verstopfung (Obstipation)
15 % der Frauen und 5 % der Männer leiden unter Verstopfung, die Häufigkeit nimmt mit steigendem Lebensalter zu. Die Störung ist nur relativ selten organisch bedingt. In den meisten Fällen besteht eine funktionelle Verstopfung, die über den Zeitraum von mindestens drei Monaten mindestens zwei der folgenden Merkmale umfasst: Anstrengung beim Stuhlgang in mindestens einem Viertel der Zeit; klumpige und/oder harte Stühle in mindestens einem Viertel der Zeit; Gefühl von unvollständiger Entleerung in mindestens einem Viertel der Zeit; zwei

oder weniger Stühle pro Woche. Verstopfung entsteht wahrscheinlich durch kräftige segmentierende Kontraktionen im distalen Dickdarm, wodurch die Darmpassage des Speisebreis verlangsamt wird. Zusätzlich trägt die Verminderung der selten auftretenden kräftigenden peristaltischen Kontraktionen (Massenbewegungen im Dickdarm) zu Verlangsamung der Passage bei. Es ist aber auch möglich, dass die Betroffenen nur das Gefühl einer Verstopfung im Sinne einer unvollständigen Stuhlentleerung haben.

Eine funktionelle Verstopfung kann durch mindestens drei verschiedene Vorgänge bedingt sein:

1. träge Darmbewegungen mit zu seltenen peristaltischen Kontraktionen, was zu einer verlangsamten Stuhlpassage führt,
2. zu starke Kontraktionen in bestimmten Dickdarmbereichen, die wegen ihrer nicht vorwärts treibenden, abschnürenden Wirkung eine Zurückhaltung des Stuhls bewirken,
3. Entleerungsverzögerung als Folge einer funktionellen Verspannung des Analbereichs.

In der klinischen Praxis unterscheidet man mindestens vier Arten von funktioneller chronischer Verstopfung:

1. Dickdarmtyp mit verminderten Darmbewegungen und verlangsamter Darmpassage,
2. Mastdarmtyp mit langsamer Passage des Mastdarms,
3. Analtyp mit langsamer Mastdarmpassage und gestörter Stuhlentleerung infolge einer Verkrampfung der Beckenbodenmuskulatur (Anismus),
4. Verstopfung beim Reizdarmsyndrom.

Balaststoffreiche Ernährung bewirkt beim Dickdarm- und Mastdarmtyp der Verstopfung eine Beschleunigung der Passagezeit, eine Zunahme des Stuhlvolumens und eine Verbesserung der Begleitsymptome. Bei chronischer Verstopfung besteht die Gefahr des Abführmittelmissbrauchs mit anschließender verstärkter Verstopfung wegen der damit verbundenen Austrocknung.

Bei einem Teil der Patienten mit funktioneller Verstopfung ist nicht die Passage durch den Dickdarm verzögert, vielmehr besteht eine Funktionsstörung des Beckenbodens im Sinne eines spastischen Beckenboden-Syndroms. Ein geschätztes Drittel der funktionellen Verstopfungspatienten kann sich beim Stuhlgang nicht ausreichend entspannen, presst dabei zu stark und braucht lange Zeit zur Entleerung, sodass eine symptomspezifische Entspannungstherapie angezeigt erscheint.

Funktionelle Blähungen
Funktionelle Blähungen umfassen über den Zeitraum von mindestens drei Monaten wiederholt, aber nicht dauernd auftretende Symptome mit Völlegefühl, Blähungen oder Spannungen im Bauchbereich ohne nachweisbare Zeichen einer Nahrungsunverträglichkeit und auch ohne die typischen Kriterien von Reizmagen, Reizdarm oder anderen funktionellen Störungen. Die Blähungen, die manchmal schmerzhaft sein können, sind nicht ständig vorhanden, sondern kehren immer wieder.

Die Darmpassage ist stets verlangsamt. Oft ist viel Luft im Magen; es besteht eine Neigung zu abgehenden Winden. Subjektiv als stark erlebte Blähungen hängen oft nicht mit einer abnormen Gasmenge zusammen, sondern damit, dass die Betroffenen die an sich normale Luftmenge intensiver wahrnehmen. Das Blähungsgefühl kann auch auf einer gesteigerten motorischen Aktivität der Darmmuskulatur beruhen. Es kann aber auch eine verstärkte Sensibilisierung für Blähungen bestehen, bedingt durch eine bei Frauen häufige Scham vor hörbaren Darmgeräuschen oder eine übertriebene Angst, dass in sozialen Situationen Winde abgehen könnten.

Funktionelle Bauchschmerzen
Funktionelle Bauchbeschwerden sind mindestens sechs Monate andauernde Schmerzen, die kaum mit körperlichen Vorgängen wie Essen, Stuhlgang oder Menstruation in Zusammenhang stehen, aber dennoch zu einer massiven Einschränkung des normalen Lebens yführen. Die Schmerzen tauchen oft zeitgleich mit einschneidenden Lebensereignissen oder Lebenskrisen, Verlusterlebnissen, sexueller oder körperlicher Gewalt oder dem Verlust an sozialer Unterstützung auf. Häufig bestehen auch Ängste oder depressive Verstimmungen. Viele Betroffene zeigen ein ähnliches Krankheitsverhalten: Sie suchen ständig nach organischen Erklärungen und verharren in einer ausgeprägten Krankenrolle.

Funktionelle anorektale Störungen (Störungen im analen Bereich)

Anismus
Unter »Anismus« versteht man eine funktionelle Störung der Stuhlentleerung durch eine extrem verkrampfte Beckenbodenmuskulatur.

Das Phänomen wird auch »spastisches Beckenbodensyndrom« genannt. Die Betroffenen haben das Gefühl, dass der Anus beim Pressen geschlossen ist. Anstatt den äußeren Analschließmuskel zu entspannen, erhöhen sie vielmehr noch den Druck, wodurch die Stuhlausscheidung erschwert oder gar verhindert wird. Als Folge davon sammelt sich Stuhl im Dickdarm und Mastdarm an und verursacht Bauchschmerzen.

Funktionelle Stuhlinkontinenz

Als funktionelle Stuhlinkontinenz gilt der ungewollte Verlust von kleinen Stuhlmengen ohne organische Ursachen. Die Symptomatik nimmt mit dem Alter zu und ist am häufigsten in Alten- und Pflegeheimen. Frauen im höheren Alter sind weitaus stärker davon betroffen als Männer. Bei funktionellen Magen-Darm-Störungen und entzündlichen Darmerkrankungen kommt diese Störung ebenfalls relativ häufig vor.

Oft besteht ein krankhaft erweiterter Dick- und Mastdarm oder eine Schwierigkeit, die Dehnung des Darms durch den Stuhl angemessen wahrzunehmen. Die Inkontinenz kann auch die Folge einer längeren Verstopfung sein und stellt dann eine Art Überflutungsphänomen dar. Leichtere Formen davon bestehen in Stuhlschmieren in der Wäsche sowie im unkontrollierten Abgang von Winden. Das Unvermögen, die Stuhlausscheidung zu kontrollieren, wird als sehr peinlich erlebt, beeinträchtigt die Lebensqualität und führt zur Einschränkung der Bewegungsfreiheit, wenn sich keine Toilette in erreichbarer Nähe befindet.

Mit dem anorektalen Biofeedback-Training, das mithilfe eines speziellen Gerätes im After das Wiedererlernen von Kontrolle über die Schließmuskeln ermöglichen soll, steht – neben dem Beckenbodentraining – eine wirksame Behandlungsmethode der funktionellen und organischen Stuhlinkontinenz zur Verfügung.

Funktionelle anorektale Schmerzen (Enddarmschmerzen)

Man unterscheidet zwei Arten von funktionellen anorektalen Schmerzen, die jeweils mindestens drei Monate andauern. Es handelt sich dabei entweder um wiederkehrende oder chronische Schmerzen bzw. Stiche im Enddarm oder um wiederkehrende Episoden von krampfartigen, anfallartig auftretenden, stechenden und quälenden Schmerzen im Analbereich, häufig auch in der Nacht.

Organische Störungen

Zwölffingerdarmgeschwür (Ulcus duodeni)

Ein Zwölffingerdarmgeschwür ist eine entzündliche Erkrankung des Zwölffingerdarms, die bei 1,4 % der Bevölkerung und bei Männern zwei- bis viermal häufiger vorkommt als bei Frauen. Die Symptomatik äußert sich vor allem in einem Nüchternschmerz, der im Bereich des Nabels auftritt und bis in den Rücken ausstrahlen kann. Glücklicherweise besteht eine hohe Rate an Spontanheilungen: Viele Geschwüre heilen gewöhnlich nach vier bis sechs Wochen ab, was durch die Vermeidung aggressiver Substanzen wie Alkohol, Nikotin oder bestimmter Medikamente sowie durch Diätmaßnahmen unterstützt werden kann.

Neben einer Helicobacter-pylori-Infektion gilt eine Säurevermehrung im Magensaft als weitere Ursache, was beim Magengeschwür gewöhnlich nicht in dieser Weise gegeben ist. Die bereits fast hundert Jahre alte Feststellung »Ohne sauren Magensaft kein peptisches Geschwür« gilt nur für das Zwölffingerdarmgeschwür, während die Säureabsonderung bei Patienten mit einem Magengeschwür normal oder vermindert ist.

Entzündliche Darmerkrankungen (Colitis ulcerosa und Morbus Crohn)

Colitis ulcerosa und Morbus Crohn werden als chronisch entzündliche Darmerkrankungen mit bislang unbekannter Ursache bezeichnet und gelten als unheilbar mit wechselndem Verlauf. Wegen der Ähnlichkeiten der Beschwerden ist bei etwa 10 bis 15 % der Fälle eine Unterscheidung nicht oder nur schwer möglich. Männer und Frauen erkranken in etwa gleich häufig.

Beide Krankheiten treten bereits im Jugend- oder frühen Erwachsenenalter in Schüben auf und sind mit starken Bauchschmerzen, heftigen Durchfällen und Gewichtsverlust verbunden. Die Folgen: massive Einschränkungen der Lebensqualität und oft auch Bedrohungsgefühle.

Colitis ulcerosa

Von 100 000 Einwohnern sind etwa 40 bis 177 Menschen von Colitis ulcerosa betroffen. Sie besteht in einer Entzündung der Dickdarmschleimhaut, die gewöhnlich im Mastdarm beginnt, sich über den ganzen Dickdarm ausbreiten und bei 5 % auch den angrenzenden Bereich des Krummdarms (Ileum) erfassen kann. Sie verläuft in Schüben, äußert sich in flächigen, meist blutenden Geschwüren und führt in der weiteren Krankheitsentwicklung zur Ausbildung von Polypen, das heißt gutartigen Geschwülsten der Darmschleimhaut. Im Gegensatz zum Morbus Crohn werden die tieferen Muskelschichten der Darmwand nicht angegriffen.

Die Leitsymptomatik umfasst blutige bis eitrige Durchfälle, darüber hinaus auch Blutungen aus dem After, Schmerzen, Fieber und Blutmangel mit starker Müdigkeit und Erschöpfung. Als typische Beschwerden gelten anfangs Bauchschmerzen, Durchfälle mit Blut oder Schleim, Appetitlosigkeit, Gewichtsverlust und Fieber. Wenn nur der Mastdarm betroffen ist, zeigen sich keine Stuhlveränderungen. Je mehr auch die oberen Dickdarmabschnitte angegriffen sind, desto wässriger wird der Stuhl und desto eher kommt es zu häufigem Durchfall in Verbindung mit Leibschmerzen.

Morbus Crohn

An Morbus Crohn erkranken pro 100 000 Einwohner etwa 10 bis 70 Personen. Im Gegensatz zur Colitis ulcerosa können alle Abschnitte des Gastrointestinaltrakts vom Mund bis zum After befallen werden, in den meisten Fällen jedoch der untere Dünndarm, der Krummdarm und der Bereich des rechten Dickdarms. Der Mastdarm bleibt – anders als bei der Colitis ulcerosa – gewöhnlich verschont. Dafür werden – im Gegensatz zur Colitis – alle Schichten der Darmwand erfasst. Es entstehen vor allem in der Analregion Abszesse und Fisteln, die eine Verbindung zwischen zwei nebeneinander liegenden Darmabschnitten herstellen. Dadurch kann der Schließmuskel zerstört werden, was eine teilweise oder vollständige Stuhlinkontinenz zur Folge hat. Die entzündungsbedingten Verdickungen der Darmwand führen oft zu Verklebungen zwischen den Darmschlingen, wodurch die Gefahr eines Darmverschlusses besteht.

Zentrale Symptome des Morbus Crohn sind Bauchschmerzen und Durchfall mit oder ohne Ausscheidung von Blut, oft verbunden mit Gewichtsverlust und Fieber. Das Krankheitsbild ist geprägt vom Ort der Erkrankung und vom Ausmaß der Entzündung. Ein vorwiegender Dünndarmbefall äußert sich in starken Schmerzen, Blähungen und Durchfällen (bis zu 15mal pro Tag), häufig verbunden mit Übelkeit und Erbrechen. Bei überwiegendem Dickdarmbefall kommt es zu Schleim- und Blutabsonderungen im Stuhl, Gewichtsabnahme und Appetitlosigkeit. Bei den gefährlichen Darmdurchbrüchen gelangt Kot in die

Bauchhöhle. Der Krankheitsverlauf kann sehr unterschiedlich sein, ist aber immer chronisch.

Psychosomatische Konzepte

Psychologische Faktoren

Somatoforme Störungen des Darmbereichs

Eine Reizdarmsymptomatik ist nur aus den Wechselwirkungen zwischen Zentralnervensystem und vegetativem Nervensystem zu verstehen. Stressfaktoren beeinflussen über zentralnervöse Mechanismen das vegetative Nervensystem durch intensivierte Bewegung der Speiseröhre, verzögerte Magenentleerung, verlängerte Passagezeit des Speisebreis im Dünndarm und beschleunigte Passagezeit im Dickdarm. Bisher noch unbekannte organische Faktoren können bei der Entstehung einer Reizdarmsymptomatik eine Rolle spielen, zumindest im Sinne einer Begünstigung derartiger Störungen. Es ist durchaus möglich, dass im Zuge des Fortschritts der Medizin einige heute als funktional bezeichnete Störungen des Magen-Darm-Bereichs demnächst organisch oder biochemisch erklärt werden können.

Bei Menschen mit einem Reizdarm werden zur Zeit folgende somatische Aspekte erwogen:

1. Erhöhte Schmerzsensibilität. Die Betroffenen leiden nach diesem Konzept unter einer Überempfindlichkeit im Darmbereich. Sie nehmen Schmerzen oder Luft im Darm einfach stärker wahr als andere Menschen. Diese erniedrigte Reizschwelle bezieht sich nicht auf den ganzen Körper, sondern nur auf den Darmbereich (oft auch auf die Speiseröhre und den Magen). Sie entsteht häufig nach Infektionen und Entzündungen in diesen Körperregionen, wobei die bis dahin inaktiven Schmerzrezeptoren aktiviert und die Schmerzwahrnehmung intensiviert wurden. Es sind aber auch übergeordnete Prozesse auf Rückenmarksebene oder auf der Ebene der zentralen Schmerzverarbeitung im Gehirn bedeutsam. Ein Teil des Effekts hängt möglicherweise mit einer verstärkten Aufmerksamkeitszuwendung auf Empfindungen im Darm zusammen.
2. Darmbewegungsstörungen (Motilitätsstörungen). Die Reizdarmsymptome entstehen nach diesem Konzept durch Störungen der Bewegung und der Wahrnehmung im Darmbereich, bedingt durch emotionale oder nervliche Faktoren, vor allem jedoch durch Stress,

Zeitdruck, Angst, Ärger und Trauer. Eine veränderte Dickdarmbeweglichkeit in Ruhe konnte dagegen bislang nicht zweifelsfrei nachgewiesen werden. Zusammenfassend gilt: Stärkere und länger dauernde Darmbewegungen können bei Reizdarm-Patienten zwar tatsächlich häufiger auftreten als bei anderen Personen, diese erklären jedoch nicht die Art der Beschwerden.

3. Andere Faktoren. In der Vergangenheit wurden die Ursachen des Reizdarms eher in gestörten Darmbewegungen gesehen, seit einiger Zeit werden neben dem Aspekt der abgesenkten Schmerzschwelle weitere Faktoren wie vegetatives Nervensystem, Botenstoffe im Hirn (Neurotransmitter) und so genannte Neuropeptide als mögliche Einflussgrößen untersucht. Dem Nervenbotenstoff Serotonin, der auch für die Steuerung der Darmfunktion und der Schmerzwahrnehmung verantwortlich ist, kommt wahrscheinlich eine Schlüsselrolle beim Verständnis des Reizdarmsyndroms zu.

Bei einer Reizdarmsymptomatik sind gewöhnlich folgende psychosoziale Faktoren zu berücksichtigen, die über die vielfältigen Verbindungen zwischen dem vegetativen Nervensystem und speziell dem enterischen (Magen-Darm-bezogenen) Nervensystem und dem Großhirn (den Gedanken und Gefühlen) vermittelt werden:

1. Persönlichkeitsmerkmale. Die Betroffenen weisen im Gegensatz zu früheren Behauptungen keine typische Persönlichkeitsstruktur auf, im Einzelfall können jedoch bestimmte Eigenschaften vorhanden sein wie etwa Perfektionismus, übertriebener Ehrgeiz, überdurchschnittliches Leistungsstreben, Feindseligkeit oder erhöhte Ängstlichkeit.
2. Kritische Lebensereignisse. Eine Reizdarmsymptomatik resultiert häufig aus belastenden, nicht verarbeiteten Trennungen, Verlusterlebnissen, Todesfällen oder schweren Erkrankungen in der Familie oder im sozialen Umfeld. Lebensgeschichtlich bedeutsame Umstellungen wie Pubertät, Heirat, Geburt eines Kindes, Klimakterium oder Alter sowie Veränderungen am Arbeitsplatz können ebenfalls eine Darmstörung begünstigen. Bis zu 85 % der Betroffenen berichten eine Symptomverstärkung durch belastende Lebenserfahrungen.
3. Psychosozialer Stress und mangelnde Stressbewältigung. Familiäre, partnerschaftliche oder berufliche Stressfaktoren können bei unzureichenden Bewältigungsstrategien der Betroffenen funktionelle Darmbeschwerden auslösen. Ein »emotionaler Durchfall« etwa

kann Folge von akuter Angst oder chronischer Überforderung sein.

4. Negative Affekte und inadäquate Affektverarbeitung. Unbewältigbar erscheinende Angstzustände (z. B. ausgeprägte Prüfungsangst, Angst vor Arbeitslosigkeit oder Trennung), nicht verarbeiteter Ärger, große Feindseligkeit, massive Wut und Aggression führen zu vermehrten Darmkontraktionen, verstärkter motorischer Aktivität und erhöhtem Schmerzempfinden. Ein Reizdarm kann der körperliche Ausdruck eines »gereizten Patienten« sein.
5. Psychische Traumata und sexueller Missbrauch. Körperliche oder sexuelle Gewalt in der Kindheit können nach verschiedenen Studien bis in das Erwachsenenalter hinein eine abgesenkte Schmerzschwelle und funktionelle Darmbeschwerden zur Folge haben. Die Erfahrung von Gewalt oder Lebensbedrohung im Erwachsenenalter (z. B. bei politisch Verfolgten oder KZ-Opfern) geht ebenfalls nachweislich gehäuft mit einer Reizdarmsymptomatik einher.
6. Psychische Erkrankungen. Psychiatrische Störungen wie Angstkrankheiten und Depressionen sind bei mehr als der Hälfte der Reizdarm-Patienten nachweisbar, was auf eine entsprechende Behandlungsbedürftigkeit hinweist. Die Zusammenhänge können allerdings unterschiedlich sein: Die psychische Störung ist entweder Ursache oder Folge der Reizdarmsymptomatik.
7. Kognitive Faktoren. Ungünstige Krankheitskonzepte und psychische Fehlverarbeitungen (etwa die Bewertung einer harmlosen Darminfektion als gefährliche Erkrankung) begünstigen oft Darmprobleme; so kann etwa der Darmkrebs von Angehörigen entsprechende Krankheitsängste auslösen.
8. Ungünstiges Krankheitsverhalten. Andauernde Aufmerksamkeitszuwendung auf die Symptome führt zu einer intensiveren Wahrnehmung der Beschwerden und steigert das Schmerzerleben. Ständige Schonung kann die Fixierung auf die Darmbeschwerden verstärken.

Chronisch entzündliche Darmerkrankungen

Im Gegensatz zu früheren psychoanalytischen Auffassungen handelt es sich bei den chronisch entzündlichen Darmerkrankungen um keine psychosomatischen Krankheiten im engeren Sinne, sondern um körperliche (»somatopsychische«) Erkrankungen, die aufgrund der Schwere und des Verlaufs zu psychischen Folgeproblemen führen können.

Die somatischen Ursachen der chronisch entzündlichen Darmerkrankungen (Colitis ulcerosa, Morbus Crohn) sind unbekannt. Grundsätzlich liegt ein multifaktorielles Bedingungsgefüge vor, das aus genetischen Faktoren (wegen der familiären Häufung), abnormalen lokalen immunologischen Prozessen in der Darmschleimhaut, mikrobiologischen Faktoren (Mikroben) und Ernährungseinflüssen besteht, aber auch durch Auswirkungen verschiedener Medikamente (oraler Verhütungsmittel) und Nikotin (vermutlich wegen der gefäßverengenden Wirkung) bestimmt wird.

Ohne Annahme einer angeborenen Autoimmunerkrankung (überschießende Immunreaktion der Darmwand auf äußere Reize) kann die Krankheit nicht verstanden werden: In einer ersten Phase kommt es zu einer Entzündungsreaktion, die sich in der zweiten Phase durch die dabei freigesetzten Stoffe verstärkt und verselbstständigt.

Wegen der ungeklärten Ursachen gibt es bislang auch keine kausalen medizinischen Behandlungsmaßnahmen. Das Hauptziel der medikamentösen Intervention besteht derzeit vor allem darin, die Immun- und Entzündungsreaktionen durch bestimmte Medikamente zu reduzieren, um chirurgische Eingriffe möglichst zu vermeiden.

Psychische und psychosoziale Faktoren werden bei chronisch entzündlichen Darmerkrankungen kontrovers diskutiert:

1. Persönlichkeitsfaktoren. Es gibt keine spezifischen Persönlichkeitseigenschaften, die als Ursache oder Verstärkung der Krankheitssymptome gelten könnten. Vielmehr sind bestimmte Merkmale wie etwa eine erhöhte Depressivität, Ängstlichkeit und emotionale Labilität als Folgezustände anzusehen. Die psychoanalytischen Auffassungen, wonach intraindividuelle Probleme (etwa Verlust- und Versagensängste, Abhängigkeits-Unabhängigkeits- oder Nähe-Distanz-Konflikte) die Krankheit auslösen können, sind kritisch zu betrachten und empirisch nicht abgesichert.
2. Familienkonstellation. Bestimmte Familiensituationen wie etwa eine übermäßige Bindung zwischen Mutter und Kind sind ebenfalls als Folge und nicht als Ursache der chronischen Erkrankung anzusehen.
3. Kritische Lebensereignisse. Die Betroffenen berichten oft von belastenden Lebensumständen vor Ausbruch der Krankheitsschübe, insgesamt ergibt sich jedoch kein überzeugender Zusammenhang zwischen kritischen Lebensereignissen und der Krankheitsentwicklung. Der Einfluss psychischer und psychosozialer Faktoren auf die Entstehung chronisch entzündlicher Darmerkrankungen ist als

gering, auf den weiteren Krankheitsverlauf dagegen als bedeutsamer anzusehen.

4. Stress. Bei einem Teil der Patienten bewirken bestimmte Stressfaktoren wie täglicher Ärger oder ständige Überforderungsgefühle eine Symptomverschlimmerung. Die empirischen Belege für einen Zusammenhang von Stress und dem Ausbruch bzw. dem Verlauf der Darmerkrankung sind jedoch recht uneinheitlich. Psychotherapeutische Maßnahmen sind daher nur bei Patienten sinnvoll, bei denen nach einer genauen Analyse des Bedingungsgefüges entsprechende Zusammenhänge nachweisbar sind.
5. Psychische Belastung und verminderte Lebensqualität infolge der Krankheit. Aufgrund der Schwere der Erkrankung sind für viele Patienten vor allem folgende Faktoren psychisch schwer zu verarbeiten: Belastung durch die Behandlung (z. B. schwere Medikamente, Operationen oder künstlicher Darmausgang), Unsicherheit über den Krankheitsverlauf, Verlust an Energie und Leistungsfähigkeit (im Extremfall bis zur Berufsunfähigkeit), Angst, die Kontrolle über den Stuhlgang zu verlieren oder im späteren Verlauf eine Krebserkrankung zu bekommen, sozialer Rückzug, ungünstige Auswirkungen auf die Familie und die Partnerschaft, Depressionen und Angststörungen. Dies gilt insbesondere für Patienten mit Morbus Crohn.

Therapeutische Strategien

Trotz der weiten Verbreitung der funktionellen und organischen Darmstörungen, des hohen Leidensdrucks der Betroffenen und der gesundheitspolitischen und ökonomischen Relevanz dieser Erkrankungen gibt es kaum erprobte und bewährte psychologisch-psychotherapeutische Behandlungsstrategien. Bei somatoformen Unterbauchbeschwerden sind die Behandlungsmaßnahmen zur Zeit sowohl im medizinischen als auch im psychotherapeutischen Bereich schlicht als unzureichend anzusehen. Es können zwar Behandlungserfolge nachgewiesen werden, die Placebo-Raten sind dabei jedoch ernüchternd hoch. Es wäre wünschenswert, wenn die medizinische und die psychologische Forschung sowie alle Gesundheitsberufe ihre Zusammenarbeit und Anstrengungen für bessere Therapieergebnisse verstärken würden.

Als weiterführende psychologisch-psychotherapeutische Behandlungsmaßnahmen zumindest bei einem Teil der Betroffenen gelten vor allem: Psychoedukation (Informationsvermittlung), Entspannungstraining (inklusive Biofeedback), Stressbewältigungstraining, Training sozialer Kompetenz, Schmerzbewältigungstraining und bestimmte konfliktorientierte Bewältigungsstrategien. Von entscheidender Bedeutung ist auch die Unterbrechung der ständigen ängstlichen Symptombeobachtung und des Schonverhaltens zugunsten einer nach außen gewandten Aufmerksamkeit. Als bedeutsame Ziele gelten Verbesserung der Lebensqualität, Veränderung ungesunder Lebensweisen, Umstellung falscher Ernährungsgewohnheiten, Verzicht auf blähende Nahrungsmittel und vor allem die grundsätzliche Entscheidung für eine ballaststoffreiche Kost. Als effizient haben sich insbesondere folgende Methoden erwiesen: Verhaltenstherapie, Biofeedback, Entspannungstechniken, Hypnose, psychoanalytisch orientierte Psychotherapie. Die Kombination von Psychotherapie, Entspannungstraining und medikamentöser Behandlung stellt die erfolgreichste Behandlungsform der körperlichen und seelischen Symptome der Betroffenen dar. Bei vielen Patienten werden sich Verbesserungen nur dann einstellen, wenn vor allem ihre Schmerzen von den behandelnden Experten ernst genommen und speziell behandelt werden. Für hypochondrisch veranlagte Reizdarm-Patienten ist eine Botschaft sehr wichtig: Ein Reizdarmsyndrom ist nicht gefährlich und führt nicht zu Krebs.

Medikamentöse Therapien als einzige Behandlungsmittel sind auf Dauer wenig erfolgreich, zudem ist die Placebo-Rate mit 50 bis 80 % ausgesprochen hoch. Dennoch können bei chronischem Durchfall, großen Schmerzen und zu viel Luft im Bauch bestimmte Medikamente hilfreich sein, so wie bei Verstopfung Ballaststoffe und bei Blähungen Diätmaßnahmen zu empfehlen sind.

In bestimmten Fällen können Psychopharmaka nützlich sein, insbesondere Antidepressiva, und zwar nicht nur bei depressiven Reizdarm-Patienten, sondern auch bei anderen Betroffenen, weil dadurch ebenfalls die vorhandenen Symptome oft günstig beeinflusst werden können. Entweder kann dadurch die Schmerzsymptomatik gebessert oder die gleichzeitig vorhandene Depression oder Angststörung gemildert werden. Bei den abhängig machenden Beruhigungsmitteln, den so genannten Benzodiazepinen, die oft angespannten Patienten verschrieben werden, ist dagegen größte Vorsicht geboten, weil bei regelmäßiger Einnahme die Gefahr des Missbrauchs gegeben ist.

Bei chronisch-entzündlichen Darmerkrankungen können psychologisch-psychotherapeutische Interventionen das psychische Befinden der Betroffenen nachweislich verbessern, indem sie die Compliance

(Einhaltung der ärztlichen Behandlungsanweisungen) fördern, die Krankheitsbewältigung unterstützen, die Verunsicherung durch die Beeinträchtigung der körperlichen Attraktivität (künstlicher Darmausgang oder Medikamentennebenwirkungen) abbauen, psychosoziale Folgeprobleme wie familiäre oder partnerschaftlich-sexuelle Probleme mildern, psychische Begleitsymptome wie Ängste und Depressionen bewältigen helfen und die Entspannungsfähigkeit mithilfe verschiedener Techniken fördern. Sie können jedoch das Krankheitsgeschehen bei diesen derzeit als unheilbar geltenden Störungen nicht direkt beeinflussen. Diese biopsychosozial orientierte Sichtweise stellt eine Mittelposition zwischen jenen Auffassungen dar, die psychischen Faktoren entweder eine kausale oder überhaupt keine Rolle zubilligen.

Wenn die Blase Druck macht

»Frauen weinen mit der Blase.«
Sprichwort

Reizblase – der ständige Drang zum Toilettenbesuch

Frau Maier, eine 28-jährige Chefsekretärin, verspürt in allen möglichen Situationen einen starken Harndrang und muss ständig die Toilette aufsuchen, oft bis zu 15mal pro Tag. Allmählich häufen sich deswegen die Probleme im Büro, weil sie wegen ihres permanenten Toilettenbesuchs schon öfter unangenehm aufgefallen ist. Aber nicht nur die Arbeitssituation macht Frau Maier zu schaffen: Sie kann kaum mehr mit öffentlichen Verkehrsmitteln fahren, weil sie meint, sie könnte in die Hose machen. Ähnliche Ängste hat sie vor einem Kino- oder Theaterbesuch, was ihren Freund allmählich auf die Palme bringt. Frau Maier fühlt sich nur noch wohl, wenn sie sich in der Nähe einer Toilette weiß. Eingesetzt hat der massive Harndrang nach der Trennung von ihrem früheren Freund, der sie seither zu Hause und im Büro telefonisch terrorisiert. Beim einzigen Treffen nach der Trennung wurde sie von ihm brutal vergewaltigt, was sie bis heute noch nicht überwunden hat. Im Rahmen einer Psychotherapie muss sie lernen, dieses schreckliche Erlebnis und die Wut auf ihren

Exfreund zu verarbeiten, anstatt sich ständig vor dem eigenen Körper und dem Blasendrang, vor anderen Männern und vor dem Geschlechtsverkehr mit dem neuen Freund zu fürchten.

»Vor Angst in die Hose machen«: Blase und Psyche

Der Urogenitaltrakt umfasst den Bereich von Niere, Harnleiter, Harnblase, Harnröhre, Prostata und Geschlechtsorganen. Der Urogenitaltrakt hat mehrere Aufgaben: Er ist gleichzeitig Produktionsorgan (Harnbildung), Reproduktionsorgan (Zeugung) und Lustorgan (Sexualität). Die komplexen körperlichen und seelischen Wechselwirkungen zwischen den verschiedenen Funktionen müssen bei Störungen stets bedacht werden. So sind Blasenprobleme nach einer Vergewaltigung keine Seltenheit.

In diesem Abschnitt geht es nur um den Harn und die damit in Verbindung stehenden Organe; auf sexuelle Störungen kann aus Platzgründen nicht eingegangen werden. Der Harn wird in der Niere gebildet und fließt über die Harnleiter in die Harnblase. Die Harnröhre als der Abflussweg des Harns von der Harnblase bis zum Austritt ist bei der Frau sehr kurz und daher sehr entzündungsanfällig, beim Mann dagegen etwa 25 cm lang.

In der Harnblase können sich bis zur Entleerung 400 bis 500 ml Harn ansammeln, bei 350 bis 450 ml Füllmenge setzt der Harndrang ein, der das Signal für die willkürliche Entleerung darstellt. Die Harnblase befindet sich im kleinen Becken und liegt auf einer Muskel- und Sehnenplatte auf, die rundherum an den Knochen befestigt ist und als Beckenboden bezeichnet wird. Diese Muskulatur lässt sich willkürlich anspannen, was beim Beckenbodentraining bei Harninkontinenz gezielt genutzt wird. Beim Mann befindet sich zwischen der Harnblase und dem Beckenboden die Prostata, die die Harnröhre umgibt. Bei der Frau wird die darüber liegende Gebärmutter bei voller Blase etwas gehoben, im Falle einer Gebärmuttersenkung wird die Blase dagegen etwas zusammengedrückt.

Beim Harnlassen müssen der Blasenmuskel und der Schließmuskel richtig zusammenarbeiten: Die Blasenentleerung wird vom parasympathischen Nervensystem bewirkt, indem dieses die Muskulatur der Harnblase anspannt, während sich die Muskulatur des Verschlussmuskels entspannt. Beim Harnlassen muss die ganze Beckenbodenmuskulatur vollständig entspannt sein, sonst kommt es zu einer Störung des Wasserlassens.

Im Volksmund weisen einige Redewendungen auf die Bedeutung der Harnblase und der Ausscheidungsfunktion in Zusammenhang mit Emotionen wie Angst, Wut oder Ärger hin: Jemand macht sich vor Angst in die Hose oder ihm schlägt sich der Ärger auf die Blase. Manchmal muss jemand bildlich gesprochen die Hose runterlassen, das kann ihm dann ziemlich an die Nieren gehen.

Funktionsstörungen im Bereich der Harnblase werden durch das unkoordinierte Zusammenwirken der Blasenmuskulatur, der beiden Schließmuskeln und der Beckenbodenmuskulatur ausgelöst. Stress und emotional bedingte Anspannung (Angst, Ärger, Wut) führen schon bei einer geringeren Blasenfüllung als 300 Milliliter zum Harndrang und lösen das Signal für die willkürliche Entleerung aus. Das parasympathische Nervensystem bewirkt eine Aktivierung der Ausscheidungsorgane (Darm- und Blasenentleerung); man muss ständig auf die Toilette laufen. Subjektiv äußern sich Schock- oder Schreckreaktionen häufig als Harndrang (»Reizblase«), tatsächlicher Harnverlust (Stressinkontinenz), Stuhldrang, Durchfall und das allgemeine Gefühl, gleich »in die Hose zu machen«. Darm- und Blasenentleerungen bei Angst und Gefahr sind im Rahmen der Evolution zu verstehen: Durch den Gewichtsverlust wird die Flucht erleichtert.

Jeder kennt diese Erfahrung: Vor einer Prüfung, vor einem Vorstellungsgespräch oder einem anderen wichtigen Termin muss man plötzlich in kurzen Abständen die Toilette aufsuchen. Wenn dies nicht möglich ist, steigt der Blasendruck fast unerträglich stark an; wenn eine Toilette grundsätzlich erreichbar ist, kann man plötzlich noch ein wenig zuwarten.

Bei Stress, Erregung und Angst können die Ausscheidungsorgane durch das sympathische Nervensystem auch gehemmt werden. Subjektiv kann sich dies als Harnverhalten äußern.

Im Bereich der psychischen Erkrankungen zeigen sich außer bei Angststörungen vor allem bei Depressionen folgende Blasenstörungen: erschwerte (schmerzhafte) Harnentleerung, häufiger Harndrang, Ziehen und Druckgefühle in der Blase, Harninkontinenz (unfreiwilliger Harnabgang).

Tabelle 8: Psychosomatisch relevante urologische Störungen

Funktionelle Störungen	Somatoforme autonome Funktionsstörungen des urogenitalen Systems: • Reizblase • weibliches Urethralsyndrom • psychosomatisches Urogenitalsyndrom des Mannes • Harnverhaltung • Harnflut (Polyurie)
Organisch fundierte Störungen	Psychosomatisch relevante Blasenstörungen: • chronische Blasenentzündung • Harninkontinenz

Funktionelle Störungen

Reizblase

Die häufigste somatoforme Urogenitalstörung ist die Reizblase, die vor allem bei Frauen, gelegentlich aber auch bei Männern vorkommt. Im Gegensatz zur sekundären Reizblase, die Folge einer Erkrankung ist, findet man bei der primären Reizblase keine greifbare Ursache. Diese funktionelle Störung weist folgende Symptome auf: plötzlicher, abnorm häufiger Harndrang (auch bei kleinen Mengen), typischerweise jedoch ohne Inkontinenz, sowie gelegentlich auch Schmerzen oder Brennen beim Harnlassen. Im Mittelpunkt des körperlichen Erlebens steht ein ständiger Harndrang bei meist geringer Füllung der Harnblase, der durch bestimmte Angst auslösende Umstände verstärkt wird, vor allem agoraphobische Situationen und eine fehlende oder nicht erreichbare Toilette. Ein befürchteter Harndrang stellt oft den Grund dar, warum Kino- und Konzertbesuche sowie längere Reisen und Autobusfahrten vermieden werden oder Fahrten bzw. Spaziergänge nur bei Erreichbarkeit von Toiletten unternommen werden. Die Betroffenen trinken aus Angst vor Harndrang viel zu wenig und verstärken damit unwissentlich die Symptomatik, weil der Harn bei Flüssigkeitsmangel konzentrierter ist und den Blasenwandmuskel zusätzlich reizen kann.

Eine Reizblasensymptomatik kann eine Angststörung verstärken oder ist sogar Ausdruck einer Angststörung (insbesondere einer Agoraphobie), sie kann aber auch im Rahmen einer Depression oder einer sexuellen Störung auftreten. Manchmal geht eine Reizblase auch mit diffusen Unterbauchbeschwerden einher.

Harndrang-Patientinnen haben beim Harnlassen keine Schmerzen, wenngleich sie am Ende manchmal durch die Betätigung des Schließmuskels ziehende oder brennende Schmerzen in der Harnröhre verspüren, die meist 10 bis 15 Minuten anhalten und dann spontan verschwinden. Hier spiegelt sich die Verspannung im Schließmuskel und im Beckenbereich wider, die bis in die Harnröhre ausstrahlt.

Der Teufelskreis in Richtung einer immer belastenderen Reizblasensymptomatik wird vor allem durch zwei Vorgänge verschärft. Einerseits bewirkt das Öffnen des Schließmuskels beim Harnlassen eine kurzfristige Spannungslösung des Dauerharndrangs und damit eine vorübergehende Symptomerleichterung. Andererseits kann das häufige Urinieren beim leisesten Harndrang zu einer sekundären Verringerung der Blasenkapazität führen, die dann ihrerseits zur Verstärkung der Beschwerden beiträgt.

Weibliches Urethralsyndrom

Das weibliche Urethralsyndrom unterscheidet sich von der Reizblasensymptomatik dadurch, dass der charakteristische Harndrang fehlt; statt dessen bestehen krampfartige, brennende und pochende Schmerzen, die auf die Harnröhre und den Übergang von der Harnröhre in die Scheide (klitorisnah) beschränkt sind. Die Schmerzen treten bevorzugt anfallsweise auf, werden als krampfhaft-brennend oder pochend erlebt, dauern meist etwa eine halbe Stunde oder länger an und treten oft am Ende des Harnlassens auf – oder unabhängig davon und können dann (im Gegensatz zum Reizblasensyndrom) auch zu Schlafstörungen führen.

Das anfallweise Auftreten hängt mit einer akuten, emotional bedingten Anspannung chronisch verspannter Muskeln oder Muskelgruppen beim Scheideneingang zusammen, was das Schmerzerleben in der Nähe des Harnröhrenausgangs und der Klitoris erklärt. Das Betätigen des Schließmuskels während des Schmerzanfalls bewirkt eine massive Symptomverstärkung. Die Symptomatik wird nicht selten als schwere Reizblasensymptomatik oder trotz fehlender Laborbefunde als Blasenentzündung antibakteriell behandelt und dann als »therapieresistent« eingestuft.

Psychosomatisches Urogenitalsyndrom des Mannes

Die häufigste somatoforme Störung des urogenitalen Systems beim Mann, das bei der Hälfte der Patienten mit Prostatabeschwerden vorkommt, ist das psychosomatische Urogenitalsyndrom – auch Prostatopathie, Prostatodynie, chronische Prostatitis oder vegetatives Urogenitalsyndrom genannt. Diese Begriffe sind insofern missverständlich, als ein organischer Zusammenhang mit der Prostata nahe gelegt wird, der nicht vorhanden ist. Akute oder chronische bakterielle Entzündungszeichen fehlen oft – und selbst im Falle einer Entzündung ist das Ausmaß der Prostatopathie dadurch nicht ausreichend erklärbar. Das zeigt sich vor allem dadurch, dass die Störung auch nach der Einnahme von Antibiotika und nach dem Rückgang der Entzündungszeichen bestehen bleibt. Bei rund der Hälfte der Betroffenen fehlen infektiologisch-bakterielle Befunde, was auf die Bedeutung psychischer Faktoren hinweist.

Bei mehr als der Hälfte der Patienten treten auch funktionelle Sexualstörungen auf. Wegen der Schmerzen werden die Betroffenen oft auch sexuell inaktiver, während das Gegenteil ratsamer wäre: Sexuelle Befriedigung führt zur Entspannung der Muskulatur! In Analogie zu den chronischen Unterleibsbeschwerden der Frau sollte man die gesamte Symptomatik zukünftig als »idiopathische Unterleibsbeschwerden des Mannes« bezeichnen und diese ebenfalls zu den anhaltenden somatoformen Schmerzstörungen zählen. Die Störung, die aus diffusen Beschwerden im Unterbauch- und Beckenbereich besteht, hängt mit einer schmerzhaften Beckenbodenverspannung (»Beckenbodenmyalgie«) zusammen und ist durch eine Vielfalt von Symptomen charakterisiert:

- Beschwerden im Bereich der Harnwege und beim Wasserlassen: häufiger Harndrang, Startverzögerung oder Schmerzen beim Wasserlassen, Brennen in der Harnröhre während oder nach dem Wasserlassen bzw. unabhängig davon, Nachträufeln, Jucken und Kitzeln in der Harnröhre, Schmerzen in der Blase, häufiges nächtliches Aufstehen wegen Harndrangs.
- Beschwerden im Darm- und Afterbereich: Druckgefühl im Damm, Spannungsgefühle im Afterbereich, oft ausstrahlend bis in den Enddarm, Stuhldrang, Stuhlunregelmäßigkeiten, Schmerzen beim Stuhlgang, Verstärkung bestehender Darmbeschwerden durch Betätigung der Schließmuskeln bzw. des jeweiligen Schließmuskels (bis zu 30 Minuten nach dem Harnlassen).
- Beschwerden in der Genitalregion: Missempfindungen im Genitalbereich, ausstrahlende Schmerzen oder Druckgefühle im Schambeinbereich, am Glied und in den Hoden (»Hodenschmerzen«).
- Beschwerden in anderen Körperbereichen: ziehende Schmerzen in

den Leisten (ein- oder beidseitig), Spannungsgefühle und Schmerzen im Kreuzbeinbereich.

- Störung der Sexualfunktion: Libidomangel, Erektionsstörungen, schmerzhafter oder vorzeitiger Samenerguss, Orgasmusunfähigkeit, Ejakulation blutiger Samenflüssigkeit.

Harnverhaltung

Eine psychogene Harnverhaltung besteht in einem erschwerten Wasserlassen in Überforderungs- oder Beobachtungssituationen. Eine nichtorganisch bedingte Harnverhaltung (vom Willen nicht gesteuertes und nicht steuerbares Zurückbleiben von Urin in der Harnblase bzw. Schwierigkeiten, spontan Harn zu lassen) tritt vor allem bei Frauen auf, die sexuelle Traumatisierungen oder andere sexuell beängstigende Erfahrungen gemacht haben. Stress kann die Ringmuskeln in der Blasenregion zusammenziehen und die Harnröhre verschließen.

Irritationen in diesem Bereich zeigen sich bei vielen Männern in der Form, dass sie nicht Harn lassen können, wenn sie sich beim Pissoir beobachtet fühlen, oder dass der Harnstrahl stockt, wenn plötzlich jemand in den Raum kommt. Unter dieser »Paruresis« genannten Störung leiden 3 bis 7 % der Männer. Diese Symptomatik wird oft als Ausdruck einer sozialen Phobie gesehen.

Harnflut (Polyurie)

Stress oder Erregung kann eine psychogene Harnflut begünstigen, wo trotz normaler Trinkmenge innerhalb von zwei bis vier Stunden große Mengen (bis zu drei Liter) eines stark verdünnten, wasserklaren Urins ausgeschieden werden, sodass ein häufiger Toilettenbesuch nötig ist.

Organische Störungen

Chronische Blasenentzündung (Urethrozystitis)

Die häufigste organisch bedingte Blasenstörung bei der Frau ist die Blasenentzündung, die charakterisiert ist durch einen meist rasch einsetzenden, schmerzhaften Harndrang, einen trüben Urin mit auffälligem Geruch und manchmal auch Blut im Harn. Bei chronischer Symptomatik (zwei bis drei, manchmal sogar bis zu zwölf Infekte pro Jahr) sind oft psychosomatische Aspekte zu beachten, die am besten durch ein gestörtes Immunsystem zu erklären sind, das durch psychosoziale Faktoren (familiärer, partnerschaftlicher oder beruflicher Stress) überlastet ist. Als Folge der urologischen Symptomatik kommt es häufig auch zu sexuellen und/oder partnerschaftlichen Problemen.

Harninkontinenz

Die Harninkontinenz mit unwillkürlichem Abgang von Urin kommt bei Frauen dreimal so oft vor wie bei Männern und ist bei ihnen eine der wichtigsten und belastendsten organisch bedingten Störungen im urologischen Bereich, die vor allem auch wegen ihrer psychischen Folgewirkungen erwähnt werden soll. Man unterscheidet vier Formen, von denen die Stressinkontinenz und die Dranginkontinenz die wichtigsten sind. Von den Patienten mit einer Harninkontinenz weisen 35 % eine Stressinkontinenz, 25 % eine Dranginkontinenz und 30% eine Mischung aus Stress- und Dranginkontinenz auf. 16% der Frauen und 5 % der Männer weisen eine Harninkontinenz auf, wobei allerdings nur bei 17 % der Betroffenen eine tägliche Inkontinenz besteht.

Stressinkontinenz bezeichnet einen unfreiwilligen Harnverlust bei körperlichem (nicht psychischem!) Stress, etwa beim Lachen, Husten, Springen oder Heben, wenn der Druck im Bauchraum etwas erhöht ist. Dies führt dazu, dass bereits geringe Druckerhöhungen im Bauchraum einen Harnaustritt bewirken, ohne dass sich die Muskulatur zusammenzieht. Die Ursache besteht meist in einer Schwäche der Beckenbodenmuskulatur, wie sie vor allem nach Geburten auftritt (jede dritte Frau ist nach der Entbindung harninkontinent). In der Folge rutschen die Gebärmutter und damit auch die Blase tiefer, wodurch es schwerer wird, den Blasenverschluss aufrechtzuerhalten. Eine Stressinkontinenz kommt vor allem bei älteren Frauen als Folge eines Hormonmangels vor und ist verständlicherweise sehr belastend, sodass nicht selten ein Rückzugs- und Vermeidungsverhalten einsetzt. Ein Training zur Stärkung der Beckenbodenmuskulatur ist dringend erforderlich. Aus Angst vor Problemen trinken die Betroffenen oft zu wenig, während gerade eine hohe Flüssigkeitszufuhr zur Reinigung des Urogenitaltrakts notwendig wäre.

Bei einer Dranginkontinenz zieht sich die Blasenmuskulatur zusammen: Es entsteht ein unwiderstehlicher Harndrang und in der Folge wird auch Harn abgeführt. Mögliche Ursachen: Neben organischen Faktoren wie etwa einer Blasenentzündung kann auch eine zentralnervöse Fehlsteuerung durch psychische Faktoren vorliegen. Der Blasenverschlussmechanismus ist dabei intakt.

Psychosomatische Konzepte

Psychologische Faktoren

Psychosomatische Konzepte sind in der Urologie im Gegensatz zu anderen Fachbereichen noch nicht genügend entwickelt und erforscht. Als nichtorganische Ursache von Blasenentleerungsstörungen werden oft von Psychoanalytikern in falscher Verallgemeinerung Sexualstörungen angeführt. Bei sexuellen Traumatisierungen von Frauen ergibt sich tatsächlich eine auffällige Mischung von urologischen, sexuellen und gynäkologischen Problemen: Schmerzen beim Harnlassen, Reizblase, chronische Unterleibsschmerzen, vaginaler Ausfluss, Schmerzen beim Geschlechtsverkehr und Orgasmusunfähigkeit. Die häufigsten Auslöser sind jedoch emotionaler Stress, Partnerprobleme und schwere Belastungssituationen.

Die Ursache der Reizblasensymptomatik liegt in einer emotional bedingten Anspannung des externen Blasenschließmuskels. Oft besteht eine Verspannung im gesamten Beckenbereich, vor allem jedoch im Beckenbodenbereich. Die betroffenen Frauen nehmen ihre Reizblasensymptomatik nur im Wachzustand wahr, während der Schlaf ungestört ist, was allein schon auf den psychosomatischen Charakter hinweist. Sie verwechseln den Harndrang nicht selten ganz zu Unrecht mit einer Inkontinenzgefahr. Die Symptomatik tritt oft in bestimmten Situationen auf, typischerweise dann, wenn keine Toilette erreichbar ist.

Der Zusammenhang mit sexuellen Problemen ist keinesfalls zwingend. Das Modell der verstärkten Aufmerksamkeitsfixierung auf einen bestimmten Organbereich, das Modell der Muskelverspannung sowie das Stressmodell sind oft hilfreichere Erklärungskonzepte:

1. Funktionelle Störungen im Urogenitalbereich basieren auf einer muskulären Spannung bzw. Verspannung im Unterbauch- und Beckenbereich, die den Betroffenen gewöhnlich gar nicht bewusst ist. Beckenbeschwerden bei Frauen und Männern sind demnach häufiger Ausdruck einer Beckenbodenverspannung (»Beckenbodenmyalgie«).
2. Eine Reizblase entsteht gewöhnlich durch chronischen Stress, allgemeine vegetative Erregung, starke Ängste oder innere Wutspannung und wird häufig durch ein allgemein erhöhtes Sicherheits- und Kontrollbedürfnis verstärkt. Hier zeigt sich der Teufelskreis einer erhöhten Aufmerksamkeitsfixierung recht deutlich: Eben *weil* die Betroffene weiß, dass sie in emotional belastenden Situationen einen verstärkten Harndrang verspüren könnte, konzentriert sich ihre

Aufmerksamkeit immer mehr auf die Blase, wodurch das vegetative Erregungsniveau ansteigt und tatsächlich ein verstärkter Harndrang einsetzt.
3. Eine Dranginkontinenz entsteht oft durch eine ständige Verspannung der Beckenbodenmuskulatur, bedingt durch Angst, Erregung, sexuelle Probleme oder Erfahrungen sexueller Gewalt.
4. Eine Prostatopathie sowie erschwertes Harnlassen oder Brennen in der Harnröhre hängen mit einer Beckenbodenverspannung zusammen.

Therapeutische Aspekte

In der Psychotherapie ist ein äußerst individuelles Vorgehen erforderlich, weil Patienten mit psychosomatisch relevanten urologischen Störungen eine sehr heterogene Gruppe sind:
1. Psychoedukation. Sehr wichtig ist die Vermittlung eines biopsychosozialen Krankheitsmodells, denn gewöhnlich wissen die Patienten nicht um die Körper-Seele-Zusammenhänge Bescheid oder können diese nicht wirklich nachvollziehen.
2. Entspannungsübungen. Autogenes Training, Atemtechniken und Biofeedback-Therapie können den Druck auf die Blase mildern, weil dadurch die körperliche Grundspannung besser wahrgenommen und reduziert wird.
3. Stressbewältigungstraining. Der Druck auf die Blase hängt oft mit anderen Druck- und Belastungssituationen im Leben zusammen. Menschen mit psychosomatisch-urologischen Problemen müssen lernen, mit den aktuellen Stresssituationen besser umzugehen.
4. Verzicht auf ständiges Körperkontrollverhalten. Dadurch werden die Symptome erst recht verstärkt, sodass eine Umlenkung der Aufmerksamkeit auf die Umwelt sehr wichtig ist.
5. Körperorientierte Therapie. Bevor Ablenkungsstrategien dauerhaft wirken können, ist es unbedingt notwendig, sich selbst zunächst in Entspannung und später auch unter körperlicher Anspannung angst- und stressfrei zuwenden und wahrnehmen zu lernen, ohne seinen Körper ständig ängstlich zu beobachten.
6. Verzicht auf alle Vermeidungsstrategien. Das gezielte Aufsuchen an sich gewünschter, jedoch gefürchteter Situationen (wie z. B. das Kino) ist sehr wichtig, weil durch jede Vermeidung die Blasenprobleme größer werden. Wie bei einem Angstbewältigungstraining muss wieder der oft stark eingeschränkte Bewegungsspielraum erweitert

werden. In diesem Zusammenhang müssen Reizblasen-Patienten lernen, ihren Harndrang mindestens 10 bis 15 Minuten lang auszuhalten und den Besuch der Toilette hinauszuschieben, um die Erfahrung zu machen, dass sie ihrem Körper nicht völlig ausgeliefert sind. Die Betroffenen sollen auch wieder zwei bis drei Liter Flüssigkeit pro Tag trinken, weil dies das Dranggefühl vermindert und nicht erhöht.

7. Emotionales Training. Das Wahrnehmen und Verbalisieren von Emotionen wie Angst oder Überforderungsgefühle sowie das Bearbeiten bestimmter Gefühle wie etwa Wut und Enttäuschung sind eine wichtige Voraussetzung dafür, dass der allgemeine körperliche Anspannungszustand sinkt.
8. Bearbeitung der psychosozialen Hintergründe. Neben einer symptombezogenen Therapie müssen auch die Ursachen der Störung bewältigt werden, seien dies nun Stress, Partnerprobleme, psychische oder bestimmte sexuelle Probleme als Folge einer Traumatisierung.
9. Beckenbodentraining. Bei Inkontinenz hat sich das bekannte Beckenbodentraining zur Stärkung der Beckenbodenmuskulatur bewährt, das im klinischen Alltag gewöhnlich von Physiotherapeuten durchgeführt wird.

Wenn die Haut juckt und schmerzt

»Ein Mensch kann leben, wenn er blind
und taub ist, weder hören noch schmecken kann,
aber ohne die Funktionen der Haut
ist er nicht lebensfähig.«
Helen Keller

Neurodermitis – Kratzen macht alles noch schlimmer

Frau Böhm, eine 29-jährige Verkäuferin, hat seit ihrem 8. Lebensjahr Neurodermitis. Seit zwei Jahren nehmen die Beschwerden wieder stark zu, wobei im Gegensatz zu früher weder die regelmäßige Anwendung von Cortison noch ein stationärer Aufenthalt irgendeine Besserung bewirkt hat. Der Hausarzt überweist Frau Böhm zu einem Psychotherapeuten. In den ersten Gesprächen kristallisiert sich heraus, dass sie unter massiven und unbewältigbar erscheinenden Konflikten mit einigen Menschen ihrer näheren Umgebung leidet. Vor allem die Nähe der Schwiegermutter, in deren Haus sie seit der Heirat wohnt und mit der sie sich überhaupt nicht versteht, macht ihr zu schaffen. Viel lieber würde sie im Haus ihres geliebten, bereits verstorbenen Vaters wohnen, was für ihren Mann aber nicht in Frage kommt. Frust und Wut auch am Arbeitsplatz: Frau Böhm arbeitet in einem Supermarkt, wo Personal eingespart wird und der Arbeitsdruck steigt. Noch dazu leidet sie immens unter den Blicken der Kunden, die die Irritationen ihrer Haut gut wahrnehmen können. Sie wünscht sich sehnlich ein Kind, doch dies passt nicht zur Karriereplanung ihres Mannes. Ihre innere Anspannung ist oft so groß, dass sie sich ständig kratzen muss, um den lästigen Juckreiz wenigstens kurz zu überdecken, doch danach werden die Schmerzen wegen der Hautschädigungen noch stärker als zuvor. Wenn sie sich allein weiß, kratzt sie sich dann auf der ganzen Haut »bis aufs Blut« – ein fataler Teufelskreis! Sie kann weder mit dem Juckreiz noch mit ihrer hohen inneren Anspannung umgehen.

»Sich in seiner Haut nicht wohl fühlen«: Haut und Psyche

Die Haut besteht aus drei Schichten: außen die Oberhaut, in der Mitte die Lederhaut und innen die Unterhaut. Die Oberhaut umfasst wiederum mehrere Schichten, wovon die oberste die Hornhaut darstellt, die aus abgestorbenen, kernlosen Zellen besteht, die laufend abgestoßen und durch neue Zellen aus den unteren Schichten der Oberhaut ersetzt werden. Die Lederhaut besteht aus elastischem Bindegewebe, ist von Gefäßen durchzogen und enthält die Haarwurzeln, die Talgdrüsen, die Rezeptoren für Sinnesqualitäten wie Druck und Temperatur sowie Nervenfasern, die als Schmerzrezeptoren dienen und frei in der Oberhaut enden. Die Unterhaut besteht vor allem aus Fettgewebe und enthält neben Gefäßen und Nerven auch die knäuelartigen Endstücke der Schweißdrüsen, deren Gänge durch die Lederhaut führen und in den zahlreichen Poren der Oberhaut enden.

Die Haut und das zentrale Nervensystem sind im frühesten Stadium der Menschwerdung aus den gleichen Anlagen entstanden: Haut- und Nervenzellen stammen entwicklungsgeschichtlich gesehen aus demselben Keimblatt. Dies erklärt auch die Reaktion der Haut auf heftige Gemütsbewegungen. Die Haut hat auch dadurch einen engen Bezug zum Nervensystem, dass einige Hautzellen bestimmte Botenstoffe (Neurotransmitter) produzieren, die Impulse zwischen den Nerven weiterleiten. Bestimmte Hautbereiche (so genannte Segmente) haben über das Rückenmark enge Verbindungen zu den verschiedenen Körperorganen wie etwa Herz, Magen, Darm oder Leber. So kann man therapeutisch von außen (von der Massage bis zum Einspritzen in bestimmte Hautareale) Einfluss auf innere Organe nehmen. Umgekehrt können innere Organe, wenn sie erkrankt sind, dies durch entsprechende Missempfindungen auf den zugeordneten Hautarealen ankündigen (z. B. zeigen sich Herzbeschwerden im Bereich der linken Schulter und des linken Arms).

Die Haut ist mit einer Fläche von 1,5 bis 2 m^2 das größte Organ des menschlichen Körpers, auch das Organ, mit dem wir uns nach außen hin abgrenzen und gleichzeitig präsentieren. Mit ihr nehmen wir körperlichen Kontakt zu unserer Umwelt auf und durch sie werden Sinnesreize über das Nervensystem zum Gehirn vermittelt. Der Zustand der Haut bestimmt unser Aussehen und Erleben und damit auch unser Selbstbewusstsein. Die Art der Hautdurchblutung und der Schweißdrüsenaktivität zeigt unsere emotionale Befindlichkeit an, ob wir dies nun wollen oder nicht.

Zusammenfassend gesehen erfüllt die Haut neben verschiedenen anderen Funktionen auch zahlreiche Aufgaben in der Regulierung der Person-Umwelt-Beziehung:

- Die Haut als Grenzorgan zwischen der eigenen Person und der Umwelt schützt unseren Körper vor Umwelteinflüssen (Temperatur, Feuchtigkeitsschwankungen, UV-Licht, Schadstoffen, Gewalteinwirkungen, Pilzen, Bakterien, Parasiten). Die Haut kann im Krankheitsfall von innen (Entzündung, Ausschlag, Abszess) oder von außen (Verletzung, Operation) durchbrochen werden.
- Die Haut als Kontaktorgan zur Umwelt ermöglicht eine Kommunikation mit anderen Menschen durch körperliche Berührung. Die Haut ist beim Kind für die emotionale, soziale und körperliche Entwicklung von zentraler Bedeutung und ermöglicht Jugendlichen und Erwachsenen jene Nähe, die die Basis für eine gute Partnerbeziehung darstellt.
- Die Haut als Sinnesorgan ermöglicht die Wahrnehmung von Tastempfindungen, Kälte, Wärme, Brennen, Jucken, Schmerz, Kitzeln sowie sexuellen Empfindungen und Berührungen. Die Haut ist in diesem Sinne Quelle von Sinnesfreuden, aber auch Ort vieler Leidenszustände.

- Die Haut als Eindrucksorgan für den Beschauer hat eine ästhetische Funktion, wenn sie etwa als schön, sauber, hässlich, braun oder blass erlebt wird. Make-up, der Besuch bei der Kosmetikerin und vielleicht sogar beim Schönheitschirurgen sollen unsere Ausstrahlung auf andere Menschen verstärken. Narben als Folge eines Unfalls, einer Operation oder einer schweren Hauterkrankung können je nach Lage und Aussehen nicht nur auf der Haut, sondern auch auf der Seele Spuren hinterlassen; sie können das Selbstwertgefühl und die soziale Attraktivität schwer beeinträchtigen.
- Die Funktion der Haut als Ausdruck erotisch-sexueller Ausstrahlung wird vor allem auch sichtbar in Form von Ringen, Schmuckgegenständen oder bestimmten Hautzeichnungen wie Tattoos.
- Die Haut als Ausdrucksorgan spiegelt das innere Empfinden und Fühlen wider. Emotionale Reaktionen werden über die Haut für alle gut sichtbar. Dies gilt für Hautveränderungen wie erröten, erblassen, eine Gänsehaut bekommen, vor Aufregung schwitzen, kalte oder feuchte Hände, Haaresträuben. In diesem Sinn ist die Haut der »Spiegel der Seele« und wirkt wie ein aufgeschlagenes Buch, in dem man lesen kann.

Über ein Biofeedback-Gerät ist die elektrische Leitfähigkeit der Haut auch messbar. Der Hautleitwiderstand gilt seit Jahrzehnten als Maß für die psychische Aktivierung. Wenn wir lügen, beginnt unsere Haut unmerklich zu schwitzen, was zu einer Änderung des Hautwiderstands führt. Beim bekannten Lügendetektor soll auf diese Weise die emotionale Erregung aufgezeigt werden, mithilfe eines Biofeedback-Geräts dagegen die zunehmende emotionale Entspannung.

In der Psychosomatik hat man sich schon sehr früh für die Einflüsse äußerer Faktoren auf die Haut sowie für die Auswirkungen von Hautveränderungen auf die Sozialbeziehungen interessiert. Aussehen vermittelt Ansehen: Eine makellose Haut hat angesichts des gesellschaftlichen Diktats der Schönheit hohen Stellenwert. Ein perfektes Äußeres verspricht nach den verschiedenen Werbeslogans ein stabiles Ich und ein hohes Sozialprestige. Teure kosmetische Produkte und intensive Pflege der Haut sollen über den Eindruck auf andere das Selbstwertgefühl stärken. Hautkrankheiten können andererseits zu vermindertem Selbstbewusstsein und sozialen Kontaktproblemen führen. Denn es ist ein Faktum: Unser Körperbild und unsere Haut stehen in engem Zusammenhang, und wir wirken auf andere so, wie wir durch die Haut in Erscheinung treten.

Die engen Zusammenhänge von Haut und Psyche zeigen sich auch in vielen bekannten Redewendungen. Wir sind dünnhäutig, haben ein dickes Fell oder eine Elefantenhaut, laufen vor Scham, Verlegenheit oder Wut rot an, werden vor Schreck ganz bleich oder erblassen vor Neid. Wir fühlen uns in unserer Haut öfter nicht wohl, können aus unserer Haut aber nicht heraus und möchten manchmal doch aus der Haut fahren. Mitunter geht uns etwas tief unter die Haut, erleben wir etwas ganz hautnah mit, setzen wir unsere Haut für eine Sache aufs Spiel, kommen wir gerade noch mit heiler Haut davon, wehren wir uns unserer Haut, möchten wir wenigstens unsere Haut retten, tragen wir unsere Haut zu Markte. Wir können uns in einem Prozess befinden, wo wir uns »häuten«. Manchmal juckt uns etwas oder kratzt uns etwas gar nicht.

Zum Bereich der Haut zählen auch die Hautanhangsorgane (Haare, Nägel, Schweiß- und Talgdrüsen), zu denen ebenfalls zahlreiche Redewendungen existieren. Gelegentlich haben wir Angstschweiß auf der Stirn, schwitzen wir Blut und Wasser, bricht kalter Schweiß aus, bekommen wir eine Gänsehaut. Wir finden etwas haarsträubend oder an den Haaren herbeigezogen. Es sträuben sich manchmal unsere Haare vor Entsetzen oder sie stehen uns zu Berge, doch lassen wir uns keine grauen Haare wachsen. Wir geraten uns öfter in die Haare oder möchten jemandem kein Haar krümmen.

Hauterkrankungen sind weit verbreitet und nehmen immer mehr zu. In den letzten Jahrzehnten sind einige Hautkrankheiten fast schon zu Volkskrankheiten geworden. Vor allem bei Kindern treten Hautkrankheiten und Allergien immer häufiger auf. Chronische Hautkrankheiten stellen mehr als die Hälfte aller Berufskrankheiten dar und führen zu großen psychischen Leidenszuständen und hohen volkswirtschaftlichen Kosten. 25 bis 30 % der Patienten mit Hautkrankheiten weisen gleichzeitig auch psychische Probleme auf.

Bei psychischen Erkrankungen, vor allem bei Depressionen, Schizophrenie und Alkoholabhängigkeit, treten oft Hautprobleme auf. Bei Depressionen zeigen sich öfter folgende Symptome: Hautüberempfindlichkeit, Hautbrennen, unklarer Juckreiz, reduzierter Spannungszustand des Gewebes, trockene, faltige, blasse oder grau-fahle Haut, müder Gesichtsausdruck, Haarausfall, sprödes, struppiges oder glanzloses Haar. Eine hypochondrische Störung zeigt sich in bestimmten hautbezogenen Krankheitsängsten, etwa in der Angst vor Hautkrebs oder Hautallergien, die durch bestimmte Nahrungsmittel oder chemische Substanzen ausgelöst werden könnten. Die schwer therapierbare Angst vor Entstellung (Dysmorphophobie) kann sich im Bereich der

Haut äußern in Form von völlig übertriebener Besorgnis über Falten, Flecken, durchscheinende Blutgefäße, Narben, blasse oder gerötete Gesichtsfarbe, übermäßige Behaarung oder Haarausfall. Die Betroffenen erleben sich als hässlich, ziehen sich sozial zurück und entwickeln ein ausgeprägtes Vermeidungsverhalten. Oft werden die vermeintlich entstellenden Hautareale penibel durch die Bekleidung verborgen oder durch kosmetische Maßnahmen überschminkt. Eine befriedigende Änderung wird meistens nur von schönheitschirurgischen Maßnahmen erwartet.

Tabelle 9: Psychosomatisch relevante Hautprobleme

Funktionelle Störungen	Nichtorganische Störungen: • situative vegetative Symptome (Erröten, Schwitzen) • somatoforme und dissoziative Störungen (Juckreiz, Brennen, Sensibilitätsstörungen)
Organisch fundierte Störungen	Psychosomatisch relevante Haut- und Haarerkrankungen: • Neurodermitis • Schuppenflechte • Akne • Kontaktekzem • Nesselsucht • Herpes • flache Knötchenflechte • Weißfleckenkrankheit • Kollagenosen • Haar-Erkrankungen

Funktionelle Störungen

Erröten

Das Erröten der Haut im Gesichts-, Hals- und Oberkörperbereich in emotional stark besetzten Situationen ist ein gefürchtetes Symptom und mündet meist in die Angst vor dem Erröten (Erythrophobie). Die Symptomatik kommt vor allem bei einer sozialen Phobie vor, wo die Betroffenen eine negative Bewertung durch die Umwelt fürchten.

Schwitzen

Übermäßiges Schwitzen tritt vor allem im Achselbereich und an Händen und Füßen auf; sichtbare Schweißflecken werden gefürchtet. Die

Betroffenen sind oft selbstunsicher, ängstlich und gehemmt und reagieren in sozialen Situationen mit unkontrollierbarem Schwitzen. Soziale Angststörungen sind nicht nur die wichtigste Ursache, sondern auch eine häufige Folge übermäßigen Schwitzens. Die Schweißbildung bei körperlichen Anstrengungen dient vor allem der Temperaturregelung des überhitzten Körpers, denn durch die Verdunstung auf der Haut entsteht Kälte. Bei Angst oder psychischer Belastung ergibt sich dasselbe Reaktionsmuster.

Chirurgische Maßnahmen (operative Durchtrennung der sympathischen Nervenbahnen, die für das Schwitzen verantwortlich sind) sind mit Sicherheit das falsche Mittel gegen emotional bedingtes Schwitzen, weil der Effekt oft nicht dauerhaft ist; zudem ist dann mit vermehrtem kompensatorischen Schwitzen in anderen Körperregionen zu rechnen, vor allem jedoch bleibt die zugrunde liegende Ängstlichkeit ohne Psychotherapie weiterhin bestehen.

Somatoformer Juckreiz (psychogener Pruritus)

Somatoformer Juckreiz und ständige nichtorganische Hautmissempfindungen (vor allem Brennen oder Schmerzen) sind als somatoforme autonome Funktionsstörung der Haut anzusehen, wenn sie durch körperliche Ursachen nicht (ausreichend) erklärt werden können. Menschen mit einem somatoformen Juckreiz sind innerlich oft sehr angespannt und leiden dann unter plötzlich auftretenden Kratzanfällen; sie beschäftigen sich in der Folge ständig mit ihrem Juckreiz oder mit dem Hautzustand, vor allem dann, wenn sie zur Ruhe kommen und Zeit zur Selbstbeobachtung haben. Ein nichtorganischer Juckreiz ist gewöhnlich intensiver bzw. häufiger bei Zuwendung der Aufmerksamkeit, subjektivem Gefühl des Kontrollverlusts, psychischen Belastungen und depressiver Verstimmung. Juckreiz mit dem Bedürfnis zu kratzen ist ein zentrales Symptom vieler dermatologischer Erkrankungen.

Zahlreiche Menschen klagen auch über Brennen oder sonstige Missempfindungen der Haut und weisen oft gleichzeitig eine depressive Symptomatik auf.

Dissoziative Sensibilitäts- und Empfindungsstörungen

Bestimmte nichtorganische Missempfindungen auf der Haut (Unempfindlichkeit im Sinne von Taubheitsgefühlen und fehlender Schmerzwahrnehmung oder Überempfindlichkeit im Sinne verstärkter

Schmerzempfindungen) werden als dissoziative Störungen bezeichnet und zu den dissoziativen Sensibilitäts- und Empfindungsstörungen gezählt. Die Betroffenen weisen völlig normal auslösbare Reflexe in den angeblich unempfindlichen Hautarealen auf. Mangelndes Schmerzempfinden auf der Haut kann sehr eindrucksvoll sein und bedeutete im Mittelalter den sicheren Beweis, mit dem Teufel im Bunde zu sein.

Organische Störungen

Neurodermitis

Neurodermitis stellt die häufigste Hautkrankheit dar: 10 % der Bevölkerung sind betroffen, im Kindesalter sogar bis zu 20 % pro Geburtsjahrgang. Rund 60 % der Patienten erkranken bereits im ersten Lebensjahr, 85 % bis zum fünften Lebensjahr. Die Erkrankungswahrscheinlichkeit liegt bei 60 %, wenn ein Elternteil und bei 80 %, wenn beide Elternteile unter einer allergischen Symptomatik leiden.

Unter Neurodermitis versteht man eine häufig chronisch oder mit Rückfällen verlaufende Hautentzündung mit starkem Juckreiz an den Beugeseiten von Armen und Beinen sowie an Hals und Händen. Die Krankheit äußert sich zunächst in Form von Rötungen im Gesichtsbereich, die nässen und sich beim Eintrocknen mit Schuppen bedecken (Milchschorf). Im Laufe der Zeit weiten sich die Symptome auf Arme und Beine aus.

Ohne Spontanheilung, die durchaus nach einigen Jahren relativ häufig auftritt, bleiben die Symptome oft bis zur Pubertät, vielfach sogar bis ins höhere Erwachsenenalter bestehen. Die Krankheit befällt immer häufiger erstmalig auch ältere Menschen und tritt gehäuft gleichzeitig mit Heuschnupfen oder Asthma auf.

Der extrem heftige Juckreiz, der zum Kratzen verleitet, gilt als Leitsymptom und zentrale Ursache für die weiteren Krankheitsfolgen. Die chronischen Entzündungen und das heftige Kratzen führen zu einer Verdickung und Vergröberung der Haut und begünstigen die Ausbildung von Infektionen.

Die organischen Ursachen der Neurodermitis sind weitgehend unbekannt, wenngleich die immunologischen Fehlsteuerungen und die allergischen Reaktionsformen im Detail beschrieben werden können. Allergische Faktoren sind zentrale Auslöser, vor allem der Kontakt mit Hausstaub, bestimmten Nahrungsmitteln oder ähnlichen Stoffen. Wie beim Asthma gibt es auch eine Form der Neurodermitis, bei der äußere Auslöser keine Rolle spielen, sondern bestimmte Faktoren im Organismus krankheitsauslösend wirken. Bei etwa 30 bis 40 % der Fälle spielen psychosoziale Faktoren eine Rolle im Krankheitsverlauf, vor allem in Hinblick auf den Juckreiz und das Kratzen.

Schuppenflechte (Psoriasis vulgaris)

Die Schuppenflechte (Psoriasis vulgaris, vom Griechischen *psora* = Schuppung, Krätze) ist nach der Neurodermitis die zweithäufigste Hautkrankheit (bei rund 2 % der Bevölkerung). Sie gilt allgemein als genetisch determinierte, familiär gehäuft auftretende Verhornungsstörung; meist setzt sie sehr früh im Leben ein und verläuft chronisch. Die Hornzellen wachsen schneller bzw. vermehrt, weil entweder die Haut äußerlich durch chemische Reize immunologisch verändert wurde oder weil innere Prozesse wie Infektionen ablaufen. Kennzeichen sind scharf umrissene, nicht schmerzhafte Entzündungsherde an Armen, Beinen, Rumpf und behaartem Kopf, die von silbrig-weißen Schuppen bedeckt sind.

Akne (Akne vulgaris)

Von Akne sind so gut wie alle Jugendlichen zeitweise betroffen, unter der 25- bis 44-jährigen Bevölkerung sind es 12 % der Frauen und 3 % der Männer. Akne besteht in einer Entzündung bzw. krankhaften Veränderung der Talgdrüsen, charakterisiert durch eine Behinderung des Talgabflusses (Verschluss des Talgdrüsenausführungsganges) bei gleichzeitig vermehrter Talgproduktion.

Akne weist eine genetische Komponente auf und tritt vor der Ausreifung der Talgdrüsen in der Pubertät nicht auf, weil deren Tätigkeit erst durch die männlichen Geschlechtshormone angeregt wird. Die Symptomatik besteht in Mitessern, eitrig-entzündlichen Knötchen und teilweise ausgedehnten Abszessen, besonders im Gesicht und am Rücken, wobei eine narbige Verheilung erfolgt. Neben 90 % der Jugendlichen sind vor allem Frauen Ende zwanzig mit steigender Tendenz betroffen.

Kontaktekzem (Kontaktdermatitis)

Das Kontaktekzem, das bei etwa 1 bis 2 % der Bevölkerung auftritt, ist eine Überempfindlichkeitsreaktion auf Metalle, Modeschmuck (z. B.

Nickel), Kosmetika, Arzneimittel oder Chemikalien. Es äußert sich in nässenden Ekzemen, Bläschen, Entzündungen und Juckreiz an den Kontaktstellen mit dem Allergen, vor allem an den Händen und im Gesicht. Die Hautentzündung führt zu einem chronischen Verlauf und zur Verdickung der Haut.

Nesselsucht (Urtikaria)

Die Quaddel- oder Nesselsucht besteht bei 1 bis 4 % der Bevölkerung und tritt im Laufe des Lebens bei 10 bis 15 % aller Menschen mindestens einmal im Leben auf. Ihre Kennzeichen: flüchtige Quaddeln mit Hautrötung. Eigentlich handelt es sich um ein Ödem der Lederhaut, also um eine Flüssigkeitsansammlung. Die Quaddeln jucken oder brennen sehr stark, vor allem am Rumpf. Wegen der Hautschwellungen in den tiefer liegenden Hautschichten kommt es eher zum Reiben oder Scheuern als zum Kratzen, weshalb die Quaddeln trotz starken Juckreizes nie aufgekratzt werden.

Herpes

Herpes simplex labialis und genitalis ist eine Virusinfektion im Mund- und Genitalbereich, die durch zuerst juckende, später schmerzende, mit Flüssigkeit gefüllte Bläschen charakterisiert ist. Die Herpesbläschen tauchen oft in regelmäßigen oder unregelmäßigen Abständen immer wieder auf. Vom ersten Juckreiz bis zum Abheilen vergehen etwa 8 bis 10 Tage. Die Übertragung erfolgt direkt durch Küssen oder den Geschlechtsverkehr. Die meisten Menschen infizieren sich bereits in der Kindheit. Über 90 % der Erwachsenen tragen das Herpes-Virus in sich, die Bläschen treten gewöhnlich dann auf, wenn der Körper aus verschiedenen Gründen unter starkem Stress steht und seine Abwehrkraft geschwächt ist.

Flache Knötchenflechte (Lichen ruber planus)

Lichen ruber planus, die flache Knötchenflechte, ist eine relativ häufige, bei 1 % der Bevölkerung auftretende, schubartig verlaufende, chronisch-entzündliche Erkrankung der Haut und der Schleimhäute. Typisch sind zahlreiche kleine, rötliche oder bräunliche Knötchen (Papeln), die an der Oberfläche eine weißliche netzartige Zeichnung aufweisen und im Bereich der Handgelenke, der Unterschenkel-,

Knöchel- und Fußregion oder ausschlagartig am ganzen Körper auftreten. Die Hautveränderungen sind mit einem unterschiedlich stark ausgeprägten Juckreiz verbunden. Neben der Haut kann sich die Symptomatik auch im Bereich der Schleimhäute (Mund oder Genitalbereich) ausbilden.

Weißfleckenkrankheit (Vitiligo)

Vitiligo oder Weißfleckenkrankheit besteht im Verlust von Pigmenten, das heißt von Körperfarbstoffen. Vor allem an den Händen, im Gesicht und am Rumpf entstehen weiße Hautflecken, sogar die Haare an den entsprechenden Hautzonen können weiß werden. Das »scheckige« Aussehen kann zu erheblichen psychischen Beeinträchtigungen führen.

Kollagenosen

Die Bezeichnung »Kollagenosen« gilt als Oberbegriff für verschiedene Hauterkrankungen mit systematisierten Bindegewebsveränderungen. Die bekanntesten Formen sind der Lupus erythematodes mit charakteristischen Veränderungen an Haut, Gelenken und inneren Organen und die Sklerodermie mit einem Befall von Gefäßen, Gelenken und einer Haut mit teigigen oder knotigen Schwellungen, Pigmentverschiebungen, Verhärtungen und absterbendem Gewebe.

Haar-Erkrankungen

Unter den Haar-Erkrankungen werden vor allem beim kreisrunden und beim diffusen Haarausfall – neben Vererbung und organischen Faktoren – psychosomatische Aspekte im Sinne einer länger dauernden emotionalen Belastung diskutiert.

Der kreisrunde Haarausfall (Alopecia areata), der bei 0,3 % der Bevölkerung auftritt, bezeichnet einen scharf begrenzten, kreisrunden Ausfall der Kopfhaare, teilweise auch der Körperbehaarung, oft gleichzeitig an mehreren Stellen. Die Symptomatik kann sich spontan zurückbilden, später aber neuerlich auftreten. Die Krankheit hängt mit Autoimmunprozessen zusammen, deren Ursachen noch unbekannt sind, kann aber durch länger dauernden Stress verstärkt werden.

Allgemein anerkannt sind die psychischen und sozialen Folgeprobleme, unter denen viele Menschen bei frühzeitigem bzw. krankheits- oder behandlungsbedingtem Haarausfall leiden.

Psychosomatische Konzepte

Psychologische Faktoren

Psychologische Faktoren bei Hautkrankheiten können nur in Zusammenhang mit den organischen Ursachen diskutiert werden. Die organischen Ursachen der meisten Hautkrankheiten beruhen im Wesentlichen auf immunologischen Mechanismen; diese sind wiederum die Folge einer erblich bedingten allergischen Reaktionsbereitschaft der Betroffenen. Bei bestimmten chronisch-entzündlichen Hautkrankheiten wie etwa Neurodermitis, Urtikaria und Kontaktekzem bestehen Intoleranzreaktionen (Allergien), also eine erhöhte Sensibilisierung gegenüber Antigenen, die für den Körper normalerweise nicht schädlich sind.

Bei vielen Hautkrankheiten ergibt sich folgender Teufelskreis: Zunächst werden verschiedene Gewebeschäden durch an sich heilende Prozesse in der Haut beseitigt, die dabei auftretenden entzündlichen Mechanismen lösen gleichzeitig aber auch die chronischen Hautveränderungen aus (etwa Erweiterung und gesteigerte Durchlässigkeit der Blutgefäße, Austritt von Gewebsflüssigkeit, Infiltration von Entzündungszellen). Infektionen durch Übertragung spielen bei den Herpes-simplex-Viren die entscheidende Rolle. Autoimmunmechanismen sind für andere dermatologische Störungen verantwortlich wie etwa den kreisrunden Haarausfall oder die Sklerodermie.

Viele der im Laufe von Jahrzehnten entwickelten Hypothesen über die Zusammenhänge von Haut und Seele mögen zwar auf den ersten Augenschein plausibel erscheinen, halten jedoch einer genaueren wissenschaftlichen Überprüfung nicht stand. Die in der Populärliteratur so selbstverständliche Verknüpfung von Hautkrankheiten und psychologischen Faktoren ist wissenschaftlich noch keineswegs so eindeutig erwiesen, wie dies oftmals hingestellt wird. Bestimmte Persönlichkeitszüge wie erhöhte Ängstlichkeit oder Depressivität sind eher Folge als Ursache der Hauterkrankungen und können die weitere Krankheitsentwicklung ungünstig beeinflussen. Es gibt weder typische Persönlichkeitsmerkmale noch bestimmte Familienstrukturen, die die Entstehung von Hauterkrankungen bewirken würden.

Kratzen ist dagegen ein zentraler krankheitsfördernder Faktor, denn es hält eine Neurodermitis und andere juckende Hautkrankheiten aufrecht. Die Betroffenen vermindern durch das Kratzen zwar kurzfristig den Juckreiz, weil sie auf diese Weise das Jucken überlagern, aber sie senken daraufhin die Juckreizschwelle durch die eingetretene Verwundung der Haut so stark, dass ein erneuter Juckreiz auftritt, den sie mit noch stärkerem Kratzen »behandeln« – ein fataler Teufelskreis! Kratzen führt zu Entzündungen, Entstellungen und zur Vergröberung der Haut, was die soziale Auffälligkeit erhöht. Kratzen kann nicht nur durch einen Juckreiz, sondern auch durch andere Umstände wie soziale Spannungssituationen, mentale Anspannung, Ärger, Langeweile, Warte- und Einschlafsituationen ausgelöst werden. Häufig wird der Juckreiz beim Übergang von Anspannung zur Ruhe wahrgenommen, zahlreiche Hautkranke kratzen aber auch in der Nacht ohne bewusste Wahrnehmung. Kratzen ohne Juckreiz (»Spannungskratzen«) ist Ausdruck einer angespannten emotionalen Befindlichkeit. Als Auslöser gelten Emotionen wie Wut, Ärger oder Aufregung.

Die psychosomatischen Aspekte von dermatologischen Störungen können in möglichen psychischen Ursachen und/oder Folgen der Symptome gesehen werden. Psychologische Faktoren können Hauterkrankungen auslösen, aufrechterhalten und verschlimmern. Von besonderer Bedeutung sind kritische Lebensereignisse, großer Stress und chronische Belastungsfaktoren in Verbindung mit genetisch-konstitutionellen Faktoren. Bei Patienten mit Neurodermitis, Schuppenflechte, Nesselsucht, Herpes-Infektionen und kreisrundem Haarausfall wurden belastende und lebensverändernde Ereignisse vor Krankheitsausbruch oder vor einem Krankheitsschub gefunden. Zusätzlich gingen bei Neurodermitis- und Nesselsucht-Patienten alltägliche Belastungen mit einer Verschlechterung der Hautsymptomatik, vor allem mit einem verstärkten Juckreiz, einher.

Psychischer Stress bewirkt eine intensive immunologische Reaktion. Starke und anhaltende Belastungen führen nach neueren wissenschaftlichen Untersuchungen zu einer Störung der Immunzellen der Haut, die dann vermehrt Entzündungssubstanzen ausschütten. Diese Störung wird einerseits durch die Ausschüttung von Stresshormonen in den Blutkreislauf verursacht, andererseits durch die Ausschüttung von Entzündungssubstanzen aus den Nervenenden in der Haut. Bei chronisch-entzündlichen Hautkrankheiten führt Stress über verschiedene Mechanismen zu einer Fehlregulation des Immunsystems der Haut, insbesondere der Mastzellen. Grundsätzlich gilt bei vielen dermatologischen Erkrankungen unabhängig von den Ursachen: Durch eine stressbedingte Schwächung des Immunsystems heilen Hauterkrankungen schlecht.

Was krank machender Stress ist, kann je nach Person unterschiedlich sein: Ärger, Liebeskummer, Angst, Depression, Zeitdruck, familiäre oder berufliche Überlastung sind in gleicher Weise geeignet, das Immunsystem so zu schwächen, dass vermehrt Infektionskrankheiten, Herpesbläschen an den Lippen oder Hautausschläge auftreten. Soziale Ängste und soziale Defizite können Hautkrankheiten dann verschlimmern, wenn es den Betroffenen nicht gelingt, sich anderen Menschen gegenüber durchzusetzen oder gehasste Aufgaben abzulehnen.

Sichtbare Hauterkrankungen und ständiger Juckreiz und daraus resultierendes Kratzen können das psychische und soziale Wohlbefinden sowie das körperliche Aussehen so schwer beeinträchtigen, dass daraus Angst, vermindertes Selbstwertgefühl, Depressionen und sozialer Rückzug resultieren. Ein Teufelskreis, denn eine schwere Depression lässt die Haut dann noch dazu fahl und unattraktiv aussehen! Hautkranke fühlen sich oft hilflos den unberechenbaren und unkontrollierbaren Krankheitsverläufen ausgeliefert, leiden darunter und entwickeln eine ängstliche Erwartungshaltung mit ständiger innerer Anspannung. Der krankheitsbedingte Stress kann dann die Hauterscheinungen zusätzlich verschlimmern. Das negative Selbstwertgefühl und geringe Selbstvertrauen von Hautkranken zeigt sich möglicherweise auch in dem Umstand, dass unter jungen Menschen mit starker Akne die Arbeitslosenrate höher ist als unter gesunden Gleichaltrigen. Gerade Jugendliche können durch Pickel oder Hautausschläge extrem verunsichert und in ihrem sozialen Status geschwächt sein, denn im Jugendalter ist das äußere Erscheinungsbild für das Selbstwertgefühl noch wichtiger als bei Älteren.

Bei der Neurodermitis werden von Fachleuten keine rein psychologischen Erklärungsmodelle mehr vertreten, wohl aber weiterhin in der populären Literatur. Die häufigsten psychogenen Komponenten scheinen kritische Lebensereignisse, psychosozialer Stress und Beziehungsprobleme zu sein. Bei Kindern könnte ein ungünstiges Familienklima eine Rolle spielen. Als Krankheitsfolge treten oft Depressionen und Angststörungen auf. Der Psychoanalytiker Alexander, der die Neurodermitis zu den klassischen psychosomatischen Störungen zählt, unterstellte den Betroffenen unterdrückte Aggressionen und interpretierte das Kratzen als Ausdruck von Selbstbestrafung bzw. Befriedigung masochistischer Impulse. Die häufig vorgebrachte psychoanalytische Erklärung einer gestörten Mutter-Kind-Beziehung (vor allem einer Ablehnung durch die Mutter) ist aufgrund des Forschungsstandes nicht haltbar und diskriminiert viele sehr bemühte Mütter.

Bei der Schuppenflechte (Psoriasis vulgaris) können Stress und seelische Belastungen durch Unfall, Krieg, Tod von Angehörigen oder

Prüfungsangst regelrechte Schübe auslösen. Die Betroffenen haben aber auch ohne psychosoziale Belastungsfaktoren einen großen Leidensdruck – wegen der sehr auffälligen und entstellenden Hauterscheinungen. Eine nicht gelungene Krankheitsbewältigung kann die Schuppenflechte so verschlimmern, dass Schübe schneller und schwerer auftreten.

Bei der Akne vulgaris können Stress und ständige Hautmanipulationen (»Ausdrücken« der Pickel) eine Verschlechterung bewirken. Die Pubertätsakne führt wegen des dadurch verminderten Selbstwertgefühls oft zu sozialphobischen und depressiven Reaktionen.

Bei der Nesselsucht (Urtikaria), insbesondere in der chronischen Form, scheinen Stressfaktoren eine Rolle als psychische Auslöser zu spielen; eine lang anhaltende Symptomatik kann zudem eine depressive Verstimmung begünstigen.

Bei einem Kontaktekzem bestehen öfter erhöhte Aggressionstendenzen sowie Depressionen oder Angststörungen.

Bei Herpes können emotionale Faktoren wie Stress und Ekel die Symptomatik verstärken, vermittelt durch eine herabgesetzte Immunreaktion.

Bei der flachen Knötchenflechte (Lichen ruber planus) wurden vereinzelt psychische Auslöser und deutliche Belastungen in der psychosozialen Verarbeitung beschrieben. Psychischer Stress kann einen Schub auslösen.

Bei der Weißfleckenkrankheit (Vitiligo) ist in knapp einem Drittel der Fälle Stress der Auslöser.

Die Kollagenosen Sklerodermie und Lupus erythematodes können zumindest in bestimmten Fällen durch kritische Lebensereignisse beeinflusst werden und führen oft zu Hoffnungslosigkeit, Depressionen, verstärkter Schmerzsymptomatik und in Abhängigkeit von der Schwere der Erkrankung auch zu deutlichen Einschränkungen der Lebensqualität.

Therapeutische Aspekte

In der psychologisch-psychotherapeutischen Behandlung von Menschen mit Hautkrankheiten ist es zuerst einmal wichtig zu erkennen, welche Gefühle, Verhaltensweisen, Ereignisse und Umweltbedingungen vorliegen, die die Hauterkrankung mitauslösen, verschlechtern oder verbessern. In der weiteren Therapie gibt es verschiedene Vorgangsweisen, die allerdings nicht spezifisch sind für Hautkrankheiten:

Psychoedukation (Patientenschulung durch Vermittlung von Informationen über die Krankheit und deren Behandlung), Stressbewältigungstraining, Entspannungstechniken (Autogenes Training, Progressive Muskelentspannung, Atemtechniken), Biofeedback-Training, Vorstellungsübungen (visuelle Vorstellungsbilder des Heilungsprozesses), Hypnose, Änderung der Denkmuster, Problemlösetraining und partner- bzw. familienorientierte Interventionen. Durch Entspannungsverfahren und neue Sichtweisen lernen die Betroffenen, ihre Spannungszustände abzubauen, ihr Selbstwertgefühl zu stärken, ihren Körper zu akzeptieren und sich nicht mehr so extrem und einseitig auf den Hautzustand zu fixieren. Soziale Defizite können durch Rollenspiele und ein soziales Kompetenztraining vermindert werden.

Insgesamt gesehen ist bei Hauterkrankungen therapeutische Bescheidenheit angebracht, weil sie oft chronisch, unheilbar und multifaktoriell bedingt sind. Es geht gewöhnlich »nur« darum, die Beschwerden zu lindern, eine weitere Verschlimmerung zu verhindern, das Selbstbewusstsein zu stärken und ängstlich-depressive Reaktionen zu vermeiden oder abzubauen. Ging es früher einseitig darum, mögliche psychische Auslösefaktoren herauszufinden, so steht heute die verbesserte Krankheitsbewältigung immer mehr im Mittelpunkt der Behandlung. Der psychologische Schwerpunkt hat sich also stärker von den psychosomatischen auf die somatopsychischen Aspekte verschoben, um die Lebensqualität der Betroffenen zu verbessern. Weder schulmedizinische noch psychotherapeutische Verfahren können bei vielen Hautkrankheiten eine vollständige Heilung bewirken, aber sie können zur wesentlichen Besserung beitragen.

In der Therapie der Neurodermitis ist es zusätzlich von zentraler Bedeutung, vorerst einmal das alles verschlimmernde Kratzen, Reiben oder sonstige Manipulieren der Haut durch geeignete Strategien zu unterbinden, bevor nach spezifischen psychischen Belastungsfaktoren und deren besserer Bewältigung gesucht wird.

Wenn Frauen spezifische Beschwerden haben

»Der weibliche Mensch ist unmittelbarer
der Art ausgeliefert als der männliche.«
Simone de Beauvoir, Das andere Geschlecht

Chronische Unterleibsbeschwerden – kaum Linderung durch Operationen

Frau Weber ist 35 Jahre alt, verheiratet, sie hat zwei Kinder und ist voll berufstätig als Grafikerin in einer Werbeagentur. Seit fünf Jahren wird sie von chronischen Unterleibsbeschwerden gequält. Die Schmerzen sind so schlimm, dass sie sich unbedingt eine Entfernung der Gebärmutter wünscht, obwohl die Ärzte nach zweimaliger Bauchhöhlenuntersuchung (Laparoskopie) keinen Organbefund ermitteln konnten. Sie ist felsenfest davon überzeugt, dass alle Probleme durch eine Operation beseitigt werden könnten, und lehnt die Empfehlung zu einer Psychotherapie ab, weil sie nicht verrückt sei. Frau Weber hat aber in Wahrheit zahlreiche psychosoziale Probleme: eine stressige Arbeit, die sie ganz fordert; einen Mann, der seit sieben Jahren erheblichen Alkoholmissbrauch betreibt und sie dann auch gelegentlich schlägt; eine Mutter, die sich nach dem Tod des Vaters vor fünf Jahren ein häufigeres Zusammensein wünscht; eine Tochter mit Schulproblemen und Kontakten zum Drogenmilieu.

»Sei nicht so hysterisch«: Frauenbeschwerden und Psyche

Viele Beschwerden von Frauen wurden früher und werden manchmal sogar noch heute als »hysterisch« bezeichnet, man könnte auch sagen: als »eingebildet« abqualifiziert. Die Bezeichnung »Hysterie« wurde aus dem offiziellen Diagnoseschema entfernt, weil sie zu einer Diffamierung von Frauen seitens der Männer geworden ist. Diese »Diagnose« hat einen ganz bestimmten geschichtlichen Hintergrund.

»Hysterie« geht auf das griechische Wort *hystera* = Gebärmutter zurück und galt früher als reine Frauenkrankheit. Die alten Griechen und Römer betrachteten nämlich eine »ausgetrocknete« bzw. eine im Körper auf der Suche nach einem Kind herumwandernde Gebärmutter als Ursache für bestimmte körperliche und psychische Auffälligkeiten bei Frauen. Nach dem griechischen Ursprungswort *hystera* benannte

Sigmund Freud eine ganze Gruppe nichtorganischer Störungen als »Hysterie« oder »hysterische Neurose« und sah ihre Ursache sehr einseitig in Sexualkonflikten.

Die Wechselwirkungen zwischen Körper, Psyche, sozialen, kulturellen und ökonomischen Lebensumständen äußern sich bei Frauen in der Vergangenheit und in der Gegenwart in spezifischer Weise. Die weibliche Gesundheit ist zunächst in hohem Maße bestimmt durch den ungestörten oder gestörten Ablauf physiologischer Prozesse wie Pubertät, Menstruationszyklus, Schwangerschaft, Geburt, Wochenbettzeit und Klimakterium. Vorübergehende Befindlichkeitsstörungen wie einige Tage vor der Menstruation oder in den Wechseljahren sind normale, nicht krankhafte Zustände und werden erst behandlungsbedürftig durch einen subjektiv sehr hohen Leidensdruck, durch die Verminderung der Aktivitäten und die Beeinträchtigung der sozialen oder beruflichen Funktionsfähigkeit.

Neben den körperlich-biologischen Besonderheiten, den Mechanismen der hormonellen Steuerung des weiblichen Körpers und der damit verbundenen Veränderungen im weiblichen Lebenszyklus können sich partnerschaftliche, familiäre, soziale und gesellschaftliche Umstände krankheitsbegünstigend auswirken. Die Mehrfachbelastung durch Haushalt, Kinderbetreuung und gleichzeitige Berufstätigkeit stellt einen erheblichen Risikofaktor für einen vorübergehenden psychophysischen Erschöpfungszustand oder eine länger dauernde psychiatrische oder psychosomatische Störung dar – besonders dann, wenn die Unterstützung durch den Partner fehlt, wenn eine unbefriedigende Arbeitssituation oder ein ausgeprägter Perfektionismus (»Ich muss überall perfekt sein – als Ehefrau, Mutter und Berufstätige«) vorliegt. Wenn der zugegeben schwierige Spagat gelingt und sich Beruf und Familie gut und stressfrei vereinbaren lassen, wirkt sich das natürlich positiv auf die Gesundheit und das Selbstwertgefühl der Frau aus.

Grundsätzlich ist zu fordern: Bei der Erfassung des Gesundheitszustandes der erwachsenen Bevölkerung müssen geschlechtsspezifische Aspekte zukünftig umfassender als bisher beachtet werden. Frauen klagen im Vergleich zu Männern in viel höherem Ausmaß über psychosomatische Beschwerden wie Schwindel, Kopfschmerzen oder Magen-Darm-Störungen, entwickeln zwei- bis dreimal häufiger psychische Erkrankungen wie Angststörungen und Depressionen und nehmen unter den Essstörungen einen Prozentanteil von 95 % ein. Frauen suchen bei körperlichen und seelischen Beschwerden rascher und öfter einen Arzt auf, nehmen doppelt so häufig psychotrope Medikamente wie Beruhigungsmittel, Schlafmittel, Antidepressiva und Schmerzmittel (dabei steigt mit zunehmendem Alter der Anteil der Frauen in der jeweiligen Nutzergruppe) ein, sind länger krankgeschrieben, gehen viel eher in Psychotherapie und begeben sich in größerer Zahl in eine stationäre psychiatrische oder psychosomatische Behandlung.

Die beiden Geschlechter unterscheiden sich auch hinsichtlich der Vorstellungen von Gesundheit und Krankheit: Frauen verfolgen eher ein ganzheitliches Konzept von Gesundheit, in dem das eigene Körpererleben und das Wohlbefinden unter Einbeziehung der gesamten Lebenssituation im Mittelpunkt steht, Männer dagegen definieren Gesundheit vor allem über die Abwesenheit von Krankheit und über ihre Leistungsfähigkeit. Wegen ihres ganzheitlicheren Verständnisses von Krankheiten sprechen Frauen in den Arztpraxen auch viel eher als Männer psychosoziale Belastungssituationen als Hintergrund für chronische Schmerzen an, sodass sie in größerem Ausmaß Psychopharmaka erhalten als Männer, die dieselben Schmerzen angeben. Geschlechtsspezifische Unterschiede finden sich auch in der Art der ärztlichen Diagnosen: Objektiv gleiche Symptome und Beschwerden werden bei Frauen eher psychosomatisch, bei Männern hingegen eher organisch diagnostiziert.

Gynäkologische Erkrankungen haben großen Einfluss auf die Lebensqualität von Frauen. Zu den häufigsten Gesundheitsproblemen zählen die gutartigen Erkrankungen und Beschwerden der weiblichen Geschlechtsorgane. Frauen werden am häufigsten wegen Entzündungen an Eierstöcken, Eileitern, Becken oder Zyklusstörungen krankgeschrieben. Jede zehnte Frau ist von Brustkrebs betroffen – mit den bekannten einschneidenden Folgen für das weibliche Selbstbewusstsein. Bei Frauen ist Brustkrebs immer noch die häufigste Krebserkrankung.

Krankheitsbedingte Frühberentungen sind bei Frauen (1,2 %) häufiger als bei Männern (0,98 %). Als Ursachen für Frühberentungen stehen psychische Störungen bei Frauen mit 23,7 % an erster Stelle (bei Männern 14 %); erst an zweiter Stelle folgen mit 15,8 % die Rückenleiden, die bei Männern mit 17,4 % an der Spitze stehen.

Am Beispiel der Wechseljahre kann man die früher übliche rein biologische Sichtweise dieses Lebensabschnitts den neueren, stärker psychosozial orientieren Denkweisen des weiblichen Lebenszyklus gegenüberstellen. Das Klimakterium beginnt mit der Menopause (letzte spontane Periodenblutung, der mindestens ein Jahr lang keine Regelblutung mehr folgt). Mit den hormonellen Veränderungen gehen verschiedene somatische und psychische Symptome einher: Hitzewallungen, kalte Schweißausbrüche, vaginale Trockenheit, Appetitsteigerung mit nachfolgendem Übergewicht, Spannungskopfschmerzen, Atemnot, Stressinkontinenz, Migräne, Schwindel, Schlafstörungen, reduziertes Selbstvertrauen, Konzentrationsstörungen. Das Hauptsymptom sind Hitzewallungen mit Schweißausbrüchen, die bei 85 % der Frauen auftreten. Als Folge des Östrogenmangels kommt es zu Schrumpfung und Trockenheit der Scheide. Im Zuge dieser körperlichen Veränderungen treten häufig eine sexuelle Lustlosigkeit und/oder Schmerzen beim Verkehr auf. Im Gegensatz zur früheren Pathologisierung der Wechseljahre durch die Medizin wird die hormonelle Umstellung heutzutage als natürliche Phase im Leben der Frau angesehen, die bei genügend Ressourcen gut bewältigbar ist. Das Menopausen-Syndrom kann durch Veränderungen im sozialen Umfeld erheblich verstärkt werden. Die häufige Annahme einer hormonell bedingten Depressionsneigung im Klimakterium (»klimakterische Depression«) wird durch die Forschung nicht bestätigt, vielmehr sind es die sozialen Umbrüche (Auszug der Kinder, Verlust des Partners durch Scheidung oder Tod), die eine Depression begünstigen.

Das positive oder negative Erleben des weiblichen Körpers und der sexuellen Reaktionsabläufe ist stark geprägt von den Erfahrungen körperlicher und sexueller Gewalt im Elternhaus oder in der eigenen Familie. 18 % der 16- bis 60-jährigen Frauen erleben Übergriffe in der Familie, dreimal mehr Mädchen als Jungen sind von sexueller Gewalt betroffen. Sexuelle und körperliche Gewalt führen häufig zu psychischen und psychosomatischen Störungen, was trotz des heutzutage besseren Wissens in der klinischen Praxis noch immer zu wenig beachtet wird.

Das gesellschaftlich vermittelte weibliche Schlankheitsideal, Erziehungsfaktoren und Identitätskonflikte vieler Frauen begünstigen Essstörungen, vor allem die weit verbreitete Bulimie (Ess-Brech-Sucht). Rund 40 % der jungen Mädchen und Frauen im Alter zwischen 14 und 19 Jahren fühlen sich zu dick – und damit buchstäblich in ihrer Haut nicht wohl!

Ein unerfüllter Kinderwunsch oder eine ungewollte Schwangerschaft belasten auch heute noch viele Frauen, trotz der Möglichkeiten der modernen Medizin. Unfruchtbarkeit ist bei fast jedem fünften Paar gegeben; sie löst oft eine erhebliche somatopsychische Folgesymptomatik aus, etwa sexuelle Lustlosigkeit oder depressive Verstimmung. Eine nichtorganisch bedingte Unfruchtbarkeit kann bei Frauen mit einer stress- oder depressionsbedingten Erhöhung des Prolaktinspiegels zusammenhängen. Die modernen Methoden der Reproduktionsmedizin sind zwar einerseits ein Segen, andererseits aber auch eine erhebliche psychische Belastung für beide Partner. Eine nicht gelungene »künstliche Befruchtung« bedeutet eine schwere Enttäuschung für jede Frau, deren Hoffnung auf ein Kind wenigstens über diesen Weg realisierbar schien. Eine ungewollte Schwangerschaft ist trotz der zahlreichen Möglichkeiten der Empfängnisverhütung für viele Frauen auch heute noch ein relativ großes Risiko und wird insbesondere dann zu einer erheblichen Belastung, wenn der Kindesvater einen Schwangerschaftsabbruch gegen den Willen der Frau fordert, den sie dann zwar durchführen lässt, hinterher aber nicht verkraftet.

Der Verlust eines Kindes durch Schwangerschaftsabbruch, Fehlgeburt oder Totgeburt wird von Frauen ganz unterschiedlich verarbeitet und führt oft zu erheblichen Folgeproblemen: bei Fehlgeburten oder Totgeburten zu depressiven Reaktionen oder späteren Ängsten vor einer Wiederholung, beim Schwangerschaftsabbruch zu massiven Schuldgefühlen. Bei Fehlgeburten kommen auch bestimmte psychosoziale Faktoren als Ursache in Frage, vor allem Stress unterschiedlichster Art (in der Partnerschaft, in der Familie, im Beruf, in anderen Lebenssituationen) sowie mangelnde soziale Unterstützung vonseiten der Umwelt. Eine Totgeburt stellt eine besondere Belastung für eine Frau dar, insbesondere dann, wenn keine ausreichende soziale Unterstützung vorhanden ist. Betroffene Frauen reagieren auf eine Totgeburt oft nicht nur mit großer Traurigkeit, sondern mit starken Scham- und Schuldgefühlen, zweifeln generell an ihrer Fähigkeit, ein gesundes Kind zur Welt zu bringen, und bekommen mitunter Probleme mit ihrer Identität als Frau.

Die Macht der Psyche über den weiblichen Körper zeigt sich in zwei sehr erstaunlichen Phänomenen zur Thematik der Schwangerschaft.

Das extrem seltene Phänomen der Scheinschwangerschaft besteht in einer eingebildeten Gravidität bei unerfülltem Kinderwunsch und äußert sich durch die gleichen Anzeichen wie eine tatsächliche Schwangerschaft: Amenorrhö, Gewichtszunahme, absonderliche Appetitwünsche, Übelkeit am Morgen, Größenzunahme des Bauches (allerdings durch Blähungen, schlaffe Bauchdecke oder andere Faktoren), Vergrößerung der Brust mit Einschießen von Milch, ja sogar Wehen und scheinbare Kindsbewegungen. Die psychologischen Hintergründe sind meist sehr einsichtig: Es besteht entweder ein extrem starker Kinderwunsch, vor allem bei älteren Frauen, oder die schuldbelastete Verarbeitung eines Schwangerschaftsabbruchs, der durch eine neuerliche

Schwangerschaft gleichsam wieder gutgemacht werden soll. Nicht selten verstärkt auch ein bestimmter psychosozialer und gesellschaftlicher Hintergrund den Wunsch nach einem Kind.

Der Begriff der verdrängten Schwangerschaft bezeichnet den höchst ungewöhnlichen Umstand, dass eine Frau eine bestehende Schwangerschaft überhaupt nicht wahrnimmt und im Extremfall erst durch die Geburt bewusst davon erfährt. Die Mehrzahl der betroffenen Frauen hat dies durch Umdeutung der charakteristischen Schwangerschaftssymptome geschafft (z. B. im Sinne von funktionellen Magen-Darm-Störungen wie etwa Blähungen) oder hat menstruationsähnliche Blutungen als Beweis fehlender Schwangerschaft interpretiert. Bei sehr jungen Müttern war oft die Überzeugung vorhanden, in diesem Alter noch nicht schwanger werden zu können.

Spezifische Frauenbeschwerden treten nicht selten auch bei verschiedenen psychischen Störungen auf, vor allem jedoch bei Depressionen mit folgenden typischen Symptomen: Libidomangel, Frigidität, Scheidenausfluss, Austrocknung der Vaginalschleimhaut, Schmerzen beim Geschlechtsverkehr, Genitalbeschwerden, Menstruationsbeschwerden bis hin zum Aussetzen der Regel.

Tabelle 10: Psychosomatisch relevante gynäkologische Beschwerden

Funktionelle Störungen	Nichtorganische Frauenbeschwerden: • genitaler Juckreiz • vaginaler Ausfluss • chronische somatoforme Unterleibsbeschwerden • sekundäre Amenorrhö • Dysmenorrhö • Schwangerschaftserbrechen
Organisch fundierte Störungen	Psychosomatisch relevante gynäkologische Erkrankungen und Operationen: • Blutungs- und Zyklusstörungen • prämenstruelles Syndrom • vorzeitige Wehentätigkeit und Frühgeburt • Wochenbett-Störungen • gynäkologische Operationen

Funktionelle Störungen

Genitaler Juckreiz

Genitaler Juckreiz ohne organische Ursachen kommt bei etwa 15 % der Frauen vor. Er geht oft durch das Kratzen in einen brennenden Schmerz über, der vor allem nach dem Wasserlassen, Geschlechtsverkehr oder der Einführung von Tampons auftritt. Die Juckreiz- und Schmerzsymptome können das Sexualleben erheblich beeinträchtigen. Manchmal treten auch chronische Schmerzen im Bereich der äußeren Genitalien auf (Brennen, Stechen, Reißen, Gefühl von Wund-Sein). Diese Symptome hängen ganz allgemein mit emotionaler Anspannung zusammen.

Vaginaler Ausfluss (Fluor vaginalis)

Der vaginale Ausfluss besteht in einem übermäßigen Ausfluss von unterschiedlicher Farbe, Konsistenz und Geruch. Bei Ausschluss organischer Ursachen spricht man von einem psychogenen Ausfluss, der gewöhnlich durch die Aktivierung des sympathischen Nervensystems als Folge von Belastungen entsteht.

Chronische Unterleibsbeschwerden bei Frauen (Pelvipathie)

Bei etwa jeder zehnten Patientin in deutschen Frauenarztpraxen werden chronische Unterleibsschmerzen diagnostiziert. Von chronischen Unterleibsbeschwerden sind vorwiegend Frauen zwischen dem 20. und dem 40. Lebensjahr betroffen, also Frauen im fortpflanzungsfähigen Alter. Die Kennzeichen sind zyklusunabhängige Schmerzen in Unterleib und Becken, die durch organische Ursachen nicht (hinreichend) erklärbar sind. Akute Unterleibsbeschwerden gehen dagegen mit einer Gewebeschädigung einher, das heißt, sie haben einen organischen Charakter.

Chronische Unterleibsbeschwerden ohne organischen Befund dauern mindestens sechs Monate an, treten plötzlich auf oder werden permanent mit schwankender Intensität wahrgenommen, haben als Leitsymptom drückende, ziehende oder stechende Schmerzen im Unterleibs- und Lendenwirbelbereich. Sie bestehen aber meist aus recht diffusen Schmerzen ohne eindeutige Lokalisation (das heißt, es gibt kein Schmerzzentrum) und können das gesamte kleine Becken oder nur einseitig den Bereich von Eierstock und Eileiter betreffen.

Manchmal strahlen sie auch bis in die Extremitäten aus und weisen Begleitsymptome auf, z. B. Rückenschmerzen, Kopfschmerzen, Schwindel, Kreislauflabilität, Durchblutungsstörungen (kalte Hände und Füße), Ausfluss, Durchfall, Verstopfung, Reizdarm, erschwerte und schmerzhafte Harnentleerung, Schmerzen in der Nähe von Operationsnarben, Veränderungen der Brustdrüsen, sexuelle Störungen wie Libidomangel und mangelnde genitale Befeuchtung. Müdigkeit und andere psychovegetative Symptome stehen oft in Verbindung mit psychischen Störungen, vor allem mit Depressionen, Angstzuständen, posttraumatischen Belastungsstörungen und hypochondrischen Störungen.

Aus Erklärungsmangel werden die Schmerzen von Ärzten oft auf Verwachsungen im Bauchraum zurückgeführt. Frauen mit chronischen Unterleibsbeschwerden haben jedoch nicht mehr Verwachsungen und leiden auch nicht unter größeren Menstruationsbeschwerden als andere Frauen. Eventuell nachgewiesene Organbefunde erklären nicht die ganze Schmerzsymptomatik. Operationen können aufgrund des Placeboeffekts zeitweilige Besserung bringen, beseitigen aber die Beschwerden in der Regel nicht auf Dauer.

Die Ursachen und Zusammenhänge bei chronischen Unterleibsbeschwerden sind noch weitgehend unbekannt. Die Betroffenen haben in der Vergangenheit oft körperliche Misshandlungen und sexuellen Missbrauch erlebt. Chronische Stressfaktoren (Überforderung oder Verlusterlebnisse) spielen eine zentrale Rolle und beeinflussen die körperliche Befindlichkeit. Nach neueren Untersuchungsbefunden besteht eine Störung im Stresshormonsystem, die – entgegen der Erwartung – durch einen abgesenkten Spiegel des Dauerstresshormons Kortisol charakterisiert ist. Bei chronischen Unterleibsbeschwerden ohne Organbefund dürfte es sich also nach den bisher vorliegenden Befunden um eine stressbedingte Erkrankung (Überlastungssyndrom) handeln, ähnlich wie bei anderen Schmerzstörungen oder bei posttraumatischen Belastungsstörungen. Die meisten Patientinnen haben einen großen Leidensdruck und häufig ein organisches Erklärungsmodell, sodass sie psychologischen Sichtweisen anfangs oft nur schwer zugänglich sind.

Die große psychosomatische Bedeutung des Krankheitsbildes ergibt sich aus folgenden Zahlen: Unter 5000 Frauen in den USA ist die Symptomatik bei rund 16 % zu finden; 10 % der ambulanten Patientinnen suchen den Frauenarzt wegen Unterleibsbeschwerden auf; bei bis zu 40 % der Frauen mit Unterleibsschmerzen besteht keine organische Grundlage; bis zu 90 % der laparoskopierten Patientinnen weisen keine organische Ursache auf; 20 % aller Laparoskopien und 12 % aller

Gebärmutterentfernungen erfolgen wegen Unterleibsbeschwerden. Oft wird nicht nur unnötigerweise die Gebärmutter entfernt, sondern auch noch der Blinddarm, gleichsam nach dem Motto »Was man nicht mehr hat, kann einem nicht mehr wehtun«. Frauen mit chronischen Unterleibsbeschwerden wurden fast fünfmal so oft operiert wie Frauen einer Kontrollgruppe.

Sekundäre Amenorrhö

Unter einer sekundären Amenorrhö versteht man das vorübergehende, mindestens drei Monate andauernde Aussetzen der Monatsblutung bei normalem Körpergewicht und durchschnittlicher körperlicher Belastung. Die sekundäre Amenorrhö kommt bei 1 bis 2 % der Frauen vor und kann durch folgende Umstände bedingt sein: extreme Belastungssituationen (Krieg, Vergewaltigung, extremer Leistungssport), psychosoziale Konfliktsituationen (Verlust von Geborgenheit, Sicherheit und Wärme, Entwurzelung, Ambivalenz gegenüber der eigenen Weiblichkeit) und schwere seelische Störungen (vor allem Essstörungen, Depressionen und Angststörungen). Stressfaktoren können zu einer funktionellen Störung des Hypothalamus führen und über hormonelle Vorgänge eine psychogene Amenorrhö auslösen. Die viel seltenere primäre Amenorrhö (keine Menstruation bis zum 18. Lebensjahr) ist nur bei einer Minderheit psychogen (z. B. bei einer ausgeprägten Magersucht) und weist auf eine schwer gestörte psychosexuelle Entwicklung hin.

Dysmenorrhö

Die Dysmenorrhö bezeichnet eine äußerst schmerzhafte Regelblutung mit krampfartigen, ziehenden Unterleibsschmerzen, begleitet von Kopfschmerzen, Übelkeit, Rückenschmerzen und Reizbarkeit. Die Schmerzen setzen meist einige Stunden vor der Regelblutung ein, nehmen an Intensität zu und klingen nach zwei bis drei Tagen ab. Eine Dysmenorrhö beginnt meist in der Jugend oder im frühen Erwachsenenalter und hängt oft mit der beginnenden und noch inadäquaten Funktion der Eierstöcke zusammen. Eine hormonell bedingte Veränderung der Schmerzempfindungsschwelle kann ebenfalls eine große Rolle spielen. Die Symptome können durch psychische Konflikte (emotionale Probleme, Rollenprobleme als junge Frau, Depressivität und Ängstlichkeit leichteren Ausmaßes) und psychosoziale Belastungsfaktoren ungünstig beeinflusst werden. Große Belastungen und seelische Spannungen können über die Hypophyse als oberste Stelle der Hormonsteuerung den gesamten hormonellen Regelkreis des weiblichen Zyklus durcheinander bringen.

Schwangerschaftserbrechen

Schwangerschaftserbrechen im ersten Schwangerschaftsdrittel kommt bei 50 bis 70 % aller Schwangeren vor und geht in schweren Fällen mit Gewichtsverlust, Austrocknung und Elektrolytstörung einher. Bei verschiedenen Frauen kann die Symptomatik durch psychische und psychosoziale Ursachen, insbesondere Stress, verstärkt werden.

Organische Störungen

Blutungs- und Zyklusstörungen

Bei Blutungs- und Zyklusstörungen ist das komplexe Zusammenspiel zwischen zentralem Nervensystem, Hypothalamus, Hypophyse und Eierstöcken schwer gestört, wobei auch psychosoziale Faktoren wie etwa Stress, Erschöpfung oder depressive Verstimmungen eine Rolle spielen können.

Prämenstruelles Syndrom

Das prämenstruelle Syndrom kommt bei 30 bis 40 % der Frauen vor, doch nur 2 bis 10 % leiden unter schweren Beeinträchtigungen. Die Störung, bei der keine endokrinologischen Veränderungen, wohl aber genetische Komponenten nachweisbar sind, umfasst zahlreiche seelische und körperliche Beschwerden zwei bis zehn Tage vor der Menstruation: ein schmerzhaftes Spannungsgefühl in den Brüsten, Bauchkrämpfe, Unwohlsein, Blähungen, Völlegefühl, verstärkte Ödemneigung durch Wassereinlagerung, Gewichtszunahme, gesteigerter Appetit, Kopfschmerzen, Kreuz- und Rückenschmerzen, Schwindel, Schlafstörung, Stimmungsschwankungen, Weinkrämpfe, Depressionen, Aggressivität und Angst. Entgegen verschiedenen populären psychoanalytischen Auffassungen (sexuelle oder Rollenprobleme als Ursache) lassen sich keine spezifischen psychologischen Auslösefaktoren nachweisen, dagegen bestehen häufig psychosoziale Folgeprobleme wie etwa Partnerprobleme oder Einschränkungen der sozialen Aktivitäten.

Vorzeitige Wehentätigkeit und Frühgeburt

Eine vorzeitige Wehentätigkeit und eine Frühgeburt können mit psychosozialen Faktoren wie etwa Stress im Beruf oder in der Familie, insbesondere jedoch mit Partnerproblemen in Verbindung stehen, vor allem wenn gleichzeitig vermehrtes Rauchen als Bewältigungsstrategie eingesetzt wurde. Verschiedene Forschungsergebnisse weisen auf deutliche Zusammenhänge zwischen einer Frühgeburt und der aktuellen Lebenssituation bzw. der Stressverarbeitung hin.

Störungen im Wochenbett

Im Wochenbett (die ersten sechs Wochen nach der Geburt) ergibt sich auch bei psychisch gesunden Frauen oft ein körperlich-emotionaler Schwächezustand, der durch emotionale Labilität, Weinkrämpfe, allgemeines Schwächegefühl und körperliche Erschöpfung charakterisiert ist. Bei dafür anfälligen Frauen kann es zu einer nachgeburtlichen Depression kommen.

Gynäkologische Operationen

Psychosomatische (»somatopsychische«) Aspekte sind auch bei gynäkologischen Operationen – besonders bei einer Krebserkrankung – bedeutsam. Die Entfernung von symbolträchtigen und bedeutsamen Organen wie Brust, Gebärmutter oder Eierstöcken und eine Operation im Genitalbereich sind gewöhnlich mit erheblichen psychischen und psychosozialen Folgeproblemen verbunden. Das Selbstwertgefühl, die weibliche Identität und Attraktivität werden schwer beeinträchtigt, auch Partnerschaft und Sexualität leiden häufig darunter. Eine Entfernung der Gebärmutter sollte daher nur bei Vorliegen einer klaren medizinischen Indikation erfolgen.

Psychosomatische Konzepte

Psychologische Faktoren

Psychische und soziale Probleme können Ursache oder Folge zahlreicher Frauenbeschwerden sein. Die vielfältigen gesellschaftlich bestimmten Aufgaben von Frauen wie etwa Berufstätigkeit, Haushalt, Kindererziehung und Betreuung kranker oder pflegebedürftiger Angehöriger führen oft zu Rollenproblemen und Überlastungsreaktionen.

Sie äußern sich in zahlreichen psychischen und psychovegetativen Beschwerden, vor allem dann, wenn Frauen im Rahmen der geschlechtsspezifischen Sozialisation kein ausreichendes Selbstbewusstsein erlangt haben und ihren Selbstwert zu einseitig im Wert für andere sehen gelernt haben. Zu Überforderung führt oft auch das Bestreben, in allen Bereichen die bestmögliche Leistung zu erbringen und trotz eines vorübergehenden beruflichen Ausstiegs wegen der Kinder eine ähnliche Karriere zu durchlaufen, wie dies Männern möglich ist.

Die im Vergleich zu Männern größere Rate an Frauen mit Angststörungen, Depressionen und somatoformen Störungen hängt nicht nur mit deren größerer biologisch-hormoneller Verwundbarkeit, sondern auch mit psychischen und sozialen Faktoren zusammen. Frauen reagieren sensibler bei Problemen in der Partnerschaft und in der Familie und entwickeln in Zusammenhang damit eher als Männer psychische und psychosomatische Störungen. Frauen haben aufgrund der Sozialisationsbedingungen und der soziokulturellen Gegebenheiten noch immer nicht die gleichen Möglichkeiten zur Selbstverwirklichung und sozialen Durchsetzung wie Männer.

Auch ein unzureichendes weibliches Selbstwertgefühl macht anfällig für verschiedene psychische und psychosomatische Störungen. Der übertrieben hohe Stellenwert des äußeren Erscheinungsbildes von Frauen in unserer Gesellschaft fördert körperliches Unwohlsein, wenn die Idealfigur eben nicht vorhanden ist, und trägt zur weiten Verbreitung der Essstörung Bulimie bei.

Therapeutische Strategien

In der Psychotherapie bei Frauen mit psychosomatisch relevanten gynäkologischen Beschwerden wird noch deutlicher, was auch ganz allgemein für den Bereich der Psychosomatik gilt: Stabile Behandlungserfolge sind nur zu erzielen, wenn die Therapie nicht rein auf die Symptome, sondern auf die ganze Person und deren psychosozialen Kontext ausgerichtet ist.

Je nach Situation stehen unterschiedliche Ziele im Mittelpunkt einer psychologisch-psychotherapeutischen Behandlung: Stärkung des weiblichen Selbstwertgefühls, positives Körpererleben, erfüllendes Sexualleben, Überprüfung des Rollenverhaltens, bessere Abgrenzung gegenüber anderen Personen, Bewältigung traumatischer Erfahrungen, Verbesserung der Partnerbeziehung, Umgestaltung und Neuverteilung der verschiedenen Aufgaben in Familie, Haushalt und Beruf, Verarbeitung krankheitsbedingt notwendiger Operationen und sukzessiver Verlusterlebnisse von weiblichen Organen sowie verschiedener körperlicher und hormoneller Veränderungen im Rahmen des Lebenszyklus, Bewältigung emotionaler Krisen in Zusammenhang mit Schwangerschaft, Geburt, Blutungs- und Zyklusstörungen, Unfruchtbarkeit, künstlicher Befruchtung, Schwangerschaftsabbruch, Empfängnisverhütung und erheblichen Abweichungen von den gesellschaftlich vermittelten Idealbildern bezüglich Aussehen, Figur und Gewicht.

Wenn die Ohren dröhnen

»Seht, ich bringe solches Unheil
über diesen Ort, dass jedem,
der davon hört, die Ohren klirren.«
Altes Testament, Jeremias, 19,3

Tinnitus – Disco im Ohr

Herr Kramer, ein 47-jähriger technischer Angestellter, erleidet nach einer längeren Stressphase einen Hörsturz. Sehr erschrocken bemerkt er am Morgen beim Aufstehen, dass er auf dem linken Ohr fast nichts hört. Eine durchblutungsfördernde Infusionstherapie im Krankenhaus bringt rasch eine Besserung. Zurück bleibt ein sehr lästiger und quälender Tinnitus in Form eines zischenden, extrem lauten Geräusches auf beiden Ohren. Er spürt einen großen Druck im Kopf, kann sich nicht konzentrieren, vor allem unter vielen Menschen, meidet bald alle Geräusche wie Musik, Veranstaltungen und Zusammensein mit Freunden. Herr Kramer fühlt sich seinen dröhnenden Ohrgeräuschen hilflos ausgeliefert und wird im Laufe der Zeit immer depressiver. Er hat Angst, bald durchzudrehen oder sich etwas anzutun, wenn er es nicht mehr aushält. Mit Ausnahme seiner Frau fühlt er sich von allen anderen Menschen unverstanden, vor allem wenn er zeitweise nicht zur Arbeit geht oder anstelle des Großraumbüros ein Zimmer für sich allein wünscht. Zwei weitere stationäre Aufenthalte in anderen Krankenhäusern, wo Infusionen und Medikamente zur Durchblutungsförderung eingesetzt werden, bringen keine Besserung. Schließlich setzt er nach zwei Jahren der Frustration seine letzte Hoffnung auf die Kombination von Tinnitus-Retraining-Therapie bei einem darauf spezialisierten HNO-Arzt und Verhaltenstherapie bei einem psychologischen Psychotherapeuten.

»Sich taub stellen«: Ohren und Psyche

Über die Ohren bekommen wir alle relevanten Informationen aus der Umwelt. Die Schallwellen eines Tones oder Geräusches treffen über den äußeren Gehörgang auf das Trommelfell, das so in Schwingungen versetzt wird. Diese werden auf die Gehörknöchelchen des Mittelohres und anschließend über eine Membran zum Innenohr übertragen. Das Innenohr sieht aus wie eine Schnecke und ist mit Flüssigkeit gefüllt. Sie wird in Wellen versetzt und umspült die feinen Härchen der Sinneszellen, die ihrerseits jetzt einen elektrischen Impuls über den Hörnerv in die zuständigen Zentren des Gehirns weiterleiten. Hier werden die Impulse erkannt und in eine bewusste Wahrnehmung übersetzt: Man hört das Schreien eines Kindes oder die Musik eines bekannten Stückes.

Wenn wir Geräusche zu leise oder fast unhörbar empfinden, leiden wir unter Schwerhörigkeit; wenn wir Geräusche zu laut erleben, leiden wir unter einer Gehörüberempfindlichkeit; wenn die Geräusche nicht von außen, sondern von innen, aus dem Ohr selbst, kommen, plagt uns ein sehr belastender Tinnitus.

Wir können uns an übermäßigen Lärm nicht gewöhnen, sondern langfristig gesehen nur Schaden nehmen, weil die empfindlichen Sinneshaarzellen dabei absterben. Lärm wird anhand der Lautstärke in Dezibel (dB) gemessen. Ein Wert über 85 dB bei einer Einwirkzeit von acht Stunden täglich über mehrere Jahre hinweg gilt als gesundheitsschädlich.

Lärm bedeutet einen Dauerstress für unseren Körper, denn er hält ihn durch die Ausschüttung von Stresshormonen in ständiger Alarmbereitschaft. Herz und Kreislauf werden aktiviert, die Verdauungstätigkeit gehemmt, das Immunsystem beeinträchtigt. Lärm stört den Schlaf und beeinträchtigt die geistige Leistungsfähigkeit, weil die Konzentrationsfähigkeit darunter leidet. Schlimmstenfalls kann es zu Depressionen und Tinnitus (krankhaften Ohrgeräuschen) kommen. Besonders lärmempfindlich reagieren Schwangere, Kinder, alte Menschen und Kranke.

Viele Menschen benutzen Lärm als Droge; sie suchen geradezu die aufputschende Wirkung der Stresshormone und den Alarmzustand des

Körpers. Man kann aber auch Lärm machen, um Angst abzuwehren, beunruhigende Stille zu vermeiden oder das Selbstbewusstsein durch Lautstärke zu steigern.

Mit den Ohren stehen wir in Dauerkontakt mit der Umwelt; man kann die Augen verschließen, die Ohren aber nicht – außer mit technischen Hilfsmitteln. Das Hören von Musik oder der Stimme eines geliebten Menschen löst Emotionen aus. Musik im Takt unseres Herzschlags wirkt beruhigend.

Die engen Zusammenhänge zwischen den Ohren und der Psyche bzw. dem zwischenmenschlichen Verhalten zeigen sich in vielen Redewendungen: Wir sind ganz Ohr, haben für jemand ein offenes Ohr, schenken jemandem Gehör. Wir möchten um Gehör bitten, zu Gehör kommen und etwas zu Gehör bringen. Entweder finden wir leicht Gehör oder wir müssen uns erst Gehör verschaffen – oder wir sagen einfach: »Hören Sie!«. Wir können die Ohren spitzen, nur mit halbem Ohr zuhören oder uns die Ohren zustopfen. Mitunter sind wir auf einem Ohr taub oder lassen etwas zum einen Ohr hinein und zum anderen wieder hinausgehen. Manchmal vergeht uns Hören und Sehen und wir lassen die Ohren hängen. Oft haben wir viel um die Ohren, liegt uns jemand in den Ohren und jammert uns geradezu die Ohren voll.

Subjektive Beeinträchtigungen im Gehörbereich kommen bei verschiedenen psychischen Erkrankungen vor, insbesondere bei Depressionen, Angststörungen und somatoformen Störungen. Depressive klagen öfter über folgende Beschwerden: Druckgefühl auf beiden Ohren, Ohrengeräusche (Klingeln, Sausen), Schmerzen, Geräuschempfindlichkeit, Verminderung des Hörvermögens ohne organischen Befund, verstärkt bei vorliegender Schwerhörigkeit.

Tabelle 11: Psychosomatisch relevante Ohrenbeschwerden

Funktionelle Störungen	Dissoziative Störungen: • psychogene Taubheit oder Schwerhörigkeit
Organisch fundierte Störungen	Psychosomatisch relevante Ohrerkrankungen: • Tinnitus • Hörsturz • erhöhte Lärmempfindlichkeit • Schwerhörigkeit • Drehschwindel • Menière-Krankheit

Funktionelle Störungen

Dissoziative Hörstörungen

Die sehr seltenen Phänomene der psychogenen Hörstörungen (dissoziative Taubheit oder Schwerhörigkeit) werden heute als dissoziative Sensibilitäts- und Empfindungsstörungen bezeichnet und zu den dissoziativen Störungen (Konversionsstörungen) gezählt; es liegt ein aktueller Konflikt als Auslöser vor.

Eine dissoziative Hörstörung kann auf einem oder beiden Ohren auftreten und äußert sich als teilweiser oder totaler Hörverlust. Die Patienten verhalten sich dabei völlig anders als Patienten mit organischer Hörverschlechterung: Sie fixieren im Gespräch nicht die Lippen des Gegenübers, wenden ihm nicht das gesunde Ohr zu und beginnen auch nicht, selbst lauter zu sprechen. Die Störung kann situativ variieren (Hörstörung in Test- und Beobachtungssituationen, fehlende Beeinträchtigung in unbeobachteten und ungezwungenen Gesprächssituationen).

Organische Störungen

Tinnitus

Unter Tinnitus (vom Lateinischen *tinnire* = klingen) versteht man subjektive Ohrgeräusche ohne äußeres Schallereignis, die folgendermaßen beschrieben werden können: Pfeifen, Brausen, Zischen, Rauschen, Piepsen, Läuten, Knistern, Hämmern, Dröhnen, Klirren, Knacken, Surren, Summen oder Brummen in einem oder beiden Ohren oder im Kopf. Die Lautstärke und die Lautzusammensetzung variieren, am häufigsten besteht ein hochfrequentes pfeifendes Geräusch. Sehr quälend ist dabei das Gefühl, den Ohrgeräuschen hilflos ausgeliefert zu sein und nichts dagegen unternehmen zu können. Erfahrungsgemäß wiegen die Auswirkungen für die Betroffenen oft schwerer als der Tinnitus selbst.

Immer mehr Menschen klagen über Tinnitus, derzeit leiden 4 % der Bevölkerung darunter, davon 1 % erheblich. 10 bis 15 % der Erwachsenen leiden gelegentlich, öfter oder dauerhaft unter störenden Ohrgeräuschen. Etwa 0,5 % der Erwachsenen sind aufgrund von Ohrgeräuschen nicht mehr in der Lage, ein normales Leben zu führen. Die Wahrscheinlichkeit, an Tinnitus zu erkranken, steigt mit dem Alter, obwohl die Symptomatik auch schon bei Kindern und Jugendlichen auftritt, bei denen das erhöhte Krankheitsrisiko mit hoher Lärmbelastung durch Disco und Walkman zusammenhängt.

Der Tinnitus kann akut oder chronisch sein, oft erfolgt eine Spontanremission. Beim akuten Tinnitus, der weniger als drei Monate andauert, besteht eine Durchblutungsstörung des Innenohres. Durch die gestörte Mikrozirkulation des Blutes bleibt der periphere Hörapparat mit Sauerstoff unterversorgt und die inneren Haarzellen werden geschädigt. Abhilfe schaffen demgemäß durchblutungsfördernde Mittel.

Beim chronischen Tinnitus, das heißt bei Ohrgeräuschen, die bereits länger als drei Monate bestehen, ist eine derartige Infusionstherapie nicht mehr sinnvoll. Hier spielt die Art der Verarbeitung des Tinnitus eine wesentlich größere Rolle. Wenn die Betroffenen damit gut zurechtkommen, spricht man von einem kompensierten Tinnitus. Die übrigen Patienten mit einem so genannten dekompensierten Tinnitus benötigen neben der medizinischen Therapie eine Behandlung, in der auch die psychischen Verarbeitungsmuster und verschiedene psychosoziale Aspekte berücksichtigt werden müssen. Die permanenten Ohrgeräusche, der Hörverlust im Hochtonbereich und die Übersensibilität gegenüber Geräuschen führen zu einem immensen Leidensdruck mit zahlreichen psychischen, psychosomatischen und sozialen Beeinträchtigungen: Schlafstörungen, Depressivität, Hilflosigkeit und Kontrollverlust bezüglich des Tinnitus, Nervosität, Ängstlichkeit, allgemeine Reizbarkeit, ständige Anspannung, Konzentrationsstörungen, Spannungskopfschmerzen, Magenschmerzen, akustische Überflutung, Überforderung durch Stimmen und Geräusche unter vielen Menschen mit daraus resultierendem sozialen Rückzug. Durch eine psychische Störung wie eine Depression oder eine Angststörung kann ein kompensierter und wenig beachteter Tinnitus akut dekompensieren. Ein Tinnitus kommt oft auch bei Patienten mit somatoformen Störungen wie etwa anhaltenden somatoformen Schmerzstörungen vor.

80 % der Tinnitus-Patienten leiden auch unter einer Hörstörung, die auf einer Innenohrschwerhörigkeit beruht. Viele der berichteten Beschwerden hängen dann nicht in erster Linie mit dem Tinnitus, sondern mit der begleitenden Hörstörung zusammen. Das reduzierte Sprachverstehen besonders im Gespräch mit mehreren Personen verstärkt den sozialen Rückzug und könnte öfter durch ein Hörgerät verbessert werden.

Viele Tinnitus-Patienten leiden auch unter Verspannungen im Kiefergelenksbereich (bis hin zu nächtlichem Zähneknirschen) sowie im Hals-, Nacken- und Schulterbereich, sodass eine gezielte Entspannung der entsprechenden Muskulatur lindernd wirkt. Bei einem dekompensierten Tinnitus erfolgt keine Gewöhnung, das heißt keine

Toleranzentwicklung. Die Aufmerksamkeit bleibt ständig auf die Geräusche gerichtet, die als bedrohlich interpretiert werden; das erklärt die ständige psychische und körperliche Anspannung. Gerade hier setzen psychologische Therapiemaßnahmen an: Die Patienten sollen lernen, die störenden Ohrgeräusche durch bestimmte Techniken zur Umlenkung der Aufmerksamkeit besser zu ertragen. Tinnitus-Patienten mit starken und geringeren Beeinträchtigungsgefühlen unterscheiden sich voneinander dadurch, wie sie die Störung bewältigen und welche Strategien sie dazu einsetzen.

Hörsturz

Unter Hörsturz versteht man eine akute, meist einseitige Hörminderung in der Gehörgangsschnecke, der knöchernen (Innenohr-) Schnecke im Schläfenbein. Die Störung kommt bei etwa 20 von 100 000 Menschen vor und verbreitet sich zunehmend. Der Grad der Hörstörung reicht von leichter Hörminderung bis zur völligen Taubheit, die allerdings nur selten auftritt. Meist sind hohe und mittlere Frequenzen betroffen. Ein Hörsturz erfolgt meistens bei völliger Gesundheit aus heiterem Himmel; rund die Hälfte der Betroffenen bemerkt ihn nach dem morgendlichen Erwachen.

Als häufigstes Begleitsymptom tritt bei 70 bis 80 % der Betroffenen ein belastender Tinnitus auf, daneben auch ein Druckgefühl im Ohr, Schwindel, Gleichgewichtsstörungen und Kopfschmerzen mit Übelkeit. Die unmittelbaren Ursachen liegen wahrscheinlich in einer verminderten Durchblutung und infolgedessen in einer Sauerstoffunterversorgung der Sinneshaarzellen. Ein Hörsturz kann völlig ausheilen, während ein Tinnitus häufig chronifiziert.

Erhöhte Lärmempfindlichkeit (Hyperakusis)

Die so genannte Hyperakusis bezeichnet den Umstand, dass Signale von bereits geringer Intensität als zu laut und/oder unangenehm wahrgenommen werden. Die Betroffenen, die an sich ein normales Gehör aufweisen, erleben schon Geräusche wie das Rauschen einer Klimaanlage oder das Umblättern einer Zeitung, ja sogar ihre eigene Stimme als störend bis quälend.

Eine Hyperakusis tritt oft zusammen mit einem Tinnitus einseitig (43 %) oder beidseitig (53 %) auf, und zwar oft erst Wochen oder Monate nach dem akuten Tinnitus; sie kann aber auch ohne Tinnitus vorkommen. Manchmal führt eine jahrelang bestehende Hyperakusis langsam zu einem Tinnitus. Die Störung ist auch beidseitig nach einem einseitigen Trauma wie einem Hörsturz möglich.

Schwerhörigkeit

Schwerhörigkeit ist die häufigste Berufskrankheit. Jeder zweite Rentner leidet unter einer Hörminderung, 2 % der Schulkinder sind auf beiden Ohren schwerhörig. Bedenklich ist vor allem die Zunahme von Gehörschäden in der jugendlichen Bevölkerung. 28 % aller 20-Jährigen leiden in Deutschland unter einem Hörverlust von mindestens 25 dB, überwiegend bedingt durch laute Musik aus Walkman, CD-Player und Discolautsprechern.

Die Schwerhörigkeit ist in psychosomatischer Hinsicht bedeutsam, weil sie mit zahlreichen psychischen, psychosozialen und psychovegetativen Folgeproblemen in Verbindung steht. Die Betroffenen leiden unter Nervosität, Reizbarkeit, Unruhe, Kopfschmerzen, verminderter Belastbarkeit, Kontaktschwierigkeiten, sozialem Rückzug und Vereinsamung, depressiver Verstimmung und Verlust des Selbstvertrauens, manchmal auch unter paranoiden Fehldeutungen.

Drehschwindel

Beim typischen Vertigo mit Drehschwindel, dem so genannten peripher-vestibulären Schwindel (wie er durch eine Innenohrlähmung bewirkt wird), berichten die Betroffenen über eine Scheinbewegung der eigenen Person oder der Umwelt sowie von vegetativen Beschwerden wie Übelkeit, Brechreiz, Blässe und kaltem Schweiß.

Menière-Krankheit

Bei der Menière-Krankheit kommt es zu Anfällen von plötzlich auftretendem Drehschwindel mit Übelkeit bis zum Erbrechen, die ohne erkennbaren Anlass zu jeder Tages- und Nachtzeit auftreten können. Sie dauern minuten- bis stundenlang an und wiederholen sich in unterschiedlich großen Abständen. Das Schwindelgefühl kann so stark ausgeprägt sein, dass der Patient nicht mehr allein stehen kann. Zusätzlich besteht ein zeitweise auftretender Hörverlust, verbunden mit Tinnitus und einem Druckgefühl im betroffenen Ohr. Der auftretende Tinnitus ist tieftonfrequent und wird während eines Anfalls stärker. Die Krankheitsursache liegt in einem Stau der Lymphflüssigkeit im Ohr mit der Folge eines steigenden Flüssigkeitspegels. Entweder wird zu viel Flüssigkeit produziert oder zu wenig abgebaut.

Psychosomatische Konzepte

Psychologische Faktoren

Bei dissoziativen Hörstörungen meinen Psychoanalytiker: Unbewusst wollen die Betroffenen »etwas nicht hören«.

Beim Tinnitus können chronischer Stress und Depressionen als krankheitsauslösend oder -verstärkend angesehen werden, vor allem jedoch zeigen sich häufig psychische und psychosoziale Folgestörungen wie Hilflosigkeits- und Kontrollverlustgefühle, Depressionen, Schlafstörungen, Kommunikationsstörungen, sozialer Rückzug und Angstzustände. Eine Arbeitsunfähigkeit resultiert oft aus der Konzentrationsstörung, der verwirrenden akustischen Reizüberflutung unter vielen Menschen und der Erschöpfung nach längerer äußerer Lärmbelästigung.

Ein Hörsturz wird oft durch chronische Überlastung, aktuelle Konfliktsituationen und einen ständigen emotionalen Spannungszustand ausgelöst. Häufig kommt zu einem Dauerstresszustand noch ein schicksalhaftes Ereignis (Unfall, Todesfall, Erkrankung) hinzu, das den Hörsturz begünstigt. Die Zusammenhänge zwischen Hörsturz und Stress sind leicht nachvollziehbar: Bei Stress wird vermehrt das Stresshormon Kortisol ausgeschüttet, das die Blutgefäße verengt und die Fließeigenschaften des Bluts verschlechtert; das Blut wird dicker und kann sogar gerinnen. In den kleinen Gefäßen des Innenohres kann es so zum Gefäßverschluss kommen – und damit zum Hörsturz, der nichts anderes als ein Infarkt des Innenohres ist. Als Folge davon wird die Sauerstoffzufuhr zu den im Innenohr sitzenden, hoch empfindlichen Sinneszellen unterbrochen.

Die Menière-Krankheit führt im Laufe der Zeit zu einer erheblichen psychosozialen Beeinträchtigung. Die Betroffenen ziehen sich aus Angst vor einem Schwindelanfall in der Öffentlichkeit immer mehr zurück und bekommen nicht selten Angststörungen und Depressionen.

Therapeutische Strategien

Beim chronischen Tinnitus und bei der Menière-Krankheit steht nicht die Heilung, sondern die Verbesserung der Lebensqualität und die Unterbrechung des Vermeidungsverhaltens (Vermeidung von Geräuschen, sozialen Kontakten und Aktivitäten) im Vordergrund der Therapie.

Für die psychologisch-psychotherapeutische Behandlung von Tinnitus ist die heutige Auffassung maßgeblich, dass es sich dabei letztlich um ein Geschehen im Gehirn und nicht im Ohr handelt. Aus dieser Sicht sind psychologische Maßnahmen zum erfolgreicheren Umgang damit sowie zur besseren Bewältigung symptomverstärkender Stressfaktoren dringend notwendig und zwar vor allem bei der chronischen, bislang unheilbaren Variante der Störung. Viele Experten sind der Meinung, dass es sich beim chronischen Tinnitus letztlich um eine somatoforme Störung handle, weil eventuell vorhandene Organbefunde (leichte Lärmschädigung, Halswirbelsäulenverspannungen oder Gefäßverengungen) das Störungsausmaß nicht vollständig erklären können. In der Therapie soll der eskalierende Teufelskreis von Aufmerksamkeitszuwendung, negativer Bewertung der Geräusche, verstärkter Stressreaktion und Tinnitus-Verschlimmerung unterbrochen werden.

Reine Entspannungsübungen sind bei Tinnitus wenig wirkungsvoll, hilfreicher sind dagegen so genannte multimodale Bewältigungsstrategien. Sie führen zwar nicht zur Beseitigung, wohl aber zur besseren Bewältigung der Symptomatik und damit zu einer höheren Lebensqualität. Diese Strategien sind auch bei Hyperakusis wirkungsvoll:

1. Informationsphase (Psychoedukation). Umfassende Informationen über den heutigen Stand der Erforschung und Behandlung des Tinnitus sollen die oft schon sehr resignierten Patienten zu nichtmedikamentösen Therapieversuchen ermutigen, wenn alle medizinischen bislang gescheitert sind. Die Betroffenen müssen, damit sie bei subjektiv lautem Tinnitus nicht gleich in Panik geraten, lernen, was in diesem Moment in ihrem Kopf geschieht. Sie sollen zu der neuen Erfahrung ermutigt werden, dass sie sich an den Tinnitus in ähnlicher Weise gewöhnen können wie Menschen an den Lärm einer nahen Autobahn, indem sie sich mit anderen Dingen beschäftigen.
2. Entspannungstechniken. Entspannungsverfahren und selbsthypnotische Techniken fallen anfangs oft recht schwer, weil sie durch die Ruhe und die Zuwendung auf den Körper auch den aufdringlichen Tinni-

tus in Erinnerung bringen, können aber im späteren Verlauf dennoch nützlich und hilfreich sein.

3. Umlenkung der Aufmerksamkeit. Die Betroffenen lernen, durch Vorstellungsübungen ihre Aufmerksamkeit auf angenehme Inhalte zu richten, um ihren Tinnitus besser auszublenden. Emotionszentrierte und nichtsprachliche Techniken wie Gestaltungstherapie und Körpertherapie verbessern die Fähigkeit der Aufmerksamkeitslenkung.
4. Expositionstraining. Betroffene neigen dazu, äußere Geräuschquellen wie Straßenlärm, Konzerte oder Gespräche möglichst zu vermeiden, was die Überempfindlichkeit noch verstärkt. Eine langsame, dosierte Gewöhnung an Alltagsgeräusche muss regelrecht trainiert werden, um sich auch in diesen Situationen wieder häufiger aufhalten zu können und eine bessere Entspannung zu erreichen. Durch eine dosierte Konfrontation mit der Umwelt erfolgt auch wieder ein Aufbau von Aktivitäten, deren Nachlassen häufig eine depressive Reaktion begünstigt hat.
5. Änderung der Denkmuster (kognitive Therapie). Ungünstige Denkmuster (»Tinnitus ist ein Vorbote des Schlaganfalls«, »Ich bin nichts wert, wenn ich so weiterleben muss«) sowie ständig überfordernde Einstellungen (»Ich muss perfekt sein, um die Kontrolle nicht zu verlieren«) müssen analysiert und geändert werden; dadurch wird der Therapieprozess oft hilfreich unterstützt.
6. Tinnitus-Retraining. Das ist eine relativ neue Methode des Umlenkens der Aufmerksamkeit: Ein kleines Gerät im Ohr (»Rauschgenerator« oder »Noiser« genannt) gibt Geräusche ab, die eine Spur leiser eingestellt sind als der Tinnitus und damit eine Desensibilisierung (Gewöhnung) des Gehörs ermöglichen. Es gibt aber auch einfachere Möglichkeiten: Dauerbeschallung durch Hintergrundmusik, einen Zimmerspringbrunnen oder durch eine CD mit Wassergeräuschen lenkt ebenso vom Tinnitus ab. Hier sollten jedoch die von außen kommenden Geräusche den Tinnitus nicht überdröhnen, weil sonst kein Anreiz zur Gewöhnung besteht.

Beim Hörsturz können psychologische Stressbewältigungs- und Entspannungstherapien dazu beitragen, einen neuerlichen Hörsturz zu vermeiden. Eventuell bleibende Folgen des Hörsturzes können ein Tinnitus-Bewältigungstraining erforderlich machen.

Bei der Menière-Krankheit liegen die Ansatzpunkte für eine psychosomatische Behandlung in den vorausgegangenen Stressphasen, in einer meist sehr leistungsorientierten Persönlichkeitsstruktur und in der hohen Erwartungsangst bezüglich eines nächsten Anfalls.

Wenn Hals, Nase und Stimme leiden

»Die Stimme eines Menschen
ist sein zweites Gesicht.«
Gérard Bauer

Globusgefühl – ständiges Engegefühl im Hals

Herr Winter, ein 39-jähriger Softwaretechniker in einer großen Firma, leidet seit einigen Monaten unter einem ständigen Engegefühl im Hals, das man am besten als Zuschnüren der Kehle beschreiben kann. Er glaubt oft, er könne beim Essen keinen größeren Bissen schlucken, weil ihm dieser im Hals stecken bleiben würde. Tatsächlich taucht dieser unangenehme Zustand aber ausschließlich beim Leerschlucken ohne Essen auf. Nicht nur bei Tisch, sondern auch überall sonst ist Herr Winter stets mit einer Flasche Mineralwasser zu sehen, weil er damit am schnellsten seine Mundtrockenheit und sein Gefühl, ständig schlucken zu müssen, beseitigen kann.

Nach einer organischen Ausschlussdiagnostik wird in der Psychotherapie der relevante psychosoziale Hintergrund offenbar: Herr Winter steht beruflich unter enormen Stress; vor allem belastet ihn das Gefühl, am falschen Platz eingesetzt zu sein. Vor einem Jahr wurde er von der Programmentwicklung in den technischen Verkauf überstellt, wo er sich aber überhaupt nicht wohl fühlt. Er möchte am liebsten kündigen, weil er sich unterfordert fühlt, hat aber Angst, anderswo nicht ein Lohnniveau und eine Arbeitsplatzsicherheit zu erreichen, wie bisher.

»Etwas schnürt die Kehle zu«: Hals, Nase, Stimme und Psyche

Die Nase ist das Organ des Geruchssinns und der Beginn der Atemwege. Von allen Sinnesorganen ist der Geruchssinn stammesgeschichtlich der älteste. Wir können die Augen schließen und die Ohren verstopfen, aber Gerüchen können wir uns nicht entziehen. Weil wir atmen müssen, müssen wir auch riechen, was an guten und schlechten Düften in uns einströmt. Die einströmende Luft passiert die Riechschleimhaut in der Nasenhöhle, wo Millionen von Sinneszellen auf feinen Härchen die Duftmoleküle einfangen und als elektrische Impulse an das Riechhirn weiterleiten. Geruchsinformationen gelangen zuerst direkt in das limbische System des Gehirns und lösen dort unmittelbar Gefühlsreaktionen aus. Gerüche bewirken stark gefühlsbetonte Sinneseindrücke; deren lust- oder unlustbetonter Charakter wird auch im Gesichtsausdruck und im Verhalten durch Schnüffeln, Naserümpfen u. ä. sichtbar. Gerüche können anregen, beruhigen, erfrischen oder anekeln. Bestimmte Körpergerüche wirken anziehend oder abstoßend, sind Auslöser für Sympathie oder Antipathie und beeinflussen damit erheblich unsere Sozialbeziehungen. Frauen haben gewöhnlich, zumindest in der Schwangerschaft, einen empfindlicheren Geruchssinn als Männer. Gerüche aktivieren nicht nur Emotionen, sondern auch Erinnerungen, sodass wir uns bei bestimmten Gerüchen sofort in bestimmte angenehme oder unangenehme Situationen zurückversetzt fühlen. Seelische Probleme in Verbindung mit dem Geruchssinn ergeben sich am häufigsten als Folge traumatischer Erfahrungen, wo etwa Brandgeruch bei einem Unfall immer wieder ungewollt erinnert wird, wie dies bei der so genannten posttraumatischen Belastungsstörung der Fall ist.

Der Hals umfasst den Rachen, den Anfangsteil der Speiseröhre und den Kehlkopf mit dem obersten Abschnitt der Luftröhre. Im Inneren des Kehlkopfes befinden sich die Stimmbänder. Der Kehlkopf und die Stimmbänder bilden den wichtigsten Teil des Sprechapparates.

Der Stimmapparat ist das komplizierteste motorische System des ganzen Körpers. An der Entstehung unserer Stimme sind an die hundert Muskeln und mehrere Organe beteiligt: das Zwerchfell und die Lunge, der Kehlkopf mit den Stimmlippen in der Mitte sowie der Mund-, Nasen- und Rachenraum. Ein Ton entsteht dadurch, dass die Ausatemluft durch den Kehlkopf streicht und die Stimmlippen zum Schwingen bringt. Eine gesunde Stimme beruht auf dem optimalen Zusammenspiel von Atmung, regelmäßigem Schwingungsverhalten der Stimmlippen, Körperspannung, Körperhaltung und psychischer Befindlichkeit. Die Stimme als physikalisches Phänomen besteht aus 100 bis 1000 Schwingungen der Stimmlippen pro Sekunde. Jeder Mensch besitzt eine individuelle, unverwechselbare Stimme und kann daher leicht identifiziert werden.

Die Stimme ist Ausdruck der Befindlichkeit des ganzen Menschen.

Sie ist tiefer bei Entspannung, höher bei Anspannung, überschlägt sich bei Erregung und bebt bei hoher emotionaler Anspannung. Freude äußert sich in einer gut modulierten, volltönenden Stimme, Trauer hingegen in einer brüchigen, eher monotonen Stimme. Die Stimme einer Person ist *das* Barometer ihrer Stimmung. Der Stimmklang eines Menschen ist ein Gradmesser dafür, wie sehr er aus seiner Mitte heraus spricht und singt oder ob er unter Druck steht und körperlich bzw. psychisch geschwächt ist.

Die Stimme ist das wichtigste Kontaktorgan zur Umwelt und ermöglicht Dialog und Beziehung. Stimmstörungen sind primär Kommunikationsstörungen und kein isoliertes Problem des Kehlkopfes oder des Stimmapparates. Seelische Belastungen können sich auf die Stimmbänder auswirken und dazu führen, dass das Zusammenspiel von Atmung, Stimme und Artikulation gestört wird. Ständige Heiserkeit oder große Anstrengung beim Sprechen können Ausdruck tieferer persönlicher Probleme sein.

Unsere Befindlichkeit kommt in Redewendungen zum Ausdruck, die mit den Bereichen Hals, Nase und Stimme zu tun haben.

Mitunter sind wir hochnäsig, verschnupft, oder es stinkt uns etwas. Wenn uns etwas nicht passt, rümpfen wir die Nase oder wir haben die Nase gestrichen voll. Manchmal haben wir einen guten Riecher oder werden wir von anderen an der Nase herumgeführt. Oft beschnuppern wir jemanden ausgiebig, können ihn aber gar nicht riechen. Wenn wir überall unsere Nase hineinstecken, können wir auch einmal auf die Nase fallen. Anderen sehen wir etwas sofort an der Nasenspitze an – oder wir müssen es ihnen aus der Nase ziehen.

Manchmal haben wir einen Frosch oder Kloß im Hals, bleibt uns das Lachen, ein Wort oder ein Bissen im Hals stecken. Dann wieder schreien wir uns den Hals aus, platzt uns der Kragen, bekommen wir einen dicken Hals oder hängt uns etwas zum Hals heraus. Oft halsen wir uns etwas auf, das uns den Hals kosten kann, aber im letzten Moment ziehen wir unseren Hals aus der Schlinge. Mitunter haben wir etwas auf dem Hals, das wir uns mühsam von Hals schaffen müssen, oder wir möchten uns jemanden vom Hals halten, der uns am liebsten um den Hals fallen würde. Wir recken öfter den Hals und können den Hals nicht voll genug kriegen.

Wir sprechen öfter aus voller Kehle oder schreien uns die Kehle aus dem Hals, doch ab und zu schnürt es uns die Kehle zu. Uns kann etwas in die falsche Kehle geraten, oder man setzt jemandem das Messer an die Kehle.

Manchmal verschlägt es uns die Sprache oder bleibt uns die Spucke weg. Wir sprechen im Brustton der Überzeugung und wollen den Ton angeben. Manchmal bringen wir keinen Ton heraus; wir können dann keinen einzigen Ton von uns geben. Wir pflegen einen »guten Ton« oder vergreifen uns manchmal im Ton. Der Ton macht die Musik!

Störungen in den Bereichen Hals, Nase und Stimme kommen auch bei verschiedenen psychischen Störungen vor. Angstpatienten leiden häufig unter einem Globusgefühl. Funktionelle Stimmstörungen findet man insbesondere bei depressiven Patienten, die häufig eine sehr leise und kraftlose Stimme haben.

Tabelle 12: Psychosomatisch relevante Störungen in den Bereichen Nase, Hals und Stimme

Funktionelle Störungen	Nichtorganische Störungen: • somatoformes Globusgefühl • dissoziative Riechstörung • vasomotorische Rhinopathie • dissoziative Stimmstörungen
Organisch fundierte Störungen	Psychosomatisch relevante Störung: • allergische Rhinopathie (Heuschnupfen)

Funktionelle Störungen

Somatoformes Globusgefühl

Das nichtorganische Globusgefühl wurde bereits bei den somatoformen Oberbauchbeschwerden unter den funktionellen Störungen der Speiseröhre besprochen, wird jedoch auch hier erwähnt, weil es im HNO-Bereich eine der häufigsten Missempfindungen darstellt. Im internationalen Diagnoseschema wird die Symptomatik zu den »sonstigen somatoformen Störungen« gezählt, die nicht durch das autonome Nervensystem vermittelt werden und zudem auf bestimmte Systeme oder Körperteile begrenzt sind.

Unter einem Globus pharyngeus versteht man umgangssprachlich ein Zuschnüren der Kehle oder einen »Kloß im Hals«. Genauer definiert ist es ein Fremdkörpergefühl im Rachen *(pharynx* = Schlund, Rachen), bedingt durch eine Verspannung der Schluck- und Halsmuskulatur. Dabei gibt es auch enge Zusammenhänge mit einer reflektorisch hervorgerufenen Verspannung der Halswirbelsäule. Neben dem

Fremdkörpergefühl, das der Betroffnene durch häufiges Schlucken oder Wassertrinken zu beseitigen versucht, bestehen weitere unangenehme Gefühle wie Kratzen, Brennen oder Schmerzen. Häufig treten derartige Missempfindungen im Rachen auch bei funktionellen Stimmstörungen auf, vergleichbar einem Muskelkater nach übermäßiger Muskelanstrengung.

Dissoziative Riechstörung

Die extrem seltenen psychogenen Riechstörungen (Geruchlosigkeit oder Geruchüberempfindlichkeit) werden als dissoziative Sensibilitäts- und Empfindungsstörungen bezeichnet und den dissoziativen Störungen oder Konversionsstörungen zugeordnet; hier gilt es, einen aktuellen Konflikt als Auslöser herauszufinden.

Vasomotorische Rhinopathie

Die wichtigste funktionelle Störung im Bereich der Nase ist die so genannte hyperreflektorische oder vasomotorische Rhinopathie, die durch unspezifische Reize ausgelöst wird. Dabei wird wässriger Schleim (Rhinorrhö) abgesondert, oft verbunden mit einem krampfhaften Niesanfall, dazu kommt das Gefühl einer verstopften Nase und der verminderten Geruchsempfindung. In ähnlicher Weise kann eine regelmäßig verstopfte Nase mit ständigem Schniefen die Reaktion auf emotionellen Stress sein, besonders wenn das Immunsystem aufgrund andauernder Überforderung allgemein geschwächt ist.

Dissoziative Stimmstörungen

Funktionelle Stimmstörungen sind nichtorganische Beeinträchtigungen der Stimme, die zu den dissoziativen Bewegungsstörungen zählen. Sie beruhen auf einer mangelnden Koordination im Bewegungsablauf des Sprechapparats, die zu einer gestörten Funktion bei der Stimmgebung führen. Stimmstörungen treten vor allem bei Menschen in »Sprechberufen« wie etwa Lehrern, Kindergärtnerinnen oder Verkäuferinnen auf. Dissoziative Stimmstörungen können durch Erwartungsängste bezüglich des öffentlichen Versagens der Stimme verstärkt werden. Andererseits kann aber auch eine organische Stimmstörung zu psychosozialen Problemen führen und Versagensängste in sozialen Situationen begünstigen.

Man unterscheidet dissoziative Aphonien und Dysphonien, die ohne Behandlung zu Veränderungen des Kehlkopfs führen können.

Eine dissoziative Aphonie ist der plötzliche Verlust der Stimme für einige Stunden bis mehrere Tage. Die Stimme ist völlig tonlos, der Betroffene kann nur noch flüstern. Die Störung kann immer wieder auftreten.

Funktionelle Dysphonien sind Stimmstörungen mit einer Veränderung des Klanges und der Leistungsfähigkeit der Stimme, aber ohne primär organische Veränderungen der Stimmlippen. Die Betroffenen leiden unter Heiserkeit, Stimmschwäche, Räusperzwang, Missempfindungen wie Brennen, Trockenheit, Schmerzen, Druck- und Spannungsgefühlen. Emotionale Faktoren beeinträchtigen den Stimmeinsatz, die Klangfarbe und die Tonhöhe. Es besteht ein enger Zusammenhang mit der individuellen Verarbeitung von Emotionen, inneren Konflikten, Überforderung und Aspekten der Stimmbelastung.

Die Symptome entwickeln sich oft schleichend, bei mehr als der Hälfte nach einem grippalen Infekt oder einer Infektion im Mund- und Halsbereich und wechseln situativ in Intensität und Ausprägung. Oft bestehen auch psychische Symptome (Erschöpfungsgefühle, Niedergeschlagenheit, Müdigkeit und soziale Unsicherheit).

Man unterscheidet zwei Arten von Dysphonien: ein »Zuwenig« und ein »Zuviel« an Stimme. Eine hypofunktionelle Dysphonie zeigt sich in einer leisen, gehauchten Stimme, einer geringen Modulation, nur oberflächlicher Atmung und ungenügendem Öffnen des Mundes und kommt häufig bei Menschen mit Erschöpfungszuständen und Depressionen vor. Eine hyperfunktionelle Dysphonie weist folgende Merkmale auf: zu laute, zu hohe, raue, mitunter kippende Stimme, harte bis knarrende Stimmeinsätze, schlechte Vokalausformung, Neigung zur Verkrampfung des Kehlkopfeinganges; die Stimme klingt gepresst, gequält, stöhnend und ächzend, die Artikulation ist mühsam, die Atmung zu schnell. In beiden Fällen sind Krafteinsatz und Stimmtechnik unökonomisch.

Organische Störungen

Allergische Rhinopathie

Brennende Augen, laufende Nase und gereizte Bronchien sind die bekannten Symptome des so genannten »Heuschnupfens«. An einer derartigen allergischen Rhinopathie, die man im Falle von chronischem Stress aufseiten der Betroffenen durchaus unter psychosomatischen Aspekten im engeren Sinne betrachten kann, leiden 10 bis 20 % der Bevölkerung. Es handelt sich dabei um eine allergische Entzündung der Nasenschleimhaut (z. B. durch Pollen, Hausstaub oder Tierhaare) mit den Symptomen Juckreiz, Verstopfung der Nase, Fließschnupfen, Niesreiz, nasaler Stimme, Störungen des Geruchs- und Geschmacksempfindens, Entzündung der Nasennebenhöhlen und Abgeschlagenheit. Heuschnupfen plagt immer mehr Menschen: Jeder fünfte Erwachsene ist davon betroffen – die Tendenz ist stark steigend.

Psychosomatische Konzepte

Psychologische Faktoren

Stress und psychosoziale Belastungsfaktoren gelten als Auslöser oder Verstärker von funktionellen sowie organischen Beeinträchtigungen im Bereich von Nase, Kehle und Stimme.

Ein somatoformes Globusgefühl kann Ausdruck von inneren Konflikten, Überforderung, Stress, Angst, Depressionen, Hilflosigkeits- und Ohnmachtsgefühlen sein. Bei Aufregung und Stress trocknet der Hals aus, sodass die Betroffenen sich ständig räuspern und hüsteln müssen. Durch diese ständige Aufmerksamkeitszuwendung auf den Halsbereich wird die Symptomatik unnötig verstärkt und fixiert.

Die Überreaktion der Nasenschleimhaut kann sowohl bei einer vasomotorischen Rhinopathie als auch bei einer allergischen Rhinopathie durch heftige Emotionen und Stress verstärkt werden, der das Immunsystem schwächt. Bei Beziehungskonflikten, Ängsten und Depressionen genügen oft bereits wenige Pollen, um die Symptomatik auszulösen.

Dissoziative Stimmstörungen hängen oft mit inneren Anspannungen zusammen, mit psychischen Konflikten, sozialer Unsicherheit, Angst, depressiven Zuständen, Stress und Überforderung in der Familie oder im Beruf. Ein weiterer Grund liegt im falschen Gebrauch der Stimme, vor allem in Sprechberufen wie Telefonistinnen, Verkäuferinnen oder Lehrern, sodass es zur Überforderung der Stimmbänder kommt. Bei Menschen in Sprechberufen sowie bei Sängern und Schauspielern wird der psychosoziale Stress zusätzlich verstärkt durch die verständliche Angst um den Verlust des Arbeitsplatzes. Traumatisierende Erlebnisse wie Unfälle, sexuelle und körperliche Gewalt können zu einem totalen Verlust der Stimme führen – nach dem Motto »Ich will mit dieser Welt nicht mehr kommunizieren«. Stimmstörungen können auch durch emotional bedingtes falsches Atmen entstehen.

Therapeutische Strategien

Beim Globusgefühl sowie bei Stimmstörungen sind Techniken zur richtigen Atmung sehr hilfreich, um vor allem die Entspannung in der Ausatmungsphase zu intensivieren. Bei funktionellen Störungen der Nase können Atemtechniken die Atmung durch die Nase statt durch den Mund fördern, denn die Mundatmung gewährleistet keine adäquate Lufterwärmung und -befeuchtung. Bei dissoziativen Geruchsstörungen können dadurch möglicherweise wieder Geruchsempfindungen angeregt werden.

Bei funktionellen Stimmstörungen ist vor allem auch eine logopädische Behandlung wichtig, wobei jedoch eine ganzheitliche Sichtweise in Hinblick auf die emotionale und psychosoziale Befindlichkeit von entscheidender Bedeutung ist. Arbeit an der Stimme ist immer Arbeit an der ganzen Person. Reine Laut- und Stimmübungen werden nicht den gewünschten Effekt erbringen. Grundsätzlich gilt: Vorrangig müssen die hinter den verschiedenen HNO-Symptomen stehenden inneren Konflikte und äußeren Belastungssituationen erkannt und bewältigt werden.

Wenn der Stress ins Auge geht

»Das Auge ist der Punkt,
in welchem Seele und
Körper sich vermischen.«
Christian Friedrich Hebbel

Verminderte Sehleistung – trüber Blick durch Verspannung und Depression

Herr Maurer, ein 37-jähriger technischer Angestellter, kann plötzlich seinen Beruf nicht mehr ausüben, weil er seit zwei Monaten unter unerklärlichen Sehstörungen leidet. Mehrere Augenärzte können keine körperlichen Ursachen für seine Doppelbilder, den trüben Blick und das plötzlich eingeschränkte Gesichtsfeld finden. Seit einem Jahr geht es seiner Firma so schlecht, dass er die Kündigung befürchtet. Große Probleme gibt es auch privat: Seine Frau droht mit Scheidung, weil sie während seiner häufigen Auslandsaufenthalte einen anderen Partner kennen gelernt hat. Bei gleichzeitiger Berücksichtigung anderer Beschwerden wie rascher Ermüdbarkeit, Lustlosigkeit, Appetitmangel, Durchschlaf- und Konzentrationsstörung ergibt sich das Bild einer reaktiv-depressiven Symptomatik.

»Die Augen vor etwas verschließen«: Augen und Psyche

Das Auge nimmt das Licht wie eine Kamera auf und leitet die durch die Linse gebeugten Lichtstrahlen zu einer empfindlichen Oberfläche, der Netzhaut. Der Zustand der Linse (abgeflacht oder gewölbt) bestimmt die Art der Lichtbrechung und damit die Nah- oder Fernsicht. Die Pupille ist die Öffnung in der Regenbogenhaut, die sich wie eine automatisch arbeitende Blende je nach Lichteinfall öffnet und schließt, das heißt sich erweitert oder verengt. Hinter der Linse befindet sich der Augapfel, der mit einer durchsichtigen gallertartigen Substanz gefüllt ist, dem Glaskörper, an dessen Rückseite die Netzhaut liegt. Die Netzhaut ist das natürliche Gegenstück zu einem fotografischen Film. Sie besteht aus drei Schichten von Nervenzellen mit Lichtrezeptoren an der Außenseite. Die Nervenimpulse werden dann an das Gehirn zur Verarbeitung weitergeleitet. Rund 80 % aller Sinneseindrücke nehmen wir über die Augen wahr.

Zwischen den Augen und dem Gehirn besteht eine enge anatomische Verbindung, denn die Netzhaut und der Sehnerv sind – entwicklungsgeschichtlich gesehen – Teile des Gehirns, die in das Auge vorgelagert sind. Dies macht es verständlich, dass Seheindrücke unmittelbar Gefühlsreaktionen auslösen wie etwa Weinen bei einem Film. Wenn wir die Augen schließen, bewegt sie das Gehirn unbewusst weiter. Je mehr Erlebnisse wir im Unterbewusstsein verarbeiten, desto intensiver werden die Augenbewegungen.

Bei Angst und emotionaler Erregung bewirkt das sympathische Nervensystem eine Erweiterung der Pupillen, um mehr Licht durchzulassen; dadurch werden die Augen lichtempfindlicher und das Sehfeld erweitert. Eine vergrößerte Pupille, vergleichbar einer größeren Blende beim Fotoapparat, verringert die Schärfentiefe und erhöht damit die Möglichkeit, unterschiedliche Entfernungen besser voneinander zu unterscheiden. Dadurch können bedrohliche Objekte besser wahrgenommen werden.

Bei Stress, Aufregung oder Angst haben viele Menschen das Gefühl, nahe Dinge nicht gut zu sehen. Dieses Phänomen wird durch das sympathische Nervensystem hervorgerufen: Die Augenlinsen werden bei Stress abgeflacht und besitzen infolgedessen eine geringere Brechkraft bzw. größere Brennweite. Der Sinn dahinter ist: Bei Gefahr ist gute Fernsicht möglicherweise überlebensnotwendig; die Nahsicht ist jedoch beeinträchtigt, weil sie in dieser Situation nicht von so elementarer Bedeutung ist.

Augenprobleme treten heutzutage oft durch eine Tätigkeit am Computer auf. Die dauernde Scharfstellung der Linse auf Nahsicht, die für die Arbeit am Bildschirm notwendig ist, bedeutet für die Augen eine große Anstrengung. Bis zu 40 % der Beschäftigten klagen über müde, brennende oder tränende Augen während der Computerarbeit. Gerötete Augen sind keine Erkrankung des Sehapparates, sondern Ausdruck der starken Beanspruchung durch den stundenlangen Blick auf den Monitor. Die Augen haben zu wenig Tränenflüssigkeit oder die Zusammensetzung des Tränenfilms stimmt nicht mehr. Es kommt zu trockenen Augen – rote Augen sind die Folge davon. Ein Drittel der Internet-Surfer klagt über schlechter gewordene Sehleistung. 60 % von ihnen legten bis zu einer Dioptrie zu, 31 % bis zu drei und 9,5 % lagen sogar über diesem Wert.

In den Augen spiegelt sich, wie Goethe es so schön formuliert hat, »von außen die Welt und von innen der Mensch«. Unsere Augen sind das »Fenster zur Außenwelt«: Mit den Augen erkennen wir die Welt, schaffen wir uns ein Bild von unserer Umwelt, treten wir in Kontakt mit anderen Menschen und stellen wir eine intensive Beziehung zu bestimmten Personen wie dem Partner her. Das Auge ist also ein wichtiges Kommunikationsorgan. Wer die Augen stets senkt, gilt als schüchtern oder selbstunsicher. Wer einen anderen so anschaut, dass sich dieser »durchbohrt« fühlt, wird als zudringlich erlebt.

Unsere Augen bzw. unser Blick können warm, hart, offen, ausdruckslos, in sich gekehrt, gütig, durchdringend, bohrend, verschlingend, treuherzig, feurig, kühl, abweisend, verzweifelt, ängstlich, starr vor Schreck, weit aufgerissen vor Angst und Panik, verklärt, glänzend, strahlend oder glanzlos sein. Wir können – im übertragenen Sinne – umsichtig, weitsichtig, kurzsichtig oder blind sein. In unserem Blick können andere Menschen unsere Gefühle und Stimmungen ablesen – die Augen sind ein Spiegel unserer Seele; sie bringen auch unsere

»Sichtweisen« im umfassendsten Sinn zum Ausdruck. Diese Aspekte spiegeln sich in zahlreichen Redewendungen wider: Ein Blick sagt mehr als tausend Worte, ganz Auge und Ohr sein, etwas ins Auge fassen, sich etwas vor Augen halten, mit etwas liebäugeln, der Wahrheit ins Auge sehen, die Augen vor etwas verschließen, etwas kann ins Auge gehen, den eigenen Augen nicht trauen, etwas springt ins Auge, ein Auge zudrücken, etwas mit einem lachenden und einem weinenden Auge sehen, mit einem blauen Auge davon kommen, mit offenen Augen durch die Welt gehen, etwas mit neuen oder anderen Augen sehen, etwas ist eine Augenwischerei, Scheuklappen aufsetzen, etwas hüten wie den eigenen Augapfel, etwas aufs Auge gedrückt bekommen, Sand in die Augen streuen, ein Dorn im Auge sein. Es war Liebe auf den ersten Blick, etwas ist aus den Augen, aus dem Sinn. Wir sagen auch, jemand ist mit Blindheit geschlagen, wenn er etwas nicht sieht oder nicht sehen will.

Im Bereich der psychischen Störungen treten vor allem bei Depressionen folgende Augenprobleme auf: angebliche Kurzsichtigkeit, Klagen über falsche oder nicht ausreichende Sehkorrekturen, chronische Entzündung der vorderen Augenabschnitte, schlechtes Sehen ohne objektiven Befund, Lichtempfindlichkeit, Doppelbilder.

Tabelle 13: Psychosomatisch relevante Augenprobleme

Funktionelle Störungen	Dissoziative Sehstörungen: • Verlust der Sehschärfe • Verschwommensehen • Doppelbilder • Gesichtsfeldausfälle • visuelle Überempfindlichkeit
Organisch fundierte Störungen	Psychosomatisch relevante Augenerkrankungen: • Glaukom (Grüner Star) • Uveitis • Retinopathia centralis serosa • Heteropathie

Funktionelle Störungen

Was die Seele stresst, kann auch das Auge trüben. Die Augen sind *das* Kommunikationsorgan schlechthin; psychosoziale Probleme können sich daher in Form einer Sehstörung ausdrücken. Die funktionellen oder psychogenen, nunmehr dissoziativ genannten Sehstörungen bestehen in einem Verlust oder Teilverlust des Sehvermögens oder im Gegenteil, nämlich in einer visuellen Überempfindlichkeit. Es handelt sich um Konversionsstörungen mit spezifischen psychischen Auslösern (bestimmten Konfliktsituationen oder großen Belastungen) und einem bestimmten Symbolgehalt.

Dissoziative Sehstörungen äußern sich häufig im Verlust der Sehschärfe eines oder beider Augen, in der Abnahme der Tiefenschärfe, im Wahrnehmen von Doppelbildern, in Gesichtsfeldausfällen, im Verschwommensehen oder »Tunnelsehen« (röhrenförmiges Sehen), in Nachtblindheit, in einer erhöhten Blendungsempfindlichkeit oder im gestörten Farbensehen. In sehr seltenen Fällen besteht eine ein- oder beidseitige Blindheit, eine völlige Blindheit ist jedoch extrem selten. Typisch sind auch Störungen der Konvergenzreaktion, das heißt des Nahsehens, sowie manchmal auch Konvergenzspasmen, die keine Einstellung der Sehfähigkeit auf nah und fern ermöglichen. Eine funktionelle Muskelverspannung im Augenbereich verstärkt oft das Gefühl der Sehunschärfe oder des Doppeltsehens. Trotz der Klagen über den Sehverlust können sich die Betroffenen oft überraschend gut orientieren und bewegen. Die Störung tritt oft plötzlich auf und steht mit bestimmten psychischen oder psychosozialen Problemen in Verbindung.

Organische Störungen

Organisch bedingte Sehstörungen mit psychischen und psychosozialen Komponenten sind häufiger, als bisher angenommen wurde. Zumindest bei einigen Augenkrankheiten wird immer wieder auf psychosomatische Aspekte hingewiesen, obwohl dazu noch keine ausreichenden wissenschaftlichen Befunde vorliegen. Sogar Kurzsichtigkeit bis zu eineinhalb Dioptrien kann mit seelischen Belastungen zusammenhängen, eine eitrige Bindehautentzündung kann auf eine schlechte allgemeine Immunlage hinweisen.

Glaukom

Glaukom (Grüner Star) ist eine chronische Augenkrankheit. Dabei ist der Augeninnendruck überhöht – die Folgen: Der im Auge liegende Glaskörper wird auf die Netzhaut gedrückt und der empfindliche Sehnerv gequetscht. Zudem beeinträchtigt der erhöhte Druck auch die

Blutversorgung des Sehnervs – dann drohen ihm irreparable Schäden bis zur Erblindung. Neben der Senkung des erhöhten Augeninnendrucks ist von den Behandlern auch auf eine Verbesserung der Durchblutung des hinteren Augenabschnitts zu achten, weil diese bei einem Teil der Betroffenen deutlich vermindert ist.

Uveitis

Uveitis leitet sich von *uvea* (Netzhaut) ab; diese umfasst die Regenbogenhaut, den so genannten Strahlenkörper und die Aderhaut. Bei der Uveitis sind all diese Bereiche entzündet, oft auf beiden Augen. Die häufigsten Beschwerden bei einer plötzlich auftretenden Erkrankung sind: starke Augenrötung, vermehrter Tränenfluss, gesteigertes Blendempfinden, Verschwommensehen, stechende Augenschmerzen. Bei chronischer Symptomatik treten eine allmähliche Sehverschlechterung und ein immer dichter werdender Schleier auf.

Retinopathia centralis serosa

Diese nichtentzündliche Netzhauterkrankung vorwiegend im mittleren Lebensalter besteht in einer Schwellung des Netzhautzentrums. Es kommt zu einer Flüssigkeitsansammlung unter der Netzhaut im Bereich des schärfsten Sehens. Nachweisbar ist ein Defekt in einer bestimmten Netzhautschicht, dem Pigmentepithel, durch den die Flüssigkeit sickert. Oft bessert sich die Sehschärfe von allein.

Heteropathie

Heteropathie ist eine Neigung zum Schielen, also eine vorübergehende Abweichung von der Normalstellung der Augen. In bestimmten Situationen mit geminderter Fusionskraft (Ermüdung, fieberhafter Erkrankung, Nervosität, Alkoholeinfluss) zeigen sich auch weitere Symptome wie Kopf- und Augenschmerzen, Brennen und insbesondere Doppeltsehen.

Psychosomatische Konzepte

Psychologische Faktoren

Menschen mit dissoziativen Sehstörungen wollen laut Psychoanalyse »etwas nicht sehen«. Dissoziative Sehstörungen drücken gewöhnlich eine massive Überforderung aus oder spiegeln ein Problem wider, das mit einer aktuellen oder schon länger andauernden Krisensituation in Verbindung steht.

Das Sehen im Alltagsleben wird heutzutage durch die zahlreichen, visuell anstrengenden Tätigkeiten beeinträchtigt, z. B. ständiges Arbeiten am Computer, stundenlanges Fernsehen, Autofahren oder Arbeiten mit Mikroskop. Nichtorganische Augenprobleme hängen häufig mit Stress im weitesten Sinne zusammen. Mindestens eine von drei Beschwerden über Augendruck (Kopfschmerzen, trockene Bindehaut, generelle Augenbelastungen) entsteht nach einer Untersuchung bei Bankangestellten durch psychosoziale Belastungen am Arbeitsplatz. Ein großer Teil der häufigsten Beschwerden über Augenbelastungen (gereizte Netzhaut, wunde, juckende und »schwere« Augen, verminderte Sehschärfe und Doppelsichtigkeit während und nach der Arbeit) ist psychischen Ursprungs und beruht weniger auf physischen Ursachen.

Manchmal handelt es sich bei psychogenen Augenstörungen um die Folgen einer extrem traumatisierenden Lebenssituation wie etwa von Kriegserlebnissen. So resultierte eine anhaltende Erblindung bei einer Gruppe schwer Traumatisierter aus dem Umstand, dass diese überaus lange und intensiv geweint hatten.

Organische Funktionen des Auges wie Sehschärfe, Beweglichkeit des Augapfels, Farbensehen und Gesichtsfeldwahrnehmung unterliegen Schwankungen, die durch die psychische Befindlichkeit bestimmt sind. Organische Sehstörungen hängen oft mit lang andauerndem Stress oder schwer verkraftbaren Lebensveränderungen wie Scheidung, Tod des Partners oder beruflichen Fehlschlägen zusammen – der Stress bewirkt einen erhöhten Augeninnendruck, Muskelverspannungen und in der Folge eine Durchblutungsstörung des Auges.

Nach neueren Erkenntnissen kann Dauerstress sogar zum Glaukom führen. Glaukom-Patienten reagieren sehr empfindlich auf jede Form von Stress. Bei der Uveitis lassen sich mehrheitlich keine organischen Ursachen finden, sodass von einer Autoimmunerkrankung auszugehen ist, die durch Stress und belastende Lebensumstände verstärkt wird. Eine nichtentzündliche Netzhauterkrankung (Retinopathia centralis serosa) ist häufig bedingt durch psychischen, insbesondere beruflichen Stress.

Therapeutische Aspekte

Für dissoziative Sehstörungen gibt es – wohl aufgrund der Seltenheit – kein bewährtes Standardprogramm, es ist stets der konkrete Einzelfall zu beachten, der ein individuelles Vorgehen erfordert. Ein reines Entspannungstraining wird kaum den gewünschten Erfolg bringen, weshalb eine psychologisch-psychotherapeutische Behandlung zur Beseitigung der zugrunde liegenden Konflikte notwendig ist.

Bei Überanstrengung und Übermüdung der Augen, etwa durch stundenlange Computerarbeit, kann ein Sehtraining hilfreich sein. Dadurch lässt sich die Anspannung vor allem des inneren Augenmuskels, des Ziliarmuskels, vermindern. Bei den vielerorts angepriesenen Sehtrainings mit dem Ziel, Kurzsichtigkeit zu reduzieren, ist Vorsicht angebracht. Eine anatomisch bedingte Fehlsichtigkeit lässt sich nicht so einfach wegtrainieren.

Bei organischen Sehstörungen mit psychischen und psychosozialen Komponenten sollte unbedingt das Stressausmaß gesenkt werden. Nach neuen Erkenntnissen kann durch Autogenes Training oder Hypnose der erhöhte Augeninnendruck (Glaukom) gesenkt werden. Bei Sehstörungen, die zur Erblindung führen, kann wegen der psychischen und psychosozialen Folgeerscheinungen wie etwa Depressionen, Berufsunfähigkeit oder soziale Isolierung eine psychologisch-psychotherapeutische Unterstützung sinnvoll sein, um eine bessere Krankheitsbewältigung zu erreichen.

Wenn die Zähne knirschen oder schmerzen

»Da wird sein Heulen und Zähneknirschen.«
Neues Testament, Matthäus, 8,12

Bruxismus – der nächtliche Horror

Julia, eine 17-jährige Schülerin, knirscht seit einigen Jahren in der Nacht so heftig mit den Zähnen, dass die oberen Frontzähne bereits ganz abgeschliffen sind. Ihre Zähne mahlen nachts aufeinander wie Mühlsteine, am Morgen ist sie ganz erschöpft und klagt über Kopfschmerzen. Sie selbst bemerkt im Schlaf nichts davon – im Gegensatz zu ihrer jüngeren Schwester, die davon regelmäßig wach wird. Auch tagsüber presst Julia ihre Zähne oft unabsichtlich und unbemerkt so fest aneinander, dass sie Schmerzen im Bereich der Kaumuskulatur bekommt. Eine Aufbiss-Schiene als Schutz für die Zähne in der Nacht verhindert zwar das Schlimmste, löst aber nicht das Grundproblem der chronischen Verspannung bis in den Schlaf hinein. Bei jeder Art von Stress – etwa vor Prüfungen – und seelischen Problemen wie etwa Liebeskummer wird das Knirschen heftiger. Schließlich lässt sich Julia vom Nutzen einer psychologisch-psychotherapeutischen Behandlung überzeugen und beginnt, sich mit den Problemen »dahinter« auseinander zu setzen.

»Sich die Zähne ausbeißen«: Zähne und Psyche

Die Mundhöhle ist der Ort verschiedener Tätigkeiten wie Kauen, Beißen, Saugen oder Schlucken. Die Zähne haben eine Werkzeugfunktion, indem sie die Kau- und Sprachfähigkeit ermöglichen, können aber auch als Waffe verwendet und als Schmuck gesehen werden.

Der Mund und die Zähne sind zentrale Bereiche für die Wahrnehmung und den Ausdruck von Emotionen. Die Affekte können mimisch ausgedrückt werden durch Lächeln und attraktiv-sympathisches Zähne-Zeigen, durch aggressives Zähne-Zeigen, Zähne-Knirschen, Kiefer-Zusammenpressen oder Lippen-Beißen. Der Mund-, Wangen- und Zahnbereich ist von einem dichten Nervengeflecht durchzogen, das Schmerz als hilfreiches Warnsignal ermöglichen soll, gleichzeitig ist damit aber auch eine besondere Schmerzempfindlichkeit gegeben.

Zwischen dem Kauapparat und der Seele bestehen engere Beziehungen, als allgemein angenommen wird. Bei Stress beißen viele Menschen buchstäblich die Zähne zusammen.

Der Zusammenhang zwischen den Zähnen und der emotionalen Befindlichkeit kommt in zahlreichen Redewendungen zum Ausdruck: mit den Zähnen knirschen oder klappern, jemandem die Zähne zeigen, jemandem auf den Zahn fühlen, jemanden zum Fressen gern haben, die Zähne zusammenbeißen, sich durchbeißen, sich die Zähne ausbeißen, sich in etwas verbeißen, verbissen an etwas arbeiten, an Problemen herumkauen, an etwas schwer zu knabbern haben, etwas mit Zähnen und Klauen verteidigen, auf Granit beißen, etwas zähneknirschend ertragen, auf dem Zahnfleisch gehen, in den sauren Apfel beißen. Statt des Mottos »Auge um Auge, Zahn um Zahn« sollten wir diesen Spruch beherzigen: »Lächeln ist die eleganteste Art, seinem Gegner die Zähne zu zeigen.«

Zahnprobleme können auch bei psychischen Erkrankungen auftreten, am häufigsten bei Depressionen und Angststörungen, weil die Betroffenen im Kieferbereich meist chronisch verspannt sind. Depressive haben trotz unauffälliger Befunde oft Zahnschmerzen oder klagen über einen schlecht sitzenden Zahnersatz trotz mehrfach überprüfter Prothese. Zahnprobleme können auch im Rahmen einer Dysmorphophobie »erfunden« werden, und zwar im Sinne einer vermeintlichen Entstellung durch hässliche Zähne. Psychiatrische Patienten haben auch gehäuft parodontale Entzündungen, Karies, Prothesenunverträglichkeit und weiter unten beschriebene Parafunktionsschmerzsyndrome.

Bei Kindern und Jugendlichen hat anhaltendes Daumenlutschen zur Spannungsreduktion im Laufe der Zeit erhebliche kieferorthopädische Probleme zur Folge. Bei einer notwendigen Zahnregulierung ergibt sich noch eine weitere Gefahr: Durch eine Zahnspange werden die Zähne etwas nach hinten gedrückt, durch ständiges Lutschen am Daumen und an den Fingern dagegen nach vorn gezogen, sodass die Zähne wackelig werden können, wenn das Daumenlutschen nicht beendet wird.

Ein bedeutsamer psychischer Aspekt bei der Zahnbehandlung ist die weit verbreitete Angst vor dem Zahnarzt, die in leichterer bis mittlerer Form bei 75 % der Bevölkerung zu finden ist. Die krankhafte Form wird heute zu Recht Zahnbehandlungsangst (Oralophobie) genannt. Rund 15 % der Bevölkerung leiden darunter und gehen deshalb nur unter großen Ängsten oder überhaupt nicht zum Zahnarzt. Es ergibt sich ein Teufelskreis: Aus Angst vor Schmerzen werden alle zahnärztlichen Kontrollen gemieden, was im Laufe der Zeit zu kaputten Zähnen und damit erst recht zu großen Problemen und schlimmen Schmerzen führt.

Tabelle 14: Psychosomatisch relevante Zahnprobleme

Funktionelle Störungen	Nichtorganische Störungen: • dentale Parafunktionen: Bruxismus (Zähneknirschen) • schmerzhafte Muskelverspannungen im Kiefer- und Gesichtsbereich (Myoarthropathie bzw. craniomandibuläres Schmerz-Dysfunktionssyndrom) • Mundschleimhautbrennen bzw. Zungenbrennen • Amalgam-bezogene Beschwerden

Organisch fundierte Störungen	Psychosomatisch relevante Zahnerkrankungen: • nichtentzündliche Zahnbetterkrankungen (Parodontitis) • Prothesenprobleme (psychische Folgen von Zahnverlust und Prothesen)

Funktionelle Störungen

Bruxismus

Die nichtorganischen Funktionsstörungen im Mund- und Kieferbereich werden dentale Parafunktionen genannt. Es handelt sich dabei um Phänomene wie Knirschen, Mahlen und Pressen mit den Zähnen, Einsaugen der Wangen zwischen die Zähne und Drücken der Zunge gegen die eigenen Zähne oder Teile des Zahnersatzes. Ein entspannter Mensch hat täglich normalerweise maximal 10 Minuten pro Tag Zahnkontakt, bei Stress erhöht sich dieser um ein Vielfaches.

Langfristig kommt es zu erheblichen Beeinträchtigungen, die oft erst später, wenn Schmerzen auftreten, zur Behandlung führen:

- Folgeschäden an den Zähnen: abgeschliffene Zahnflächen mit der Folge von verkürzten Zahnkronen, also von Substanzverlusten im Bereich des Zahnschmelzes (bekannt als »Abradierungen« der Zähne), Risse im Zahnschmelz, abgebrochene Ecken, Defekte am Zahnhals (Bereich zwischen Krone und Wurzel), Sensibilisierung der Wurzel und des Zahnnervs mit der Folge von kariesähnlichen Schmerzen oder extremer Temperaturempfindlichkeit.
- Folgeschäden am Zahnhalteapparat: Beeinträchtigung des Zahnbeins, Zahnlockerungen und -wanderungen sowie lockere Füllungen mit der Gefahr des Zahnausfalls.
- Folgeschäden in der Muskulatur: Entzündungen, Gewebeveränderungen, Koordinationsstörungen im Bewegungsablauf und Druckschmerzen beim Kauen sind oft Folge der ständigen Muskelverspannung und der damit einhergehenden Störung der Gewebedurchblutung und des Stoffwechsels.
- Folgeschäden in den Kiefergelenken: Bewegungseinschränkungen des Unterkiefers, erschwerte Mundöffnung, Gelenkgeräusche, Stellungsveränderungen und deformierende Kiefergelenksveränderungen als Folge der hohen Druck- und Zugbelastung.
- Folgeschäden an der Mundschleimhaut und der Zunge: Verletzungen und Veränderungen der Mundschleimhaut und der Zunge als

Folge der anhaltenden Bewegungen von Zunge und Wangen sowie des ständigen Beißens mit den Zähnen in das Gewebe.

- Schmerzen: Kiefer- und Gesichtsschmerzen, ausstrahlende Schmerzen in den Nacken-, Schulter-, Schläfen- und Ohrenbereich mit der Folge von Kopfschmerzen, Migräne, Tinnitus oder schmerzhaftes Mundöffnen.

Zähneknirschen ist die bekannteste Form der Parafunktionen. Darunter versteht man eine Überschussaktivität des Kausystems, die sich als unwillkürliches Knirschen und Pressen der Zahnreihen zu nicht funktionellen Zwecken vorwiegend in der Nacht äußert. Bruxismus kann in extremen Konzentrationsphasen auch am Tag auftreten und ist dann vor allem durch das Aufeinanderpressen des Kiefers gekennzeichnet. Nächtlicher Bruxismus besteht meist in Knirschen und Mahlen, zum Teil mit Press-Episoden. 8 % der Bevölkerung leiden mindestens einmal pro Woche unter Bruxismus, rund die Hälfte davon knirscht auch in der Nacht. Etwa 80 % sind Frauen. Bruxismus verbreitet sich – bedingt durch das stressreiche Leben – zur Zeit stark; immer mehr Menschen zwischen 20 und 40 Jahren haben so stark abgewetzte Zähne, wie man dies eigentlich erst bei wesentlich Älteren erwarten würde.

Die Betroffenen bemerken das Ausmaß ihrer Verspannung und ihres Zähneknirschens oft gar nicht, denn sie führen ihre innere Anspannung gewöhnlich während des Schlafes durch das Knirschen ab (pro Stunde etwa eine Minute). So ist es auch ganz verständlich, dass im Falle einer nächtlichen Aufbiss-Schiene (eines Zahnaufsatzes aus Kunststoff) zumindest vorübergehend tagsüber mehr Unruhe und Anspannung auftritt.

Die chronische Muskelverspannung führt zu langfristig erhöhten unphysiologischen Zahnkontakten und massivem Druck auf die Zähne (z. B. besteht bis zu 40 Minuten lang ein Druck von bis zu 70 Kilo und starken Schmerzen im Kieferbereich). Die Betroffenen setzen ihre Zähne und ihr Kausystem einem enormen Druck aus. Dieser Druck auf die Zahnreihen kann bei Frauen bis zu 300 Kilo, bei Männern bis zu 400 Kilo erreichen.

Myoarthropathie

Die häufigste somatoforme Form des Gesichtsschmerzes ist eine chronische Myoarthropathie des Kausystems, eine Störung, die ihren Ursprung in einer verspannten Kaumuskulatur (Myopathie), seltener in den Kiefergelenken (Arthropathie) oder in beiden (Myoarthropathie) hat. Eine Myoarthropathie umfasst mindestens drei der folgenden Symptome: Gelenkgeräusche bei Kieferbewegung, limitierte oder ruckartige Kieferbewegung, Schmerz bei der Kieferfunktion, Kiefersperre beim Öffnen, Zusammenpressen der Zähne, Bruxismus oder andere orale Parafunktionen (Zungen-, Lippen- oder Wangenbeißen oder -pressen). Die Störung wird auch temporomandibuläres Schmerzsyndrom oder craniomandibuläres Dysfunktionssyndrom genannt (die letztere Bezeichnung ist mittlerweile international anerkannt).

Es bestehen andauernde Schmerzen im Bereich der Kau- und Gesichtsmuskulatur (Mund, Zähne, Kiefergelenke) und der umliegenden Gesichtspartien (Kaumuskulatur, Schläfenmuskulatur, Augenbereich), die bis in die seitlichen Nackenregionen und in den Kopfbereich ausstrahlen können. Nicht selten findet man Muskelverspannungen und Druckpunkte bei den beidseitigen Kaumuskeln, Knacken im Kiefergelenk und Beeinträchtigungen der Unterkiefer-Beweglichkeit. Daneben geben die Betroffenen noch folgende Symptome an: schwindlige Benommenheit, depressive Verstimmung, Ängste, Bruxismus (insbesondere nächtliches Zähneknirschen), Muskelkrämpfe bis in die Wirbelsäule und die Schulter-Arm-Region. Diese Schmerzen sind keine blitzartig einschießende, einseitig auftretende Trigeminusneuralgie, wie oft angenommen wird, sondern beständige oder zumindest wellenförmig anhaltende und oft beidseitig auftretende Schmerzen im ganzen Gesicht, auch außerhalb des Versorgungsbereichs des Trigeminusnervs. Das Beschwerdebild der Myoarthropathie in der Zahnmedizin ist im HNO-Bereich als orofaziales Schmerz-Dysfunktions-Syndrom oder atypischer Gesichtsschmerz bekannt, beruht aber auf anderen Ursachen, wenngleich dieselben Begriffe oft auch im Bereich der Zahnmedizin verwendet werden.

Mundschleimhautbrennen

Brennen auf der Mundschleimhaut, der Zunge oder im Gaumen tritt meistens bei älteren weiblichen Personen auf, die oft Prothesenträgerinnen sind. Die Symptome schwanken im Tagesverlauf: Sie sind am Morgen nur schwach vorhanden und abends gewöhnlich am stärksten und führen dann auch zu einer Schlafstörung. Zusätzliche Beschwerden sind oft Mundtrockenheit und Missempfindungen wie Kribbeln, Jucken, Stechen oder Wundsein. Sie schwanken in ihrer Intensität und in ihrer Lokalisation und entsprechen nicht dem Versorgungsgebiet bestimmter Nerven, das heißt, es lassen sich keine organischen Faktoren dafür finden. Als Ursache gelten unspezifische psychogene Faktoren wie etwa Depressionen und alltäglicher Stress. Wenn nach Ausschluss organischer Ursachen ein einwöchiger Verzicht auf die Prothese keine Linderung des Mundschleimhautbrennens bringt, sind rein zahnärztliche Behandlungschancen gleich Null.

Amalgam-bezogene Beschwerden

Amalgam-bezogene Beschwerden werden von Fachleuten heute als umweltbezogene Beschwerden bezeichnet und zu den somatoformen Störungen gezählt. Die Betroffenen sehen dies nicht so und erklären sich ihre Zahnprobleme oder andere unspezifische Körperbeschwerden mit schädlichen Amalgam-Zahnfüllungen. Die dabei freigesetzte Quecksilber-Konzentration ist jedoch so gering, dass diese nicht als Ursache der angegebenen Beschwerden in Frage kommt. Vor bestimmten zahnärztlichen Eingriffen oder bei ständigem Bedürfnis nach zahnmedizinischen Behandlungen trotz gesunder Zähne sollte daher öfter als bisher von Ärzten und Betroffenen die Möglichkeit psychischer Störungen in Betracht gezogen werden.

Organische Störungen

Zahnbetterkrankungen

Nichtentzündliche Zahnbetterkrankungen (Parodontitis), die den Kieferknochen zerstören, stellen ein zunehmendes Problem dar. Das erste Symptom ist meist Zahnfleischbluten. Eine anfängliche Zahnfleischentzündung, hervorgerufen durch Bakterien im Zahnbelag, weitet sich vom weichen Gewebe auf den ganzen Zahnhalteapparat, also auch auf den Kieferknochen, aus und führt im schlimmsten Fall über die Rückbildung des Knochens zuerst zum Wackeln und schließlich zum Ausfall der Zähne. Der Körper wehrt sich gegen die Eindringlinge, entwickelt dabei aber eine Überreaktion mit fatalen Folgen: Ein großer Teil der Gewebeschädigungen wird nicht von den Bakterien, sondern von der Reaktion des Immunsystems hervorgerufen. Beachtliche 40 % der erwachsenen Deutschen weisen eine leichte Parodontitis auf, meist ohne es zu ahnen. Diese Zahnerkrankung ist damit weiter verbreitet als Karies. Bereits 15 % aller 30-Jährigen leiden an einer derart aggressiven Form der Zahnfleischentzündung, dass ihnen ein

Zahnausfall droht. Bei Menschen aus Entwicklungsländern ist das Zahnumfeld dagegen deutlich besser.

Eine wichtige Aufgabe der Gesundheitserziehung ist es, auf die Bedeutung der Ernährung und der richtigen Zahnpflege hinzuweisen. Karies fördernde Süßigkeiten und unregelmäßiges Zähneputzen führen über kurz oder lang zu Zahnschäden.

Prothesenprobleme

Zahnverlust, Prothesen und Prothesenunverträglichkeit können das psychische Befinden erheblich beeinträchtigen. Menschen mit einer Prothesenunverträglichkeit (alte und neue Prothese werden als nicht richtig sitzend abgelehnt) wandern – analog zu somatoformen Patienten – von Zahnarzt zu Zahnarzt; sie suchen anfangs gewöhnlich eine rein dentale Lösung, ohne sich mit den häufig vorhandenen psychischen oder psychosozialen Hintergründen beschäftigen zu wollen. Das Phänomen der psychogenen Prothesenunverträglichkeit bedeutet, dass der Zahnersatz aus seelischen Gründen nicht sitzen will. Die künstlichen Zähne machen immer wieder zumindest unbewusst auf den schmerzhaft erlebten Verlust der echten Zähne aufmerksam und weisen damit auf die mit dem Alter abnehmende Unversehrtheit des Körpers hin. Manchmal steht auch die nicht verarbeitete Angst dahinter, entstellt zu sein.

Psychosomatische Konzepte

Psychologische Faktoren

Die psychologischen Aspekte in der Zahnmedizin sind vielfältiger, als allgemein bekannt ist, und sollten in Zukunft ernster genommen werden. Verspannungen im Mund- und Gesichtsbereich beruhen auf einer hohen emotionalen Anspannung, bedingt durch psychoreaktive Faktoren und Stress im Beruf und in der Familie. Ohne Beseitigung der dahinter stehenden psychischen Probleme werden beim Bruxismus nach den zahnmedizinisch notwendigen Maßnahmen wie Aufbiss-Schienen oder Kronen bald neuerliche Schäden und Schmerzen auftreten. Neben allgemeinen psychosozialen Belastungsfaktoren müssen in bestimmten Fällen auch so genannte Konversionsphänomene beachtet werden, vor allem konkrete Probleme im zwischenmenschlichen Bereich: Massive Wut über den Partner kann zu einer schmerzhaften Kieferverspannung führen.

Pressen, Knirschen und Zungenpressen haben kurzfristig durchaus positive Konsequenzen: Eine innere Anspannung kann dadurch zwar abgeführt werden, ähnlich wie manche Menschen durch Kratzen, Ritzen oder Einschneiden der Haut eine kurzfristige Erleichterung erleben, die Langzeitfolgen sind jedoch verhängnisvoll und das Grundproblem wird nicht gelöst.

Stress, psychosoziale Belastungen und emotionale Spannung wie etwa anhaltender Ärger, Angstzustände oder Depressionen sind auch der Hintergrund für eine Myoarthropathie. Vor allem das Unterdrücken von Gefühlen führt zu einer Affektspannung, die sich auf die Muskeln überträgt. Emotional bedingte Muskelverspannungen des Kauapparates stehen oft in Verbindung mit kämpferischem oder aggressionsgehemmtem Verhalten, individueller Überforderung und psychosozialen Belastungsfaktoren. Druck macht Druck!

Zahnbetterkrankungen können nach neuen Erkenntnissen mit chronischem Stress zusammenhängen, der die körperliche Widerstandskraft gegenüber Infektionen über ein geschwächtes Immunsystem mindert. Einerseits vernachlässigen viele Menschen bei anhaltenden psychischen Belastungen ihre Mundhygiene, andererseits nimmt in Stresssituationen die Menge schützender Immunfaktoren im Speichel ab, sodass sich die Bakterien leichter vermehren können. Prüfungszeiten, Jobkrisen oder Alltagsstress können regelrechte Parodontitis-Schübe auslösen.

Therapeutische Strategien

Es ist von zentraler Bedeutung, dass die Betroffenen das Ausmaß ihrer Verspannung im Kiefer- und Gesichtsbereich wahrnehmen lernen und in Zusammenhang mit ihren inneren Anspannungen und äußeren Belastungen sehen können. Als psychologische Interventionen bei psychisch mitbedingten Zahn- und Kieferproblemen sind neben einem problemzentrierten Vorgehen (Hilfestellungen bei der Bewältigung der psychosozialen Belastungssituationen und emotionalen Anspannungen) unbedingt auch symptomspezifische Maßnahmen in Form verschiedener Entspannungstechniken anzuraten. Bei gleichzeitig vorhandener Depression ist eine psychotherapeutische und/oder pharmakotherapeutische Behandlung angezeigt. Oft reicht bereits eine umfassende Aufklärung des Patienten über die Körper-Seele-Zusammenhänge im Zahn- und Kieferbereich, um ihn angesichts fehlender Organbefunde von weiteren zahnärztlichen Behandlungsmaßnahmen abzubringen.

Wenn die Bewegung gestört ist

»Zu unserer Natur gehört die Bewegung.
Die vollkommene Ruhe ist der Tod.«
Blaise Pascal

Schwankschwindel – ständige Angst vor dem Umfallen

Frau Kaufmann ist 37 Jahre alt, angestellt, verheiratet und Mutter von zwei Grundschulkindern. Seit drei Jahren leidet sie unter ständigem Schwindel mit der Angst umzufallen. Genährt wird diese Angst durch die Erinnerung an einen peinlichen Kollaps in der Pubertät vor relativ vielen Menschen. Frau Kaufmann hat bereits zahlreiche Untersuchungen bei einem Facharzt für innere Medizin und zwei HNO-Ärzten absolviert; diese und eigene Blutdruckmessungen überzeugen sie schließlich, dass sie weder herzinfarktgefährdet ist noch einen niedrigen Blutdruck aufweist. Der Hausarzt überweist sie schließlich wegen chronischer Schulter-Nacken-Verspannung zur Massage und wegen generalisierter Angststörung zu einer verhaltenstherapeutisch orientierten Psychotherapie. Frau Kaufmann erkennt im Laufe der Zeit den wahren Hintergrund ihres Schwankschwindels: Ihr perfektionistischer Leistungsanspruch im Beruf und in der Familie und die Unfähigkeit, sich zu entspannen, haben zu einer chronischen muskulären Verspannung mit dem Gefühl eines unangenehmen Schwindels geführt. Als Folge davon hat sie ein ausgeprägtes Vermeidungsverhalten im Sinne einer Platzangst (Agoraphobie) entwickelt. Durch körperorientierte Übungen, ein spezielles Schwindeltraining und ein Angstbewältigungstraining gewinnt Frau Kaufmann wieder mehr Vertrauen zu ihrem Körper. Neben ihrem Verhalten ändert sie auch ihre anspannungsfördernden Denkmuster, alles Mögliche wie etwa Kinderbetreuung, Haushalt, Berufstätigkeit und Mithilfe beim Hausbau perfekt machen zu müssen.

»Den Halt verlieren«: Bewegung und Psyche

Der Bewegungsapparat besteht aus dem gesamten Gerüstwerk unseres Körpers – aus dem Skelett mit allen Knochen, Gelenken, Sehnen, Bändern und Muskeln. Die Gelenke sind die beweglichen Verbindungen, die es unseren Knochen ermöglichen, sich gegeneinander zu bewegen. Die Gelenkknorpel überziehen die Knochenenden und können sowohl Unebenheiten der Gelenkflächen ausgleichen als auch Stöße auf Grund ihrer Verformbarkeit auffangen. Unser Knochengerüst wird durch Bänder zusammengehalten: bindegewebsartige Verbindungen von Knochen zu Knochen, die helfen, das Gelenk zu stabilisieren. Sehnen sind Verbindungsgewebe zwischen Muskeln und Knochen und haben die Aufgabe, die Kraft der Muskulatur auf das Skelett zu übertragen. Mithilfe der Anspannung der Muskeln, die vom vegetativen Nervensystem gesteuert werden, bewegen wir unser Körpergerüst in den Gelenken.

Die Wirbelsäule ist bei der Haltung und Bewegung des Körpers von zentraler Bedeutung: Aufrechtes Stehen etwa ist die Leistung der Wirbelsäule und des komplizierten Muskelwerks, das an ihr ansetzt. Letztlich sind alle Muskeln der Gliedmaßen und des Rumpfes auf irgendeine Art mit der Wirbelsäule verbunden. Die übereinander liegenden Wirbel sind so geformt, dass sie als knöcherner Ring ein Loch umschließen, in dem das Rückenmark und die von ihm ausgehenden Nerven geschützt vom Gehirn nach unten verlaufen können. Kleine Gelenke verbinden die Wirbel miteinander, sodass sie gegeneinander beweglich sind. Zwischen den Wirbeln liegen die Bandscheiben als Stoßdämpfer. Sie haben eine feste Schale, einen gallertartigen Kern und sind nicht durchblutet. Die normalen Belastungen des Tages drücken den weichen Kern zusammen, weshalb man am Abend bis zu zwei Zentimeter kleiner sein kann als am Morgen.

Ein guter Kontakt zum Boden, eine gute Standfestigkeit sowie das allgemeine Geschick, mit der Schwerkraft zurechtzukommen, wird in der Psychotherapie häufig als »geerdet sein« bezeichnet. In unserer Beziehung zum Boden zeigt sich im übertragenen Sinn, wie gut unsere Beziehung zur Realität ist und wie sehr wir uns in unsere sozialen Beziehungen eingebettet fühlen.

Zahlreiche Redewendungen weisen auf die Körper-Seele-Zusammenhänge im Bereich der Bewegung hin: starr werden vor Schreck, sich wie gelähmt fühlen, völlig verkrampft sein, nicht auf eigenen Füßen stehen können, vor lauter Angst wackelige Beine bekommen, jemandem fährt der Schreck in die Beine, die Glieder sind starr vor Schreck, es schlottern einem die Knie, in die Knie gehen, wieder auf die Beine kommen, weiche Knie bekommen, einen schweren Stand haben, auf schwachen Beinen stehen, den Boden unter den Füßen verlieren, jemandem auf die Beine helfen, das Gleichgewicht verlieren, den Halt verlieren, niedergebeugt sein, immer auf dem Sprung sein, kein Rückgrat haben, sich gerade noch aufrecht halten, vor jemandem buckeln.

Bewegungs- und Gleichgewichtsstörungen treten auch bei verschiedenen psychischen Erkrankungen auf. Depressive Patienten können motorisch stark gehemmt und völlig kraftlos sein, einen schleppenden Gang aufweisen oder körperlich total erstarrt sein. Bei körperlicher und seelischer Energielosigkeit ist Schwindel ein häufig beklagtes Symptom. Dieser Schwindel zeigt sich als Leere oder Nebel im Kopf, als eine Art Schleier über Wahrnehmung und Denken, als Benommenheit oder Unsicherheit beim Gehen. Bei einer Depression mit ausgeprägten körperlichen Symptomen kann Schwindel das ständig beklagte Hauptsymptom sein. Schwindel tritt auch im Rahmen einer Neurasthenie auf, das heißt bei einer »nervösen Erschöpfung«. Zahlreiche Angstpatienten mit starker Verspannung haben Angst umzufallen und klagen ständig über Schwindel, sodass sich daraus oft eine Platzangst (Agoraphobie) entwickelt.

Tabelle 15: Psychosomatisch relevante Bewegungsstörungen

Funktionelle Störungen	Dissoziative und somatoforme Störungen: • dissoziative Bewegungsstörungen (Gang- und Standstörungen, Lähmungen) • dissoziative Krampfanfälle (psychogene Anfälle) • sonstige somatoforme Störungen (psychogener Schwindel, psychogener Tremor, psychogene Muskelzuckungen und Muskelkrämpfe)
Organisch fundierte Störungen	Neurologisch begründete Störungen: • Tremor • Epilepsie • andere wie Dystonien, Myoklonien oder Multiple Sklerose

Funktionelle Störungen

Im aktuellen Diagnoseschema sind folgende Codierungen für nichtorganische Störungen der Bewegung vorgesehen:

- dissoziative Bewegungsstörungen (dissoziative Gang- und Standstörungen sowie Lähmungen),
- dissoziative Krampfanfälle (psychogene Anfälle),
- sonstige somatoforme Störungen (z. B. psychogener Schwindel, psychogener Tremor, psychogene Muskelkrämpfe wie Schiefhals oder Schreibkrampf).

Dissoziative Bewegungsstörungen

Dissoziative Gang- und Standstörung

Dissoziative Gang- und Standstörungen beruhen auf einer psychisch bedingten Schwäche oder Lähmung eines oder beider Beine (seltener auf Koordinationsstörungen oder bewegungsabhängigen Schmerzen ohne Lähmung) und äußern sich in einem bizarren Gang oder in der Unfähigkeit, ohne Hilfe zu stehen oder zu gehen. Weitere Kennzeichen sind: kraftaufwändige Bewegungsmuster und Haltungen; auffällige und übertriebene Verlangsamung des Bewegungsablaufs (»Zeitlupentempo«); »Fast-Ausrutschen« beim Gehen; kleinschrittiges, breitbeiniges, übervorsichtiges Vorwärtstasten und Gehen wie auf Eis; Rudern der Arme; plötzliche Ausfallschritte; plötzliches Einknicken im Kniebereich ohne Hinfallen; Halt-Suchen am Begleiter; kurz dauerndes Schwanken beim Gehen und Stehen; zunehmende Schwankbewegungen aus einem ursprünglich sicheren Stand beim Augenschließen und Ausstrecken der Hände und anschließende Besserung bei entsprechender Ablenkung. Bei ungewohnten Bewegungen (z. B. Rückwärtslaufen) und im Liegen ist von all dem nichts zu bemerken, es besteht ein normaler Bewegungsablauf. Die Störung geht oft einher mit einer psychomotorischen Ausdruckssymptomatik, z. B. bizarrer Handhaltung, Gestikulieren mit den Armen, Griff zum Bein, leidendem oder angestrengtem Gesicht, Stöhnen oder Hyperventilation. Typisch sind auch ein stark wechselnder Verlauf sowie eine deutliche Beschwerdeminderung unter Ablenkung.

Bei dissoziativen Gang- und Standstörungen zeigt sich oft keine Besserung mehr, wenn die Symptome vor der stationären Aufnahme bereits länger als 4 Monate bestanden haben. Konversionsstörungen weisen gewöhnlich eine rasche Remission auf (stationär oft innerhalb von 2 bis 3 Wochen) oder sie neigen zur Chronifizierung.

Dissoziative Lähmungen

Dissoziative Lähmungen können das ganze Spektrum neurologischer Schädigungen nachahmen und zeigen sich in Querschnitts-, Ganzkörper- oder Halbseitenlähmungen. Die Lähmung kann partiell, mit schwachen oder langsamen Bewegungen oder vollständig sein. Manchmal tritt sie zusammen mit einem Zittern oder Schütteln der betroffenen Extremitäten auf. Menschen mit dissoziativen Lähmungen entwickeln die Symptomatik entsprechend ihren laienhaften medizinischen Vorstellungen, haben meist normale Muskelreflexe und keinen Muskelschwund, bewegen bei Ablenkung die angeblich gelähmten Muskeln und haben auch im Schlaf und bei Routinetätigkeiten keine Lähmungserscheinungen.

Dissoziative Krampfanfälle

Dissoziative Krampfanfälle sind nichtepileptische Anfälle mit plötzlichen und unerwarteten krampfartigen Bewegungen ohne Bewusstseinsverlust; die Anfälle können sich aber auch allmählich entwickeln. Typischerweise sind EEG und Herz-Kreislauf-Werte während des Anfalls normal. Die Art der Anfälle kann recht unterschiedlich sein. Sie können alle Ausdrucksformen zwischen »Bewegungssturm« und »Totstellreflex« annehmen. Wenn die Betroffenen einen dissoziativen Krampfanfall bekommen, ähnelt dieser verschiedenen Formen epileptischer Anfälle; es fehlen jedoch Kriterien wie Zungenbiss, Harnlassen, Bluterguss oder Verletzungen aufgrund eines Sturzes. Darüber hinaus werden typischerweise schmerzhafte Stellungen während des Anfalls meistens vermieden. Anstelle des Bewusstseinsverlusts tritt ein erstarrter oder tranceähnlicher Zustand auf. Die Betroffenen können aber auch langsam zu Boden sinken, ohne sich zu verletzen. Sie können dabei nicht auf äußere Reize reagieren, obwohl sie nicht bewusstlos sind.

Die Anfälle ereignen sich bevorzugt vor Publikum und meist in vertrauter Umgebung, gewöhnlich tagsüber, kaum in der Nacht. Der Verlauf ist oft szenisch-dramatisch. Ein Anfall dauert mit durchschnittlich über zwei Minuten gewöhnlich viel länger als ein epileptischer Anfall und tritt auch häufiger auf, nicht selten mehrfach pro Tag. Nach dem eigentlichen Anfall besteht oft noch über einen gewissen Zeitraum ein veränderter Zustand: Der Gesichtsausdruck wirkt dramatisch, die Pupillen sind erweitert, die Augen sind auf den Boden gerichtet, Lautäußerungen können vorkommen. Dissoziative Anfälle können auch in Verbindung mit epileptischen Anfällen auftreten. Drei Viertel der Betroffenen sind Frauen, meist im Alter zwischen 15 und 35 Jahren, die oft daneben noch andere psychische Störungen (Depressionen, Selbstmordgefährdung, Persönlichkeitsstörungen, somatoforme Störungen) haben.

Sonstige somatoforme Störungen

Psychogener Schwindel

Schwindel gehört zu den häufigsten Beschwerden des Menschen und zählt neben Kopf- und Rückenschmerzen zu den häufigsten Anlässen, warum der Arzt aufgesucht wird. 38 % der Deutschen (32 % der Männer und 44 % der Frauen) leiden unter geringem, mittlerem oder starkem Schwindel, bei 8 % ist der Schwindel krankheitswertig. Nach Schätzungen klagen beinahe 20 % aller Patienten bei ganz unterschiedlichen Erkrankungen über Schwindel. Schwindel ist keine Krankheit, sondern ein Symptom, das viele Ursachen haben kann. Eine organische Abklärung ist daher unbedingt nötig. Eine umfassende Schwindelabklärung besteht in einer ohrenärztlichen, augenärztlichen, internistischen, neurologischen und psychiatrischen Begutachtung. Der verspannungsbedingte Schwindel ist als Schwankschwindel bekannt.

Schwindel ist schlicht ein Warnzeichen, ein Hinweis auf das bedrohte Gleichgewicht. Er mahnt zur Vorsicht und besseren Körperkontrolle, um den Organismus vor Schaden durch einen Sturz zu bewahren. Schwindel entsteht aus widersprüchlichen Sinneswahrnehmungen über die Lage des Körpers im Raum. Das Gleichgewichtszentrum im Hirnstamm verarbeitet alle eintreffenden Informationen und löst dann einen Schwindel als Alarmsignal aus, wenn diese nicht zusammenpassen. Beteiligt daran sind das vestibuläre System (das Gleichgewichtsorgan im Ohr), das visuelle System (die Augen) und das sensible System (die Körperwahrnehmung).

Das Wort »Schwindel« hat eine mehrfache Bedeutung. Im angloamerikanischen Raum werden dafür auch zwei Wörter verwendet: *vertigo* (abgeleitet vom Lateinischen *vertere* = drehen) als Ausdruck für den Drehschwindel und *dizziness* als Bezeichnung für Benommenheit. Neben dem drohenden Verlust des Gleichgewichts werden durch den Schwindel-Begriff also auch psychische Zustände zum Ausdruck gebracht: Angst, fassungsloses Entsetzen, Verwirrtheit, Leeregefühl im Kopf, verminderte Aufmerksamkeit und Konzentration. Das deutsche Wort »Schwindel« kommt vom Mittelhochdeutschen *swintilon* (bewusstlos werden) und bezieht sich auf das Schwinden der Sinne, die körperliche Schwäche und das Taumeln als Ausdruck der Gleichgewichtsstörung. Die klassische Schwindelbeschwerde des Schülers in Goethes »Faust« lautet: »Mir wird von alledem ganz dumm, als ginge mir ein Mühlrad im Kopf herum.«

Neben vielen organisch bedingten Schwindelformen kommt der

psychogene Schwindel mit rund der Hälfte der Fälle zahlenmäßig viel häufiger vor, oft in Verbindung mit einer psychischen Störung wie einer Angststörung (Agoraphobie mit oder ohne Panikstörung). Angst, Depressionen, Stress und nervöse Erschöpfung (»Neurasthenie«) können den Körper richtig ins Schwanken bringen, sodass einem schwindlig wird. Warum Schwindel eng mit Angstgefühlen oder Depressionen zusammenhängt, erklärt sich aus der engen Verknüpfung der Zentren der Raumorientierung mit dem limbischen System im Gehirn, das als Sitz der Gefühle gilt.

Der Angstschwindel ist ein eher diffuser Schwindel, häufig erlebt als Benommenheit, Leere im Kopf, Ohnmachtsangst, Unsicherheit beim Gehen oder Stehen, mangelnde Standfestigkeit, Schwanken des Bodens, der Umwelt oder des eigenen Körpers, Schweben wie auf Wolken. Die Betroffenen fühlen sich benommen und wie betrunken – schwankend, »nicht geerdet«, ohne Halt und Verankerung im Boden. Es handelt sich dabei um einen Schwankschwindel als Folge einer chronischen muskulären Verspannung – nicht um einen Schwindel in Zusammenhang mit Störungen des Blutdrucks, des Innenohrs oder der Augen. Die Anwesenheit einer vertrauten Person, Sitzen oder Liegen bewirkt oft eine Besserung, Kopfbewegungen können dagegen die Zustände verstärken.

Viele Menschen mit Platzangst (Agoraphobie) spüren in bestimmten Situationen nicht so sehr ihre Angst und die anderen Symptome, sondern leiden subjektiv oft nur unter ihrer Schwindelsymptomatik und fürchten sich primär vor dieser. Schwindelpatienten neigen häufig zu übertriebener und ängstlicher Selbstbeobachtung: Völlig normale Vorgänge wie feine Körperschwankungen oder unwillkürliche Kopfbewegungen werden sofort als beängstigend wahrgenommen.

Bei Menschen mit Angststörungen lassen sich zwei relativ gut abgrenzbare Schwindel-Syndrome unterscheiden:

1. Phobischer Attacken-Schwankschwindel mit und ohne Paniksymptome. Bei Platzangst (Agoraphobie) tritt plötzlich und bedrohlich ein heftiger Schwindel mit Benommenheit, Stand- und Gangunsicherheit, Übelkeit und Fallangst ohne Sturz auf.
2. Psychogene Stand- und Gangstörung. Schreckreaktionen führen zu »weichen Knien«. Die Betroffenen fühlen sich schwindlig beim Gehen, ohne direkt über Schwindel im Kopf zu klagen. Sie fühlen ein Schwanken beim Stehen und Gehen und bewegen sich deshalb nur langsam und zögerlich (wie auf Eis). Die ständige Angst umzufallen führt zu einer chronischen Muskelverspannung mit Gleichgewichtsstörungen und kann sich auch in agoraphobischen Reaktionen

äußern. Viele Platzangst-Patienten haben ihr Vermeidungsverhalten wegen ihres unerklärlichen Schwindels entwickelt.

Psychogener Tremor
Ein Tremor (Zittern) ist eine rhythmische Bewegung als Folge einer starken Muskelanspannung. Neben dem essenziellen Tremor und dem Parkinson-Tremor gibt es auch einen psychogenen Tremor. Ein übertriebenes Zittern oder Schütteln kann bei einer oder mehreren Extremitäten oder am ganzen Körper auftreten, am häufigsten jedoch beim dominanten Arm, und besteht sowohl in Ruhe als auch bei Bewegung. Das früher so genannte »hysterische« Zittern trat in der Vergangenheit nicht nur bei Frauen auf, sondern z. B. auch bei vielen Soldaten des Ersten Weltkriegs.

Ein psychogener Tremor ist bei folgenden Zeichen zu vermuten: plötzlicher, meist beidseitiger Beginn, rasche und vollständige Beseitigung der Störung, zu Beginn oft maximale funktionelle Behinderung und später ein statischer oder wechselhafter Verlauf, ungewöhnliche Kombination von Ruhe- und Aktionstremorformen, Zunahme des Zitterns bei Aufmerksamkeit, Abnahme von Stärke und Häufigkeit des Zitterns bei Ablenkung, Vorhandensein anderer Konversionsstörungen wie psychogene Gangstörung, Zeichen einer »Koaktivierung« (beim passiven Durchbewegen der Extremität erfolgt eine willkürliche Aktivierung entgegengesetzter Muskelgruppen). Eine muskuläre Vorspannung der Hände und Arme bereits vor dem Ergreifen und Halten eines Glases ist ein typisches Merkmal und drückt die allgemeine Verspannung in sozialen Situationen aus.

Somatoforme Muskelzuckungen (psychogene Myoklonien)
Darunter versteht man unwillkürliche, plötzlich auftretende, kurz dauernde Muskelzuckungen, die von anderen wahrgenommen werden können. Es bestehen ruckartige Bewegungen als Folge von Muskelkontraktionen oder Spannungsverlusten in einzelnen Muskelgruppen oder ganzen Arm- und Beinbereichen. Sie können auch im Gesicht oder Augenbereich auftreten. Bei zahlreichen Betroffenen tritt die Symptomatik bevorzugt in Ruhe auf, nimmt bei Bewegung zu und bei Ablenkung ab.

Somatoforme Muskelkrämpfe (psychogene Dystonien)
Es handelt sich dabei um Verkrampfungen der willkürlichen Muskulatur, die zu einer Fehlstellung etwa des Kopfes, der Schultern oder der Arme führen. Typische Beispiele dafür sind der psychogene Schiefhals

und der psychogene Schreibkrampf. Im Gegensatz zu organischen Dystonien ist die Diagnose dann wahrscheinlich, wenn eine Besserung bei Ablenkung oder Entspannung eintritt und wenn gleichzeitig auch ein wechselhaftes Erscheinungsbild in Verbindung mit anderen psychischen oder psychosomatischen Beeinträchtigungen auftritt.

Organische Störungen

Bewegungsstörungen sind Erkrankungen des zentralen Nervensystems, die entweder mit unwillkürlichen Bewegungen (Hyperkinesen) oder mit Störungen des willkürlichen Bewegungsablaufs (z. B. erschwerter Durchführung von Bewegungen, Akinese) einhergehen. Bei neurologisch bedingten Bewegungsstörungen können wegen der für alle sichtbaren und daher als diskriminierend erlebten Bewegungsstörungen auch psychosoziale Folgeprobleme auftreten. Die häufigste hyperkinetische Störung ist eindeutig der Tremor (Zittern), der zahlreiche organische Ursachen haben kann. Die bekanntesten Formen sind: essenzieller Tremor, Parkinson-Tremor, dystoner Tremor (als Folge von Muskelkrämpfen) und »restless legs« (ständige Unruhe der Beine).

Der essenzielle Tremor kommt bei 1 % der Bevölkerung typischerweise beim Halten und/oder bei Bewegungen vor; er ist nicht durch psychischen oder sozialen Stress verursacht, denn er kommt auch in der sicheren und entspannenden Umgebung zu Hause vor, führt aber bei 20 bis 40 % wegen der Auffälligkeit in der Öffentlichkeit zu psychosozialen Folgeproblemen wie Ängsten, Depressionen und manchmal auch Alkoholmissbrauch.

Weitere Beeinträchtigungen der Bewegung zeigen sich in Form von Myoklonus-Syndromen (Muskelzuckungen), Dystonien (Muskelkrämpfen wie etwa Schreibkrampf, Schiefhals oder Augenlidkrampf), spastischen Bewegungsstörungen und Ataxien (Störungen des geordneten Ablaufs und der Koordination von Muskelbewegungen). Sie können auch im Rahmen bestimmter neurologischer Erkrankungen auftreten wie etwa bei Multipler Sklerose oder Chorea Huntington; gefürchtet sind vor allem auch die relativ häufigen Bewegungsstörungen nach einem Schlaganfall. Bekannt sind die zahlreichen Formen von organisch bedingtem Schwindel als Ausdruck einer Gleichgewichtsstörung.

Bei einer Epilepsie, die bei 0,5 % der Bevölkerung vorkommt (4 bis 5 % aller Menschen erleben im Laufe ihres Lebens einen epileptischen Anfall), sind folgende psychosomatische Aspekte bedeutsam:

- Während eines epileptischen Anfalls treten oft auch psychische Symptome wie Angst auf.
- Bis zu 30 % der Epileptiker haben zusätzlich auch noch dissoziative Krampfanfälle.
- Ein Drittel der Epileptiker weist gleichzeitig eine behandlungsbedürftige psychische Störung wie etwa eine Depression oder eine Angststörung auf.

Psychosomatische Konzepte

Psychologische Faktoren

Psychische und soziale Faktoren können unseren körperlichen Halt und unsere Bewegungsfähigkeit erheblich beeinträchtigen. Psychogene Bewegungsstörungen hängen oft mit psychosozialen Belastungssituationen, psychischem Stress und allgemeiner Überlastung zusammen. Massive Konflikte, die der Betroffene mit sich selbst oder in seiner sozialen Umwelt austrägt, führen zu einer derartigen inneren Anspannung, dass sich diese in Form von Bewegungsstörungen äußern kann.

Menschen mit dissoziativen Krampfanfällen haben in der Kindheit oft körperliche und/oder sexuelle Gewalt erlebt, die im Laufe des weiteren Lebens nicht verarbeitet wurde. Bei rund 40 % der psychogenen Anfallspatienten findet man in der Vorgeschichte einen sexuellen Missbrauch. Massive Vernachlässigung als Kind kann ebenfalls gegeben sein.

Bei Menschen mit Schwankschwindel zeigen sich auffällig oft Angst, Verunsicherung oder Depression. Aktuelle oder schwelende Konflikte sowie psychosoziale Stressfaktoren (partnerschaftliche oder berufliche Konflikte, Trennungen, Verlusterlebnisse, existenzielle Erschütterungen) lösen dann in bestimmten Situationen recht unangenehme Schwindelattacken aus, die sich die Patienten anfangs überhaupt nicht erklären können. Als Vermeidungsreaktion derartiger Schwindelzustände entwickelt sich häufig eine Agoraphobie mit der Angst umzufallen, wenn man allein unterwegs ist. Das Hauptproblem sind jedoch nicht die agoraphobischen Situationen, sondern die aktuellen Lebensumstände, die den Betroffenen buchstäblich »den Boden unter den Füßen« wegziehen. Ein Schwankschwindel kommt gehäuft bei Menschen vor, die perfektionistisch sehr hohe Ansprüche an sich selbst stellen und alles im Griff haben möchten. Ein phobischer Attackenschwindel tritt oft in Situationen auf, die als unangenehm erlebt werden oder Panikattacken auslösen können. Im Laufe der Zeit kann sich ein Vermeidungsverhalten entwickeln: Situationen, in denen man nicht »alles unter Kontrolle« haben kann, werden immer mehr gemieden.

Epilepsien können in bestimmten Fällen durch psychosoziale Faktoren ausgelöst oder ungünstig beeinflusst werden. Als emotionale Auslöser gelten auch Erinnerungen an traumatisierende Ereignisse oder die Vorwegnahme bevorstehender Konfliktsituationen in der Fantasie.

Eine Reihe von Erkrankungen der Wirbelsäule wie Bandscheibenvorfall, Ischias oder Hexenschuss betrifft vor allem leistungsorientierte Männer zwischen 25 und 45 Jahren. Im Grunde sind aber alle Menschen gefährdet, denen der Wechsel zwischen An- und Entspannung schwer fällt.

Therapeutische Strategien

Die Gruppe der Bewegungsstörungen umfasst derartig unterschiedliche Krankheitsbilder, dass keine allgemein gültigen Behandlungsprinzipien angeführt werden können. Die therapeutische Vorgangsweise hängt von der Art der jeweiligen Störung ab. Wichtig ist aber immer ein mehrdimensionales Behandlungskonzept: Neben der Bewältigung der psychischen und sozialen Probleme ist in jenen Fällen mit bereits chronifizierter Symptomatik auch auf ein übungsorientiertes Vorgehen zu achten, das heißt auf gleichzeitig einsetzende physiotherapeutische, körpertherapeutische und verhaltenstherapeutisch-konfrontative Behandlungsmaßnahmen.

Bei körperlich-dissoziativen Störungen müssen unbedingt die Ursachen erkannt und beseitigt werden. Meist handelt es sich um starke innere oder äußere Konfliktsituationen, die nicht bewältigbar erscheinen, sodass sich die Symptomatik als vorläufiger Problemlösungsversuch entwickelt hat. Bei dissoziativen Gangstörungen und Krampfanfällen sollen die Betroffenen ihre inneren Konflikte und äußeren Belastungen bewusst wahrnehmen und bewältigen lernen.

Bei psychogenem Schwindel müssen die Betroffenen ermutigt werden, ihr Vermeidungsverhalten durch eine sukzessive Konfrontation mit allen Schwindel auslösenden Situationen zu bewältigen, um der Gefahr einer lebenseinengenden Agoraphobie zu begegnen. Gleichzeitig müssen auch die Ursachen wie familiäre und berufliche Überlastungen oder perfektionistische Leistungsansprüche beseitigt werden.

Bei neurologisch bedingten Störungen der Bewegung geht es meist um die bessere Bewältigung der psychischen und sozialen Folgen der jeweiligen Krankheit, in bestimmten Fällen wie etwa epileptischen Anfällen oder Dystonien mit psychogener Überlagerung aber auch darum, krankheitsverstärkende Faktoren zu beseitigen; bei schubhaft verlaufenden Krankheiten wie der Multiplen Sklerose kann durch besseren Umgang mit Stress möglicherweise der nächste Schub abgefangen werden.

Bei einer Epilepsie mit psychogener Überlagerung müssen die krankheitsverschärfenden Faktoren analysiert und beseitigt werden; eine ausschließlich medikamentöse oder operative Behandlung wäre ein Kunstfehler. Bei den so genannten »therapieresistenten Epilepsien« sind vor hirnchirurgischen Maßnahmen auch nichtorganische Aspekte zu bedenken und entsprechende Behandlungsmaßnahmen zusätzlich einzuleiten.

Wenn Schmerzen den Körper plagen

»Alles, was von den Menschen getan
und gedacht wird, gilt der Befriedigung
gefühlter Bedürfnisse
sowie der Stillung von Schmerzen.«
Albert Einstein

Chronische Rückenschmerzen – das Kreuz mit dem Kreuz

Herr Steiner, ein 49-jähriger Elektroinstallateur, leidet seit vier Jahren beinahe täglich unter starken Rückenschmerzen. Aufgetaucht waren sie bald nach seinem Wechsel in die fremde Baubranche, wo er plötzlich ungewohnten körperlichen Belastungen ausgesetzt war. Dennoch bleibt er seinem neuen Beruf treu, weil er hier zumindest nicht mehr so viel Angst vor einer Kündigung haben muss wie bei seinem früheren Arbeitgeber. Bei einer umfassenden körperlichen Untersuchung wird zwar eine leichte degenerative Veränderung der Wirbelsäule festgestellt – zu leicht aber als Rechtfertigung für die zahlreichen Krankenstände, die Herr Steiner wegen seiner Schmerzen seit einiger Zeit in Anspruch nimmt. Aber nicht genug: Herr Steiner überträgt sein übertriebenes Schonverhalten auch auf den Freizeitbereich, um die gefürchteten Schmerzen zu vermeiden. Der ehemals sehr sportliche Mann hat seine zahlreichen Freizeitaktivitäten und seine umfangreichen Sozialkontakte fast völlig aufgegeben und lässt sich von seiner Frau betreuen, als wäre er schwer behindert. Hinzu kommt ein regelrechter Schmerzmittelmissbrauch, vor allem auch von opiathaltigen Präparaten, kombiniert mit starken Schlafmitteln, weil er sonst nicht ein- und durchschlafen könne. Seine Frau wird erst aufgeschreckt, als er sechs Monate lang wegen seiner Schmerzen nicht mehr zur Arbeit geht, in der Folge davon entlassen wird, ein Kuraufenthalt erfolglos bleibt und ein Rentenantrag wegen Arbeitsunfähigkeit abgelehnt wird. Herr Steiner wird in Folge schwer depressiv, was die Schmerzen in bisher nicht gekanntem Ausmaß verstärkt. Er erhält von seinem Hausarzt ein Antidepressivum und die Empfehlung, eine psychosomatische Klinik aufzusuchen.

»Das schmerzt mich sehr«: Schmerzen und Psyche

Akute Schmerzen sind ein kaum ignorierbares Warnsignal, dass mit unserem Körper vorübergehend oder dauerhaft etwas nicht in Ordnung ist. Der Schmerz ist ein ungeliebter, aber unbedingt erforderlicher Bote. Ohne Schmerzwahrnehmung wäre der Körper ständig lebensgefährlich bedroht. Das Schmerzempfinden entsteht durch die Erregung bestimmter schmerzleitender Nervenbahnen, die zur sinnlichen Erfahrung des Schmerzes führen. Das Schmerzerleben kann, muss aber nicht mit einer organischen Ursache (Gewebeschädigung) verbunden sein. Schmerzen können Ausdruck einer organisch bedingten Störung, einer seelischen Kränkung oder einer sozialen Beziehungsstörung sein.

In der Fachwelt gilt folgende Schmerzdefinition: Schmerz ist ein unangenehmes Sinnes- und Gefühlserlebnis, das mit aktueller oder potenzieller Gewebeschädigung verknüpft ist oder mit Begriffen einer solchen Schädigung beschrieben wird. Schmerz ist demnach nicht einfach nur ein bloßes Sinnesphänomen oder eine reine Reizwahrnehmung, sondern weist auch eine gefühlsmäßige Komponente auf. Diese Definition berücksichtigt bewusst auch Schmerzen ohne organische Ursachen. Die früher übliche Unterscheidung in organisch bedingte und »psychogene« Schmerzen wurde von den Fachleuten zugunsten eines multidimensionalen Schmerzkonzepts aufgegeben, weil Schmerzen immer eine körperliche und eine psychische Komponente haben, sie ist aber in der klinischen Praxis noch häufig anzutreffen.

Man unterscheidet zwischen akuten und chronischen Schmerzen.

Akute Schmerzen dauern gewöhnlich nur relativ kurz an (Sekunden bis maximal Wochen). Sie haben eine Signal- und Warnfunktion, indem sie den Körper auf eine drohende oder bereits eingetretene Gewebeschädigung hinweisen und den Organismus vor weiteren Schäden schützen. Die Schmerzen sind in der Regel auf den Ort der Schädigung begrenzt, sodass der Arzt aus der Lokalisation und der Qualität des Schmerzes auf die zugrunde liegende Ursache schließen kann. Das Schmerzausmaß steht gewöhnlich in direktem Zusammenhang mit der Intensität des auslösenden Reizes (oft ist dieser Zusammenhang jedoch gar nicht so eng). Die Beseitigung der Ursache führt meist zur Erholung des Körpers und zum Verschwinden der Schmerzen.

Chronische Schmerzen sind Schmerzzustände, die – je nach Definition – drei bzw. sechs Monate nach Beginn einer akuten Schmerzepisode noch immer andauern (z. B. Rückenschmerzen, rheumatische Schmerzen) oder immer wiederkehren (z. B. Migräne und Spannungskopfschmerzen). Menschen mit chronischen Schmerzen werden oft nur unzureichend behandelt; ihr Krankheitsverhalten ist stark schmerzbezogen, und sie klagen häufig über psychische, soziale und berufliche Beeinträchtigungen (Leistungsminderung, Arbeitsunfähigkeit, Arbeitslosigkeit, Funktionsbehinderungen der Feinmotorik). Oft weisen sie auch eine reaktiv-depressive Symptomatik auf, die wiederum das Schmerzerleben verstärkt. Die Schmerzen sind umso chronischer, je mehr sie das Erleben und Verhalten des Betroffenen bestimmen. Im Gegensatz zu akuten Schmerzen besteht häufig kein eindeutiger und enger Zusammenhang zwischen der Gewebe- oder Organschädigung und der erlebten Schmerzintensität. Die Ursache des Schmerzes liegt weniger am Ort des Schmerzes als vielmehr im Gehirn, wo der Schmerz verarbeitet wird und sich eine Eigendynamik entwickelt hat. Bei chronischen Schmerzen ist der Schutz- und Warncharakter der Symptomatik verloren gegangen. Es entwickelt sich im Laufe der Zeit ein eigenständiges Krankheitssyndrom, abgekoppelt von spezifischen organischen Ursachen oder Auslösern, die meist gar nicht mehr eruierbar sind. Beim Übergang von einer akuten zu einer chronischen Symptomatik sind Lernprozesse wirksam, die zur Verstärkung der Krankenrolle führen. Bei der Behandlung chronischer Schmerzen steht daher nicht mehr die Beseitigung der Schmerzursache, sondern die Veränderung des Schmerzerlebens im Sinne eines anderen Umgangs mit den Schmerzen im Vordergrund.

Chronische Schmerzen werden durch krankhafte Veränderungen der Schmerzverarbeitung im Nervensystem verursacht oder verstärkt.

Zum Verständnis chronischer Schmerzen muss man drei Körpersysteme beachten:

1. Die Sinneszellen und die ihnen nachgeschalteten Nervenzellen. Die Sinneszellen (Schmerzrezeptoren) in der Haut, in den Eingeweiden, in den Bändern, in den Gelenken und in den Muskeln nehmen die Schmerzreize auf und leiten sie über bestimmte Nervenbahnen direkt ins Rückenmark in der Wirbelsäule weiter.
2. Das Rückenmark als erste Verarbeitungsstation. Das Rückenmark verarbeitet die Schmerzreize und leitet sie gefiltert über eine Art Tor-Mechanismus an das Gehirn weiter. Die Weiterleitung hängt davon ab, ob dieses Tor offen oder geschlossen ist. Bei geschlossenem Tor empfängt das Gehirn keine Signale und nimmt daher auch keinen Schmerz wahr.
3. Das Gehirn als Schaltzentrale. Das Gehirn verarbeitet die eintreffenden Schmerzreize als bewusste Schmerzerfahrungen und Gefühle, kann aber auch durch direkte Befehle an das Rückenmark das Tor öffnen oder schließen. Der aktuelle Gefühlszustand bestimmt die Art der Schmerzverarbeitung. Schmerzempfindungen werden bei Freude und Glücksgefühlen als weniger belastend empfunden, bei Hilflosigkeit, Erschöpfung und depressiver Stimmung dagegen als sehr quälend erlebt. Bestimmte Gedanken und Bewertungen können einen Schmerz erträglich oder bedrohlich erscheinen lassen. Unsere Gefühlszustände und Denkmuster haben also großen Einfluss darauf, ob das Schmerztor im Rückenmark eher geöffnet oder eher geschlossen wird. So kann etwa die Konzentration auf angenehme oder interessante Dinge vom Schmerz ablenken und diesen erträglicher machen.

Zum Verständnis chronischer Schmerzen ist auch der Begriff »Schmerzgedächtnis« von zentraler Bedeutung. Das Schmerzgedächtnis ist ein wesentlicher Faktor für die Entstehung einer Schmerzstörung. Menschen mit häufigen Schmerzen werden im Laufe der Zeit dem Schmerz gegenüber nicht unsensibler, sondern reagieren im Gegenteil immer empfindlicher auf Schmerzen. Wiederholte starke Schmerzreize können die Übertragung von Schmerzinformationen vom peripheren auf das Zentralnervensystem anhaltend verstärken. Die ständige Wiederholung starker Schmerzsignale verändert dauerhaft die Funktion und den Aufbau ganz bestimmter Nervenzellen im Rückenmark. Diese werden nach einer länger dauernden Übererregung überempfindlich und reagieren bereits auf schwache Impulse in

Schmerzfasern mit starken Erregungen; sie erinnern sich an die früheren akuten Schmerzreize und erzeugen ständig Schmerzsignale, ohne dass ein Auslöser dafür vorliegt. Als Folge davon werden selbst leichte Reize (z. B. Berührung, Wärme oder Dehnung) plötzlich als Schmerz empfunden. Dieser Lernvorgang ist die Grundlage des Schmerzgedächtnisses. Allein die Vorstellung von Schmerzen kann schon zu neuerlichen Schmerzen führen. Vor allem postoperative Schmerzen hinterlassen ausgeprägte Spuren. Unzureichend behandelte bzw. behandelbare Schmerzen hinterlassen ebenfalls Gedächtnisspuren im Zentralnervensystem, die die Schmerzempfindlichkeit erhöhen.

Ein weiterer Faktor zur Chronifizierung von Schmerzen ist Angst, die von einem bestimmten Gehirnbereich (Mandelkern) gesteuert wird. Durch diese Angst prägt sich jede neue Schmerzempfindung besonders tief in das Gehirn ein. Über das Schmerzgedächtnis wird dann bei jeder neuen Schmerzattacke auch die damit verbundene Angst erinnert. So entsteht ein verhängnisvoller Angst-Schmerz-Teufelskreis.

Wenn sich das Schmerzgedächtnis einmal entwickelt hat, kann es mit den derzeit vorhandenen Medikamenten nicht gelöscht werden. Doch für die Zukunft besteht Hoffnung: Auf der Basis der neuen neurobiologischen Konzepte über das Schmerzgedächtnis können vielleicht einmal wirksamere Medikamente zur Behandlung chronischer Schmerzen entwickelt werden.

Man kann vier Komponenten des Schmerzes unterscheiden:

1. Sensorische Komponente. Als bewusste Sinnesempfindung werden Informationen über den Ort, die Dauer und die Intensität eines Schmerzes vermittelt.
2. Affektive (emotionale) Komponente. Der Schmerz löst fast immer unlustbetonte Affekte und Emotionen aus und beeinträchtigt das Wohlbefinden.
3. Vegetative (autonome) Komponente. Der Schmerz bewirkt bestimmte Reaktionen des vegetativen Nervensystems (z. B. Schweißausbruch, Steigerung der Herzfrequenz und des Blutdrucks).
4. Motorische Komponente. Der Schmerz führt zu Flucht- und Schutzreflexen in Form von muskulärer Anspannung.

Nach einer anderen Einteilung kann man den Schmerz ebenfalls auf vier Ebenen beschreiben:

1. Körperlich-physiologische Ebene. Der Schmerz kann, muss aber nicht eine organische Grundlage haben. Das Schmerz leitende

System wird aktiviert, bestimmte Schmerzstoffe, Botenstoffe und andere Substanzen werden freigesetzt.
2. Motorisch-verhaltensbezogene Ebene. Der Schmerz führt zu einer bestimmten muskulären Reaktion (z. B. reflektorisches Zurückziehen der Hand, muskuläre Verspannung, Veränderung der Ausdrucksmotorik).
3. Subjektiv-psychologische Ebene. Die Betroffenen zeigen offene Reaktionen (z. B. Klagen, Weinen, Schreien, Stöhnen), verdeckte Reaktionen in Form von Gedanken (z. B. »Die Schmerzen sind unerträglich«) und entwickeln bestimmte Vorstellungen und Gefühle (z. B. Angst, Depression, Verzweiflung).
4. Soziale Ebene. Das individuelle Schmerzerleben hat soziale Auswirkungen (z. B. Krankenstand, Behinderung, Berufsunfähigkeit, sozialer Rückzug).

Schmerzen gehören zu den häufigsten körperlichen Beschwerden: 60 bis 80 % der Bevölkerung haben im Laufe eines Jahres einmal oder mehrmals Schmerzen unterschiedlichen Schweregrades. Chronische Schmerzen stellen ein völlig unterschätztes Problem dar und finden nicht jene Beachtung, die aufgrund der weltweiten Verbreitung nötig wäre. Nach einer weltweiten Untersuchung klagen durchschnittlich 22 % der Hausarzt-Patienten über chronische Schmerzen, wobei die Werte je nach Land unterschiedlich sind. Nach einer umfangreichen Erhebung in 16 europäischen Ländern leidet knapp jeder fünfte Erwachsene (19 %) unter chronischen Schmerzen, im Durchschnitt seit sieben Jahren. In Deutschland trifft dies auf 17 %, in Österreich auf 21 % und in der Schweiz auf 16 % zu.

Immer mehr Beachtung wird in der Schmerzbehandlung den psychologischen Komponenten geschenkt: Nach eher konservativen Schätzungen von Fachleuten dürften bei rund 40 % der Patienten psychologische Faktoren bei der Entstehung, Auslösung und Aufrechterhaltung der Schmerzen eine bedeutsame Rolle spielen.

Schmerzen wurden in den letzten Jahrhunderten als Begleiterscheinung körperlicher Erkrankungen angesehen und nicht als eigenständiges Krankheitsbild. Seit den 60er Jahren werden Schmerzen in der Folge einiger bahnbrechender Arbeiten zur Schmerzverarbeitung in den USA immer stärker als eigenständiges Phänomen betrachtet, intensiver untersucht und erforscht. Der Begriff der »Schmerzstörung« in den modernen Diagnoseschemata trägt dieser Entwicklung Rechnung. Von einer Schmerzstörung spricht man dann, wenn der Schmerz vom

Symptom zur Krankheit geworden ist, das heißt seine Warnfunktion verloren und sich verselbstständigt hat. Alle Schmerzen entstehen letztendlich im Kopf, nämlich erst nach der Verarbeitung der Schmerzimpulse durch unser Gehirn. Diese Sichtweise ist die Basis der modernen psychologischen Schmerzbewältigungstherapie, wo es darum geht, das Schmerzerleben modifizieren zu lernen.

Zahlreiche Redewendungen zu den verschiedenen Organbereichen verdeutlichen den engen Körper-Seele-Zusammenhang bei schmerzhaften Verspannungen. Kopf: etwas bereitet mir Kopfschmerzen, mir raucht oder dröhnt der Kopf, mir brummt der Schädel, ich zerbreche mir den Kopf, ich habe den Kopf zum Bersten voll. Rücken: sein Kreuz tragen, alles wird auf meinem Rücken ausgetragen, vom Schicksal oder vor Gram gebeugt sein. Nacken: die Angst im Nacken, den Nacken steif halten.

Verspannungsbedingte Schmerzen kommen auch bei verschiedenen psychischen Störungen vor, insbesondere bei Menschen mit Depressionen und generalisierten Angststörungen. Die Betroffenen klagen oft über Verspannungen im Schulter- und Armbereich sowie über Nacken-, Kreuz-, Gelenk- und Muskelschmerzen.

Viele psychosomatisch relevante Schmerzen wurden bereits bei den verschiedenen Organbereichen beschrieben, z. B. chronische Magen- oder Darmschmerzen, Enddarmschmerzen, Schmerzen beim Harnlassen und Stuhlgang, Kieferschmerzen oder schmerzhafte Menstruation und chronische Unterleibsschmerzen bei Frauen.

Tabelle 16: Psychosomatisch relevante Schmerzstörungen

Funktionelle Störungen	• Anhaltende somatoforme Schmerzstörung
Organisch fundierte Störungen	• Kopfschmerzen (Spannungskopfschmerzen, Migräne) • Gesichtsschmerzen • Rückenschmerzen • rheumatische Schmerzen • Fibromyalgie • myofasciales Schmerzsyndrom • Tumorschmerzen

Funktionelle Störungen

Anhaltende somatoforme Schmerzstörung

Im aktuellen Diagnoseschema werden die früher als »psychogene Schmerzen« (Psychalgie) bezeichneten nichtorganisch bedingten Schmerzen als »anhaltende somatoforme Schmerzstörung« ausgewiesen und folgendermaßen charakterisiert:

- Primär leidet der Betroffene an einem andauernden, schweren und quälenden Schmerz, der seit mindestens einem halben Jahr an den meisten Tagen auftritt.
- Der Schmerz ist durch physiologische Prozesse oder eine körperliche Störung nicht vollständig erklärbar.
- Der Schmerz tritt in Verbindung mit emotionalen Konflikten oder psychosozialen Problemen auf.
- Die Konflikte und Probleme müssen so schwerwiegend sein, dass sie als entscheidende ursächliche Einflüsse gelten können.
- Die Schmerzen stehen im Mittelpunkt der Aufmerksamkeit und des Erlebens und haben gewöhnlich eine beträchtliche persönliche oder medizinische Betreuung oder Zuwendung zur Folge.
- Schmerzen aufgrund bekannter oder vermuteter psychophysiologischer Mechanismen zählen nicht zur somatoformen Schmerzstörung, sondern sind als »psychische Faktoren oder Verhaltensweisen bei andernorts klassifizierten Krankheiten« sowie durch die Benennung der entsprechenden körperlichen Erkrankung zu codieren (z. B. Migräne). Mit Bedauern muss festgestellt werden, dass das aktuelle Diagnoseschema leider die überholte Unterscheidung von psychischen und organischen Schmerzen und noch nicht das moderne biopsychosoziale Schmerzverständnis vertritt, wonach keine derartige Spaltung möglich ist.

Die Störung neigt zur Chronifizierung, wenn keine Behandlung im Sinne des biopsychosozialen Krankheitsverständnisses erfolgt, weshalb möglichst rasch nach der organmedizinischen Abklärung eine Intervention im Rahmen eines multiprofessionellen Behandlungsansatzes erfolgen sollte. Die mögliche Schwierigkeit dabei ist: Die Betroffenen haben sich oft sehr lange Zeit mangels besseren Wissens an ein organmedizinisch orientiertes Erklärungsmodell geklammert, das anfangs oft auch von Ärzten durch bestimmte Diagnosen und Behandlungsversuche unterstützt wurde, weshalb sie weiterhin dementsprechende medizinische Hilfestellungen erwarten (»Ich hab's im Körper und nicht im Kopf, ich bin ja nicht verrückt.«).

Schmerzen kommen häufig auch bei anderen somatoformen Störungen wie der Somatisierungsstörung und der somatoformen autonomen Funktionsstörung (z. B. bei einer Reizdarmsymptomatik) vor, diese sind jedoch im Vergleich zu den anderen Symptomen nicht so anhaltend und vorrangig wie bei einer somatoformen Schmerzstörung.

Eine Schmerzstörung tritt oft auch zusammen mit anderen psychischen Störungen auf (Depressionen, Angststörungen, Schlafstörungen). Depressive haben ein vierfach erhöhtes Risiko für Nacken- und Rückenbeschwerden; bereits bestehende Schmerzen werden durch eine Depression verstärkt. Chronische Schmerzen stehen häufig in Verbindung mit Depressionen, akute Schmerzen dagegen eher mit Angststörungen. Viele Patienten mit einer somatoformen Schmerzstörung weisen in der Vorgeschichte oft auch verschiedene funktionelle Beschwerden auf, z. B. Magen-Darm-Beschwerden, herz- und atmungsbezogene Symptome. Bei Hausärzten wird der Anteil an somatoformen Schmerzpatienten auf 5 bis 7 % geschätzt.

Die Analyse der Lebensgeschichte (biographische Anamnese) ist das wichtigste Mittel zum Nachweis einer anhaltenden somatoformen Schmerzstörung und ermöglicht in vielen Fällen eine Abgrenzung zu primär organisch bedingten Schmerzen. Viele Betroffene haben im Laufe ihres Lebens körperliche und/oder sexuelle Gewalt oder fundamentale Vernachlässigung als Kind erlebt. Bei Frauen mit sexuellen Missbrauchserfahrungen in der Kindheit ist die Schmerzschwelle herabgesetzt, sodass oft anhaltende Schmerzen im Unterleib auftreten. Nachgewiesene biographische Belastungsfaktoren wie Krisensituationen (z. B. Verlusterlebnisse durch Trennung oder Tod), chronischer Stress oder berufliche, partnerschaftliche oder familiäre Probleme ermöglichen in 80 bis 90 % der Fälle eine Abgrenzung zu primär organisch bedingten Schmerzstörungen, wenngleich stets auch eine umfassende organische Untersuchung erforderlich ist. Häufig können Paar- und Familiengespräche den klinischen Eindruck und damit die Diagnose absichern.

Ein Punkt wird in der Praxis oft zu wenig bedacht: Bei der Diagnose einer somatoformen Schmerzstörung muss zwischen den auslösenden emotionalen und psychosozialen Stressfaktoren und den erst sekundär durch den Krankheitsverlauf entstandenen psychischen Problemen unterschieden werden!

Menschen mit einer anhaltenden somatoformen Schmerzstörung unterscheiden sich von Patienten mit organisch bedingten Schmerzen gewöhnlich in folgender Weise:

- Die Schmerzen sind nur vage lokalisierbar, können sogar hinsichtlich Lokalisation und Modalität wechseln, sich nach lokalem Beginn stark ausweiten und werden von den Betroffenen weniger typisch geschildert als organisch bedingte Schmerzen.
- Die Schmerzen werden eher mit affektiven Bezeichnungen (scheußlich, fürchterlich, schrecklich) als mit sensorischen Eigenschaften (schneidend, bohrend, ziehend) beschrieben.
- Typischerweise bestehen keine Unterschiede in der Schmerzintensität in Abhängigkeit vom Tagesverlauf und anderen belastenden oder entlastenden Faktoren, das heißt es ist eine hohe Schmerzintensität ohne Unterbrechung vorhanden.
- Die anatomischen Grenzen der Versorgung durch die Nervenbahnen werden nicht eingehalten, das heißt es werden oft Schmerzen bis zu einer Mittellinie oder einer Grenze geschildert, denen keine organische Grundlage entspricht.
- Neben anderen biographischen Belastungsfaktoren finden sich in der Vorgeschichte oft körperliche Misshandlung oder sexueller Missbrauch.

Somatoforme Schmerzsyndrome sind weniger durch typische Symptommuster charakterisiert als vielmehr durch eine bestimmte Erlebnisverarbeitung körperlicher Vorgänge (»Leiden«) und durch ein ungünstiges Krankheitsverhalten der Betroffenen (»abnormes Krankheitsverhalten«). Bei einer psychologischen oder psychotherapeutischen Intervention sollten daher stärker die psychosozialen Beeinträchtigungen als die Symptomintensität oder die diagnostische Zuordnung im Vordergrund stehen.

Bei einer Schmerzstörung ergeben sich typische Folgeprobleme: Fernbleiben von der Arbeit bzw. Schule, lange Krankenstandszeiten, Arbeitslosigkeit, Frühpensionierung, übermäßiger Medikamentenkonsum, Missbrauch von Tranquilizern oder Schmerzmitteln, häufige Inanspruchnahme medizinischer Einrichtungen, sozialer Rückzug, Partnerprobleme, Einschränkungen der Freizeitaktivitäten bis hin zur völligen Inaktivität, Reduktion jeder körperlichen Betätigung, depressive Zustände, hohe Kosten durch schul- oder alternativmedizinische Maßnahmen in der Hoffnung auf völlige Beseitigung der Schmerzen. Als Folge der Schmerzen erhalten die Betroffenen oft auch eine intensive persönliche oder medizinische Betreuung oder Zuwendung. Dies wird auch »sekundärer Krankheitsgewinn« genannt.

Schmerzstörungen können zwar bei jeder Altersgruppe auftreten, finden sich jedoch besonders häufig im 4. und 5. Lebensjahrzehnt. Ausgeprägte geschlechtsspezifische Unterschiede sind nicht bekannt. Bestimmte Faktoren ergeben bei einer anhaltenden somatoformen Schmerzstörung oft einen ungünstigen Verlauf: Arbeitslosigkeit zu Beginn der Schmerzbehandlung, laufende oder abgeschlossene Anträge auf eine Berufsunfähigkeitspension, Entschädigungsverfahren, jahrelanger chronischer Schmerzverlauf vor Therapiebeginn, Tendenz zur Somatisierung, psychiatrische Zusatzdiagnosen (z. B. Depression).

Als typische somatoforme Schmerzstörungen gelten folgende anhaltende Beschwerden:

- Somatoforme Kopf- und Rückenschmerzen. Man versteht darunter subjektiv erlebte Schmerzen ohne ausreichende organische Grundlage.
- Somatoforme Brustschmerzen. Starke Verspannungen im Brustbereich können Schmerzen auslösen, die oft als Herzschmerzen fehlinterpretiert werden. Typisch sind: dumpfer Druck, Brennen (einige Stunden bis mehrere Tage lang) und kurze nadelartige Schmerzen unter der linken Brustwarze. Die Betroffenen leiden oft auch unter einer verspannten Rückenmuskulatur, die bis in den Brustkorb ausstrahlt. Die Brustschmerzen können auch mit einer erhöhten Empfindlichkeit auf Säurereize in der unteren Speiseröhre zusammenhängen.
- Somatoforme Magen-Darm-Schmerzen. Diese Symptome wurden bereits bei den entsprechenden Organbereichen im Abschnitt über die funktionellen Störungen beschrieben.
- Somatoforme chronische Unterleibsschmerzen bei Frauen. Diese häufig auftretenden Beschwerden wurden bereits im Abschnitt über die spezifischen Frauenbeschwerden dargestellt.

Organische Störungen

Primär organisch bedingte Schmerzstörungen mit psychosomatischer Relevanz sind nach dem gültigen Diagnoseschema mit einer Doppeldiagnose zu versehen, und zwar mit der Bezeichnung der organischen Störung und der Zweitdiagnose »Psychologische Faktoren und Verhaltenseinflüsse bei (z. B. Migräne, Lumboischialgie oder Kreuzschmerz)«. In der klinischen Praxis werden viele Schmerzstörungen mit vorwiegend organischen Ursachen dennoch als »anhaltende somatoforme Schmerzstörung« diagnostiziert, weil zum einen die organischen Faktoren eben nicht ausreichen, das Beschwerdebild vollständig zu erklären, und weil zum anderen das Wort »Schmerzstörung« leider in keiner anderen diagnostischen Kategorie aufscheint. Das Konzept der Schmerzstörung im relativ neuen internationalen Diagnoseschema ist leider zu undifferenziert und bereits veraltet, denn es beruht auf der längst überholten Unterscheidung von rein psychischen und rein organischen Schmerzen.

Moderne Schmerzkonzepte betonen dagegen die engen Zusammenhänge zwischen Stress bzw. Stressverarbeitung und chronischen Schmerzen. Aufgrund der Wechselwirkungen zwischen Nervensystem, Immunsystem und hormonellem System bestehen enge Verbindungen zwischen Stress und Schmerz. Diese neuen Erkenntnisse werden zukünftig weit reichende Auswirkungen auf die Diagnostik und die Therapie von Schmerzstörungen haben.

Kopfschmerzen

Kopfschmerzen sind die häufigsten Befindlichkeitsstörungen des Menschen. Mindestens 70 bis 80 % der Bevölkerung werden einmal oder öfter im Jahr von Kopfschmerzen geplagt. Nach der bislang umfangreichsten Studie leiden 71,4 % der deutschen Bevölkerung zumindest zeitweise an Kopfschmerzen: 27,5 % leiden an Migräne, 38,3 % an Kopfschmerzen vom Spannungstyp. Migräne kommt bei Frauen (32 %) häufiger vor als bei Männern (22 %); bei episodischen und chronischen Kopfschmerzen vom Spannungstyp besteht kaum ein Unterschied zwischen Frauen und Männern. Unter den Migräne-Patienten leiden 10 % an Migräne mit neurologischen Vorzeichen, nämlich mit der typischen Aura, über 70 % an Migräne ohne typische Aura und rund 10 % an komplizierten Migräneformen und Cluster-Kopfschmerzen. Wenn eine Migräne bereits im Kindesalter aufgetreten ist, bleibt diese bei 60% auch im Erwachsenenalter bestehen.

Mit fortschreitendem Alter werden migräneartige Kopfschmerzen seltener und chronische Kopfschmerzen vom Spannungstyp häufiger; episodische Kopfschmerzen vom Spannungstyp sind altersunabhängig. Auffällig ist der in den letzten Jahrzehnten erfolgte Anstieg der Migräne im Kindesalter. Wenn gleichzeitig auch psychische Störungen vorhanden sind, bleiben die Kopfschmerzen bestehen oder treten sogar verstärkt auf. Begleitende Angststörungen und Depressionen bewirken mit hoher Wahrscheinlichkeit eine Chronifizierung der Kopfschmerzen von der Jugend bis zum Erwachsenenalter.

Es gibt zwei grundlegend verschiedene Arten von Kopfschmerzen: primäre und sekundäre Kopfschmerzen.

Sekundäre Kopfschmerzen haben nachweisbare organische Ursachen und kommen nur bei höchstens 5 % der Kopfschmerz-Patienten vor. Sie sind die Folge von Krankheiten wie Kopftumor, Gehirnblutung, Gefäßmissbildungen, Augen- oder Bandscheibenproblemen oder die Nachwirkungen von Verletzungen oder Operationen. Bei chronischen oder wiederholt auftretenden Kopfschmerzen sollten organische Ursachen medizinisch ausgeschlossen worden sein, bevor man psychosomatisch orientierte Überlegungen anstellt.

Primäre Kopfschmerzen sind ein eigenständiges Krankheitsbild und nicht Folge einer anderen Störung. Es handelt sich um reversible Störungen der schmerzempfindlichen Strukturen innerhalb oder außerhalb des Schädels. Man unterscheidet folgende Arten: Spannungskopfschmerzen, Migräne mit und ohne Aura, Clusterkopfschmerzen (zeitliche Anhäufung von Anfallsserien mit bohrend-brennenden Kopfschmerzen im Frühjahr oder Herbst sowie zu bestimmten Tageszeiten). Spannungskopfschmerzen sind doppelt so häufig wie Migräne. Die Mehrzahl der chronischen Kopfschmerz-Patienten leidet unter Mischbildern. Im Folgenden werden nur die Spannungskopfschmerzen und die Migräne besprochen, weil beim Clusterkopfschmerz bisher keine psychosomatischen Zusammenhänge belegt sind.

Kopfschmerzen vom Spannungstyp

Die heute übliche Bezeichnung »Kopfschmerzen vom Spannungstyp« ist eine Sammelbezeichnung für Kopfschmerzformen, die früher als Spannungskopfschmerz, Muskelkontraktionskopfschmerz, vasomotorischer, stressabhängiger oder psychogener Kopfschmerz diagnostiziert wurden. Es handelt sich dabei um die häufigsten Kopfschmerzen, die bei 15 bis 20 % der Bevölkerung vorkommen, bei Frauen etwas häufiger als bei Männern. Spannungskopfschmerzen treten – im Gegensatz zu Migräne – gewöhnlich auf beiden Seiten von Kopf und Nacken auf. Viele Betroffene leiden, was oft unterschätzt wird, darunter ebenso stark wie Migräne-Patienten.

»Spannungskopfschmerzen« wurden früher mit einer Anspannung der Stirn- und Nackenmuskulatur erklärt. Die Beziehung zwischen Spannungskopfschmerzen und Muskelverkrampfungen ist jedoch keineswegs so eng, wie bislang immer angenommen wurde. Die muskulären Verspannungen können auch umgekehrt die Folge der Spannungskopfschmerzen sein.

Man unterscheidet zwischen Spannungskopfschmerzen mit und ohne Beteiligung der Schädelmuskulatur, weil nicht alle Spannungskopfschmerzen durch Verspannungen der Schädelmuskulatur ausgelöst werden. Die Beschwerden können auch mit einer Veränderung der Schmerzempfindlichkeit durch bestimmte Botenstoffe des Gehirns zusammenhängen. Eine erhöhte Muskelspannung ist demnach zur Diagnosestellung von Spannungskopfschmerzen nicht mehr erforderlich, wenngleich bei der Mehrheit der Betroffenen eine muskuläre Verspannung vorhanden ist. Im Gegensatz zu früheren Annahmen weisen Kopfschmerz-Patienten grundsätzlich eine niedrigere Schmerzschwelle und -toleranz auf, sowohl während der Kopfschmerzen als auch im schmerzfreien Intervall.

In Abhängigkeit von der Häufigkeit gibt es eine episodische und eine chronische Verlaufsform, die sich in den Ursachen und in der Behandlung unterscheiden.

Episodische Kopfschmerzen vom Spannungstyp sind charakterisiert durch mindestens 10 typische Kopfschmerzepisoden, die nicht häufiger als 180 Tage pro Jahr bzw. weniger als 15 Tage pro Monat auftreten und pro Episode zwischen 30 Minuten und 7 Tagen andauern. Die Schmerzen weisen mindestens zwei von vier typischen Merkmalen auf: drückende bis ziehende, nicht pulsierende Schmerzqualität; leichte bis mäßige Schmerzintensität, sodass die übliche körperliche Aktivität allenfalls behindert, aber nicht unmöglich ist; beidseitige Lokalisation; keine Verstärkung durch körperliche Tätigkeiten wie Treppensteigen u. ä. Es besteht keine Übelkeit und kein Erbrechen (Appetitlosigkeit kann vorkommen) und auch keine Scheu vor Licht oder Geräuschen (in einem der beiden Bereiche kann aber eine Scheu vorhanden sein).

Chronische Kopfschmerzen vom Spannungstyp treten mindestens 15 Tage pro Monat bzw. 180 Tage pro Jahr über mindestens 6 Monate hinweg auf. Es sind mindestens zwei der folgenden vier Merkmale vorhanden: drückender oder ziehender Schmerz; leichte bis mäßige Intensität, was die täglichen Aktivitäten beeinträchtigen kann, aber nicht völlig unmöglich macht; beidseitige Lokalisation; keine Verstärkung durch Treppensteigen oder sonstige vergleichbare körperliche Aktivitäten. Es besteht kein Erbrechen, es kann aber eines der drei Symptome Übelkeit, Scheu vor Licht oder Scheu vor Erbrechen vorhanden sein.

Bei Patienten mit Spannungskopfschmerzen gibt es im Gegensatz zu früheren Behauptungen keine typischen Persönlichkeitsmerkmale. Als mögliche Ursachen gelten neben anderen Faktoren vor allem psychosozialer Stress, zwischenmenschliche Probleme, Arbeitsdruck, Angststörungen, depressive Erkrankungen und Schlafstörungen.

Migräne

8 bis 12 % der Bevölkerung leiden unter Migräne, Frauen dreimal häufiger als Männer. Bei Migräne unterscheidet man zwei Arten: mit und ohne Aura, das heißt mit oder ohne neurologische Vorzeichen einer Attacke.

Eine Aura ist eine Phase mit verschiedenen vorübergehenden, bis höchstens eine Stunde andauernden neurologischen Symptomen und Ausfällen; sie wird von den Betroffenen zwar als schmerzfrei, aber dennoch als sehr belastend erlebt. Als typische und häufigste Form der neurologischen Vorzeichen gilt eine visuelle Aura. Es handelt sich dabei meist um eine Sehstörung in Form einer Flimmerempfindung mit Lichtblitzen, die sich von innen her zum Rand des Gesichtsfeldes ausbreiten, wobei es manchmal zu kurzfristigen Gesichtsfeldausfällen kommen kann. Viel seltener treten Gefühlsstörungen und Körpermissempfindungen, motorische Schwäche (meist einseitig) und Sprachstörungen auf.

Eine Migräne mit Aura liegt dann vor, wenn mindestens zwei Kopfschmerzattacken aufgetreten sind, die mindestens zwei der folgenden vier Merkmale aufweisen:

- ein oder mehrere voll reversible neurologische Aurasymptome als Ausdruck einer fokalen Funktionsstörung in der Großhirnrinde und/oder im Hirnstamm,
- mindestens ein Aurasymptom entwickelt sich allmählich über mehr als 4 Minuten hinweg, zwei oder mehrere Symptome treten in Folge auf.
- kein Aurasymptom dauert länger als 60 Minuten (diese Zeitgrenze kann proportional überschritten werden, wenn mehrere Aurasymptome auftreten),
- die Kopfschmerzphase folgt der Aura mit einem freien Intervall von weniger als 60 Minuten, kann aber gelegentlich vor oder gleichzeitig mit der Aura beginnen.

Wenn die neurologische Symptomatik länger als eine Stunde andauert, liegt eine Migräne mit verlängerter Aura vor. Manchmal tritt bei einer Migräne mit Aura auch eine halbseitige Lähmung oder Schwindel auf. Die neurologischen Begleitsymptome bilden sich gewöhnlich nach dem Anfall zurück.

Eine Migräne ohne Aura besteht aus Kopfschmerzattacken, die unbehandelt zwischen 4 und 72 Stunden andauern und mindestens zwei der folgenden vier Merkmale aufweisen: einseitige Lokalisierung; pulsierender Schmerzcharakter; Verschlimmerung bei körperlicher Betätigung wie Treppensteigen; mäßige bis starke Schmerzintensität, sodass die üblichen Tagesaktivitäten erschwert oder nicht möglich sind. Zudem ist noch wenigstens eine weitere Begleiterscheinung charakteristisch: Übelkeit und/oder Erbrechen sowie eine Scheu vor Licht und Geräuschen. Typisch ist folgender Verlauf: Die Symptomatik entwickelt sich innerhalb weniger Stunden zur vollen Intensität, dauert unbehandelt meistens 3 bis 12 Stunden an, kann oft aber auch mehrere Tage und Nächte anhalten und verschwindet dann gewöhnlich rasch und vollständig. Die Beschränkung der Schmerzen auf eine Schädelhälfte ist – abgesehen von anderen Merkmalen – ein typischer Unterschied zu Spannungskopfschmerzen. Die Betroffenen fühlen sich häufig so beeinträchtigt, dass sie ihre Tätigkeit abbrechen müssen und sich gewöhnlich in einem abgedunkelten Zimmer ins Bett zurückziehen. Jede körperliche Betätigung wie Bücken, Heben von Lasten oder Treppensteigen führt im Gegensatz zu Spannungskopfschmerzen zur Verschlimmerung der Beschwerden. Charakteristisch ist auch eine Übelkeit, die bis zum Erbrechen führen kann, wodurch die Schmerzen anschließend oft nachlassen.

Die Auslöser für eine Migräneattacke sind – im Gegensatz zum allergischen Asthma – gewöhnlich nicht im Sinne einer Reiz-Reaktion zu verstehen, sondern stellen bloß begünstigende Faktoren dar. Es handelt sich um eher grob definierte, auf den ersten Blick unauffällige Situationen, z. B. am Wochenende, nach dem Fernsehen, einige Tage vor der Menstruation. Neben biologisch-physikalischen Auslösern wie Lichtreizen, Menstruation, Störungen des Schlaf-Wachzyklus, hormonellen Veränderungen, Hunger, Alkohol und bestimmten Nahrungsmitteln wie Schokolade oder Käse gibt es auch psychische Auslöser wie emotionale Faktoren (Ärger oder Wut), erhöhter Leistungsanspruch, Stress, Hektik oder Entspannung nach psychischen Belastungen (z. B. nach einer anstrengenden Woche, einer schweren Prüfung sowie zu Urlaubsbeginn).

Eine Migräne beginnt gewöhnlich zwischen dem 10. und 30. Lebensjahr, selten nach dem 40. Lebensjahr (hier meistens bedingt durch Gefäßveränderungen im Rahmen einer anderen organischen Grunderkrankung).

Abgesehen von Patienten, die nur einmal bzw. einige Male im Leben einen Migräneanfall erleben, weist Migräne gewöhnlich einen chronischen Verlauf über Jahrzehnte auf, wobei einige Patienten wöchentlich mehrere Anfälle und andere nur einige Attacken pro Jahr aufweisen. Nach dem 45. Lebensjahr, bei Frauen oft nach der Menopause, werden die Anfälle weniger oder bleiben ganz aus.

Während Spannungskopfschmerz-Patienten hauptsächlich unter einer Beeinträchtigung der Stimmung leiden, aber häufig arbeitsfähig sind, besteht bei Migräne-Patienten vor allem eine Leistungs- und Arbeitsminderung durch ihr verständliches Bedürfnis nach stundenlanger Bettruhe im abgedunkelten und geräuscharmen Schlafzimmer.

Die Ursachen von Migräne sind zur Zeit noch unklar, wenngleich es zahlreiche Hypothesen dazu gibt. Die frühere Auffassung, dass ein Migräneanfall durch eine starke Verengung und anschließende Erweiterung der inneren und äußeren Kopfgefäßwände verursacht wird, ist veraltet. Vielmehr ist die oft auch von außen beobachtbare Gefäßreaktion (Pulsieren bzw. Rot- oder Blasswerden der Haut) die Folge bisher unbekannter Ursachen, das heißt eine Sekundärerscheinung als Folge von Prozessen, bei denen wahrscheinlich Entzündungsvorgänge der Nerven, neuronale Vorgänge insbesondere im Hirnstamm und im Mittelhirn sowie der Botenstoff Serotonin eine große Rolle spielen.

Gesichtsschmerzen

Unter den Gesichtsschmerzen finden sich zwei mit psychosomatischer Relevanz: der atypische Gesichtsschmerz und das orofaziale Schmerz-Dysfunktionssyndrom.

Der atypische Gesichtsschmerz umfasst alle Gesichtsschmerzen, bei denen keines der bekannten Krankheitsbilder gefunden werden kann. Die Bezeichnung »atypisch« ergab sich historisch gesehen aus der Abgrenzung gegenüber der typischen Trigeminusneuralgie, bei der im Unterschied zum ständig vorhandenen atypischen Gesichtsschmerz immer freie Intervalle zwischen den Attacken bestehen. Die Betroffenen klagen über schwer lokalisierbare, zumeist einseitige, dumpfe, drückende bis brennende und ständig vorhandene Schmerzen wechselnder Intensität, die als tief im Gewebe von Nase, Wangen oder Stirn häufig flächig ausstrahlend empfunden werden. Die Dauerschmerzen treten oft nach zahnärztlichen oder HNO-Eingriffen auf oder werden durch diese verstärkt. Die Schmerzen können unterschiedlich stark sein, dauern meist Stunden an, treten weder in Episoden noch Attacken auf und stehen nicht mit objektivierbaren Störungen der Körperwahrnehmung oder bestimmten Schmerz auslösenden Punkten (Triggerzonen) in Verbindung, das heißt, sie sind sehr diffus. Sehr selten können aber doch attackenartige Schmerzen auftreten, was die Einordnung des Krankheitsbildes erschwert. Charakteristisch ist die Diskrepanz zwischen dem subjektiv erlebten Schmerzausmaß und der tatsächlichen Beeinträchtigung der Lebensqualität, verglichen etwa mit einer Trigeminusneuralgie. Derartige Schmerzen stehen oft in einem ursächlichen Zusammenhang mit psychischen Störungen, vor allem Depressionen und somatoformen Störungen.

Das orofaziale Schmerz-Dysfunktionssyndrom, bekannt auch unter den Bezeichnungen funktionelle Kiefergelenksbeschwerden, myofaziales Schmerzsyndrom oder Myoarthropathie, wurde bereits im Abschnitt über die Zähne dargestellt; es besteht aus dauerhaften Schmerzen im Bereich der Kaumuskulatur. Dies ist der wesentliche Unterschied zu einer Trigeminusneuralgie, die akut ist und sozusagen plötzlich einschießt. Die Schmerzen stehen nur bei einem Teil der Patienten in Zusammenhang mit Kaubewegungen und sind im Bereich des Kiefergelenks lokalisiert. Meist dehnen sie sich über die gesamte Gesichtshälfte, teilweise auch auf die Kopfhälfte aus und können bis in die seitliche Nackenregion ziehen. Häufig bestehen Muskelkrämpfe, verbunden mit einer Druckempfindlichkeit in bestimmten Bereichen, sowie ein Knacken im Kiefergelenk; das Öffnen und Bewegen des Kiefers ist erschwert. Die Symptomatik ist oft verbunden mit Schwindel, Körpermissempfindungen, Depressionen, Angstzuständen oder nächtlichem Zähneknirschen. Neben vorausgegangenen Problemen mit den Zähnen sind es häufig auch psychische und psychosoziale Faktoren wie Stress, Probleme in der Familie oder am Arbeitsplatz, individuelle Überforderung, Angst, Frustration, Wut und Aggression, die über muskuläre Verspannungen zu Schmerzen im Kieferbereich führen.

Rückenschmerzen

Nach Kopfschmerzen sind Störungen im Bereich der Wirbelsäule die häufigste Ursache für chronische Schmerzen. Sie werden unter der Bezeichnung »Rückenschmerzen« zusammengefasst. Sie gelten als das Volksleiden Nummer 1. Frauen und Männer sind davon etwa gleich häufig betroffen. Aktuell werden zwischen 12 bis 30 % der Bevölkerung von Rückenschmerzen geplagt – mit steigender Tendenz in den letzten

20 Jahren, was sich rein medizinisch gesehen schwer erklären lässt. Insgesamt gehen nur 10 % der Betroffenen zum Arzt. Wirbelsäulenbedingte Schmerzen stehen an zweiter Stelle der Erkrankungen, die zum Arztbesuch führen. In orthopädischen Praxen machen Menschen mit Rückenschmerzen 40 % aller Patienten aus. Nach einer repräsentativen Befragung leiden rund 90 % aller Deutschen irgendwann einmal an Rückenschmerzen. 43 % gaben an, innerhalb der letzten sieben Tage von Rückenschmerzen geplagt worden zu sein, 15 % sogar täglich.

Volkswirtschaftlich gesehen stellen Rückenschmerzen einen erheblichen Kostenfaktor dar: Sie sind das teuerste Krankheitssymptom und die weitaus häufigste Ursache für Arbeitsunfähigkeit nach Tagen und Fällen. Knapp die Hälfte aller Rehabilitationsmaßnahmen, ein Drittel aller Frührenten und fast ein Drittel aller Arbeitsunfähigkeitstage erfolgten in Deutschland aufgrund von Erkrankungen des Haltungs- und Bewegungssystems. Erfahrungsgemäß kehren nur 40 % aller Rückenschmerz-Patienten, die länger als sechs Monate im Krankenstand waren, in die Arbeitswelt zurück. Bei über einjähriger Krankschreibung werden nur 8 bis 15 % der Rückenschmerz-Patienten wieder in den Beruf eingegliedert.

Bei akuten Rückenschmerzen besteht eine gute Prognose mit unkompliziertem Verlauf: 85 bis 90 % der Rückenschmerz-Patienten können innerhalb von 6 bis 8 Wochen durch körperliche Entlastung, Schmerzmittel, Muskelentspannungsmittel und Physiotherapie erfolgreich behandelt werden oder verlieren ihre Schmerzen ohne jede Behandlung. Bei chronischen Rückenschmerzen, die bei etwa 10 % der Rückenschmerz-Patienten länger als drei Monate andauern, gibt es dagegen viele therapeutische Misserfolge.

Der Rücken ist recht häufig jener Ort, an dem sich die Auswirkungen zahlreicher Belastungen in Form von Schmerzen widerspiegeln. Psychische Probleme zeigen sich oft in muskulären Verspannungen und Nacken-, Schulter- und Kreuzschmerzen.

Rückenschmerzen sind nur ein Symptom und keine Krankheit. Die Bezeichnung »Rückenschmerzen« sagt weder etwas Genaues über den Ort noch über die Ursachen der Beschwerden aus. Die Schmerzen werden häufig punktförmig oder breitflächig im Nacken (25 %), im Brustwirbelbereich (5 %) sowie im Lenden- oder Beckenbereich (70 %) lokalisiert. Die häufigsten Rückenschmerzen zeigen sich demnach im Nacken (Zervikalsyndrom) und im Lendenbereich (Lumbago), mit oder ohne Ausstrahlung in Arme und Beine.

Der Verlauf der Schmerzen kann akut, rezidivierend oder chronisch sein. Als akut gelten alle Schmerzen, die weniger als drei Monate andauern; alles darüber hinaus ist chronisch. Als rezidivierend bezeichnet man Verläufe, bei denen die Schmerzen nach einer Zeit der Besserung erneut in Form von Attacken oder chronischen Krankheitsschüben wiederkehren. Bei mehr als zwei akuten Schmerzepisoden in einem Jahr spricht man bereits von chronischen Schmerzen. Nicht selten werden akute Schmerzen chronisch durch mangelnde Berücksichtigung biopsychosozialer Aspekte sowie durch ungeeignete Therapiekonzepte!

Bei akuten Rückenschmerzen unterscheidet man zwischen radikulären Schmerzen, die durch ein Zusammendrücken der Nervenwurzel, etwa durch einen Bandscheibenvorfall, bedingt sind (z. B. bei der Lumboischialgie), und pseudoradikulären Schmerzen, die auf funktionellen Veränderungen im Bereich der Muskulatur, des Bandscheibenapparats und der Wirbelgelenke beruhen. Chronische Rückenschmerzen ohne bösartige Ursachen wie etwa Knochenmetastasen haben multifaktorielle Ursachen körperlicher, psychischer und sozialer Art.

Nur etwa 20 % der Rückenschmerzen sind durch eine spezifische Erkrankung bedingt. 80 % der Rückenschmerzen sind unspezifisch und lassen sich nicht durch ernsthafte organische Ursachen erklären, sondern beruhen auf einer Verspannung der Rücken- und Beckenmuskulatur. Vier Fünftel aller Lumbalsyndrome resultieren aus einer Muskelschwäche als Folge von Bewegungsmangel, Inaktivität, Schonhaltung oder ständiger Überbelastung der Wirbelsäule. Als nichtorganische Ursachen gelten vor allem bestimmte psychische und soziale Faktoren wie Stress, familiäre oder berufliche Probleme, ständige Überforderung am Arbeitsplatz, Angststörungen, Depressionen und Abhängigkeitserkrankungen, insbesondere aber auch sozioökonomische Faktoren wie niedriges Bildungsniveau, geringes Einkommen und die im Hilfsarbeiterbereich oft gegebene schwere körperliche Betätigung. Wegen ihrer Rückenschmerzen entwickeln die Betroffenen oft bestimmte Einstellungen und Verhaltensweisen: Selbstwertprobleme, Gefühle von Hilflosigkeit, depressive Verstimmung, Schonhaltung, Vermeiden unangenehmer Tätigkeiten, Doctor-Shopping und ständiges Klagen und Jammern.

Bei chronischen Rückenschmerz-Patienten konnte ein typisches emotionales Aktivierungsmuster nachgewiesen werden: Sie reagierten im Vergleich zu einer Kontrollgruppe auf emotional bedeutsame Stressoren mit einer beidseitigen starken Muskelverspannung im Lendenwirbelbereich, besonders stark auf der linken Seite – ein Befund, der bei Schmerzpatienten immer wieder auftritt.

Organmedizinisch ausgerichtete Erklärungsmodelle im Sinne einer »verschlissenen« oder »vorzeitig verbrauchten« Bandscheibe oder Wirbelsäule führen häufig nur zu einer weiteren organischen Krankheitsfixierung, die mit einem ärztlich legitimierten übermäßigen Schonverhalten sowie einer unnötigen Einschränkung des früheren Lebensstils einhergeht.

Gerade das Gegenteil ist aber sinnvoll: Trotz der Schmerzen sollten körperliche Betätigungen unbedingt in Maßen wieder aufgenommen werden, um eine »lebensfeindliche« Schonhaltung erst gar nicht aufkommen zu lassen. Bei verkürzten Muskeln durch chronische Überspannung ist kein Entspannungstraining, sondern eine gezielte Dehnung angebracht. Dazu sind auch Übungen sehr wichtig, die zur Stabilisierung der Wirbelsäule und Aufrechterhaltung des Gleichgewichts beitragen. Die Betroffenen eignen sich nämlich im Laufe der Zeit eine recht ungünstige Körperhaltung an: Sie schieben den Rumpf nach vorne, lassen die Schultern hängen und verdrehen das Becken. Doch auch im Ruhestadium weisen sie oft noch lange Zeit eine erhöhte Muskelanspannung auf, ohne dass ihnen dies überhaupt auffällt, sodass sie ein entsprechendes Entspannungstraining benötigen.

Problematisch sind vorzeitige Empfehlungen zu einer Bandscheibenoperation, wie dies zumindest früher häufig der Fall war. Viele Patienten leiden oft auch nach diesem Eingriff unter Rückenschmerzen, manchmal sogar heftiger als zuvor. Wegen der hohen volkswirtschaftlichen Bedeutung chronischer Rückenschmerzen sind multimodale Behandlungsprogramme wichtig, die einer Verbesserung der Berufsfähigkeit und der Lebensqualität dienen. Dabei werden somatische, psychische und soziale Aspekte gleichermaßen berücksichtigt. Neben Schmerzmitteln, physikalischer und manueller Therapie sind eine regelmäßige Rückengymnastik, eine stufenweise körperliche Aktivierung, eine angeleitete sportliche Betätigung, ein dosiertes Arbeitstraining, eine bessere soziale Reintegration, eine gezielte Einübung von Entspannungstechniken, eine umfassende Aufklärung (Psychoedukation) über den Umgang mit chronifizierten Rückenschmerzen und eine Änderung der Denkmuster in Richtung von mehr Eigenverantwortung statt Fremdverantwortung erforderlich.

Pseudoradikuläre Schmerzen

»Pseudoradikulär« bedeutet, dass sich die Schmerzen ähnlich dem Verlauf eines radikulären Innervationsgebietes (das heißt ähnlich der tatsächlichen Versorgung eines bestimmten Areals mit Nerven) ausbreiten und damit eine Lähmung der Nervenwurzel nachahmen. Bei genauer Untersuchung ist aber keine Schädigung einer Nervenwurzel zu finden. Die häufigsten Ursachen sind Abnützungserscheinungen und funktionelle Veränderungen im Bereich der Bandscheiben, der kleinen Wirbelgelenke und im Halte- und Stützapparat der Wirbelsäule, das heißt in den Muskeln und Bändern. Pseudoradikuläre Schmerzen haben ihre Ursache also meistens in den Muskeln; sie sind charakterisiert durch eine reflektorische Muskelverspannung, eine Verkürzung der tonischen Muskulatur (Haltemuskulatur) durch eine dauerhafte Überbeanspruchung und eine Schwächung der phasischen Muskulatur (zuständig für Schnellkraft und Flexibilität).

Zervikale Schmerzsyndrome

Zervikale Schmerzsyndrome beziehen sich auf Beschwerden in der Halswirbelsäule, bekannt auch als Nackenschmerzen. Während akute schmerzhafte Beeinträchtigungen der Halswirbelsäule meist die Folge bewegungs- oder belastungsbedingter Gewebeschädigungen mit reflektorischen Muskelverhärtungen sind, kommen bei chronischen Zuständen neben Haltungsschäden und berufsbedingten Zwangshaltungen auch psychische und psychosoziale Faktoren als verschärfende Bedingungen hinzu, die den bereits vorhandenen Schmerz über eine zusätzliche Muskelverspannung im Nacken verstärken. Die Schmerzen können vom Nacken in den Schultergürtel oder bis zum Kopf ausstrahlen, wo man ein Brennen und Ziehen wahrnimmt.

Lumbago

Bei Lumbago handelt es sich um akute oder chronische Schmerzen im Lendenwirbelbereich ohne radikuläre Ausstrahlung, das heißt ohne Beeinträchtigung der Nervenwurzeln. Lumbago ist keine Erkrankung der Bandscheiben!

Lumbago ist das häufigste Krankheitsbild in der Hausarztpraxis. Das Schmerzbild kann sehr vielfältig sein und reicht von heftigen und plötzlich einsetzenden Schmerzen, die lokal in die Lendenregion einschießen, bis hin zu dumpfen, schlecht lokalisierbaren ein- oder beidseitigen Schmerzen mit Ausstrahlung in das Gesäß und die Beine. Die Schmerzen können akut oder chronisch auftreten und werden vor allem auch in der Nacht gegen den frühen Morgen hin sehr schlimm. Beim Betasten spürt man eine Muskelverhärtung; die Haut über der Muskulatur lässt sich kaum mehr verschieben. Die Beweglichkeit der Lendenwirbelsäule ist wie bei einem Bandscheibenvorfall stark eingeschränkt und führt zu einer körperlichen Fehlhaltung, wodurch – ein Teufelskreis – zusätzlich massive Kreuzschmerzen auftreten können. Die schmerzhaft eingeschränkte Beweglichkeit der Hüften zeigt sich bei den Betroffenen bereits beim Abbiegen der Beine im Liegen.

Bei der Chronifizierung spielen viele Faktoren mit, vor allem auch psychosoziale Umstände. Die Betroffenen, deren Symptomatik oft wechseln kann, gehen häufig zu unterschiedlichen Ärzten, bestehen bei fehlendem oder nur geringem körperlichen Befund auf einer neuerlichen apparativen Diagnostik, fühlen sich nach Operationen gewöhnlich nicht besser, nehmen oft erfolglos alle möglichen Medikamente ein und steigern diese bis zur Abhängigkeit. Sie sprechen aber auch auf Physiotherapie nicht an und schränken ihr Leben immer mehr ein, bis sich schließlich alles um die Rückenschmerzen dreht.

Rheumatische Schmerzen

Unter »Rheuma«, wie die entsprechenden Erkrankungen umgangssprachlich zusammengefasst werden, versteht man Schmerzen im Bereich der Knochen, Gelenke, Muskeln und Sehnen. Es handelt sich um eine schmerzhafte Störung des Bewegungs- und Stützapparats, bei der von diffusen Spannungsgefühlen bis zu dauerhaften, stechenden Schmerzen alle möglichen Varianten bestehen können.

Die Ursachen liegen in einer Entzündung, die oft von der Gelenkinnenhaut ausgeht und dann auf Knorpel und Knochen übergeht. Dabei wiederum handelt es sich um eine genetisch bedingte Störung des Immunsystems (Autoimmunstörung). Der rheumatische Formenkreis umfasst etwa 100 verschiedene Erkrankungen. Drei Beispiele sollen die vielfältigen Möglichkeiten rheumatischer Erkrankungen verdeutlichen: Die Entzündungen betreffen etwa bei der Polyarthritis *(poly* = viel) zahlreiche Gelenke, beim Morbus Bechterew vor allem die Wirbelsäule und beim Weichteilrheumatismus die Muskeln und Sehnen.

Die Bezeichnung »Rheuma« enthält das griechische Wort für »fließen«; dadurch soll zum Ausdruck gebracht werden, dass es sich dabei um einen wandernden, fließenden Schmerz handelt. Alle chronisch verlaufenden, mit Schmerzen und Funktionseinschränkungen verbundenen Krankheitsbilder des Bewegungs- und Stützapparats werden zunehmend dem rheumatischen Formenkreis zugeordnet.

Etwas grob und ungenau, aber pragmatisch durchaus nützlich kann man drei Arten von rheumatischen Erkrankungen unterscheiden: degenerative Gelenkerkrankungen, entzündliche Gelenkerkrankungen und Weichteilrheumatismus. Rund 90 bis 95 % aller rheumatischen

Erkrankungen zählen zum Bereich der degenerativen und weichteilrheumatischen Beschwerden.

Die degenerativen Gelenk- und Wirbelsäulenerkrankungen (Arthrosen) betreffen vor allem die Gelenke der Extremitäten und der Wirbelsäule sowie die Bandscheiben. Die Gelenkveränderungen sind meist die Folge von Verschleiß oder körperlichen Verletzungen.

Die entzündlichen Gelenk- und Wirbelsäulenerkrankungen (Arthritiden) umfassen beispielsweise die Spondylarthritis (mit dem Morbus Bechterew – heute ankylosierende Spondylitis genannt – und seiner allmählichen Versteifung der Wirbelsäule als bekanntester Unterform), die reaktive Arthritis, die Kollagenkrankheiten und die rheumatoide Arthritis (oder chronische Polyarthritis), wobei letztere am häufigsten in psychosomatischem Zusammenhang erwähnt und untersucht wurde. Alle entzündlich-rheumatischen Erkrankungen sind nicht nur Erkrankungen der Gelenke, sondern immer systemische, das heißt alle Organsysteme betreffende Krankheitsbilder.

Der Weichteilrheumatismus umfasst schmerzhafte Zustände an Muskeln und Sehnen, Bändern und Sehnenansatzteilen und zeigt sich am häufigsten als Muskelverspannung, Schulter-Arm-Syndrom, Halswirbelsäulensyndrom, Lendenwirbelsäulensyndrom und chronische Rückenschmerzen.

Rheumatoide Arthritis

Die rheumatoide Arthritis wird häufig auch als chronische Polyarthritis oder primär chronische Polyarthritis bezeichnet und kommt bei rund 1 % der Bevölkerung sowie bei Frauen dreimal so häufig wie bei Männern vor. Es handelt sich um eine Systemerkrankung des Bindegewebes mit unbekannter Ursache und erblicher Komponente und betrifft vor allem den Bewegungsapparat. Es besteht eine chronische Entzündung der Gelenkinnenhaut, vor allem der Finger-, Zehen- und Handgelenke, die allmählich zu Fehlstellungen, Verformungen der Gelenke und schließlich zum totalen Funktionsverlust führt. Eine rheumatoide Arthritis ist dann gegeben, wenn vier der folgenden sieben Kriterien vorhanden sind: Morgensteifigkeit, Schwellungen in mindestens drei verschiedenen Gelenkregionen, Schwellungen von Hand- und Fingergelenken, symmetrische Schwellungen bei verschiedenen Gelenken, Knoten unter der Haut, Rheumafaktoren, röntgenologisch nachweisbare Veränderungen an den Händen.

Als Folge der entzündlich-zerstörenden Veränderungen im Gelenkbereich kommt es zu ausgedehnten Funktionsbeeinträchtigungen. Die

Symptome setzen gewöhnlich schleichend ein und charakteristischerweise symmetrisch an den kleinen Gelenken, vor allem der Finger, und gehen mit Schmerzen, Schwellungen und typischer Steifheit am Morgen einher. Im Laufe der Zeit werden zunehmend auch die großen Gelenke wie etwa Hüfte oder Schulter in Mitleidenschaft gezogen. Die Krankheit beginnt mit einer Entzündung der Gelenkschleimhaut, die möglicherweise eine Reaktion auf einen Immunprozess gegenüber äußeren Reizen (möglicherweise Viren) darstellt. Dabei werden Gewebe zerstörende Enzyme freigesetzt, die einen Abbau von Knochen und Knorpel bewirken. Das Gewebe, das sich in den Gelenkhöhlen einlagert, führt zu Verwachsungen und teilweiser Neubildung von Knochen.

Der Krankheitsverlauf erfolgt gewöhnlich in Schüben mit Besserungen, langfristig aber mit einer chronischen Verschlechterung. Weil jeder Schub irreversible Schäden hinterlässt, werden die Verformungen der betroffenen Gelenke immer umfangreicher und die Funktionseinschränkungen immer größer. Bei rund 80 % der Patienten findet man die so genannten Rheumafaktoren (das sind Antikörper gegen die eigenen Immunglobuline), die einen Hinweis auf die Schwere und die weitere Entwicklung der Krankheit geben, bei einem Drittel so genannte »Rheumaknötchen« (Knötchen unter der Haut). Eine rheumatoide Arthritis kann in jedem Alter einsetzen, vor allem jedoch im höheren Alter zwischen dem 4. und 6. Lebensjahrzehnt, und führt nach zwei Jahrzehnten bei der Hälfte der Erkrankten zur Arbeitsunfähigkeit.

Von der organmedizinischen Seite her werden drei Ursachenbereiche diskutiert, nämlich Autoimmunstörung, Infektionserkrankung und Vererbung, wofür es jeweils Belege gibt. Die psychologischen Erklärungsmodelle sind dagegen als Spekulationen ohne ausreichende empirische Absicherung anzusehen.

Trotz unbekannter Ursache der Krankheit können psychologische Interventionen in Form von Patienteninformation, Krankheitsbewältigung, Entspannungstechniken, Schmerzbewältigungstraining, Stressmanagement, Änderung von leistungsorientierten Denkmustern oder familienbezogener Unterstützung hilfreich sein, doch ist auch dies wissenschaftlich noch unzureichend belegt.

Fibromyalgie

Die Bezeichnung »Fibromyalgie« enthält die lateinisch-griechischen Wortwurzeln *fibra* (Faser), *mys* (Muskel) und *algos* (Schmerz). Bereits daraus ist zu entnehmen, dass hier schmerzende Muskeln im Vordergrund stehen. Die Fibromyalgie ist ein nichtentzündliches, generalisiertes und chronisches Schmerzsyndrom im Bereich der Muskeln, des Bindegewebes und um die Gelenke herum. Gleichzeitig bestehen immer auch vegetative und funktionelle Störungen wie Magen-, Darm-, Blasen-, Atem-, Herz- und Menstruationsbeschwerden, Schwitzen und Ohrensausen. Das Hauptmerkmal ist eine unklare zentralnervös bedingte Absenkung der Schmerzschwelle (Schmerzüberempfindlichkeit), möglicherweise verursacht durch eine defekte Schmerzunterdrückung. Es gibt zur Zeit keine laborgestützten Befunde für eine gesicherte Diagnose. Wegen der bisher fehlenden eindeutigen Ursachen handelt es bei der Fibromyalgie um keine bestimmte Krankheit, sondern um ein Syndrom.

Die Fibromyalgie ist keine seltene Krankheit, sondern je nach Land und Untersuchungskriterien mit 1 bis 4 % in der Bevölkerung durchaus häufig. 2 bis 6 % aller Hausarzt-Patienten sind davon betroffen, unter den Patienten von Orthopäden und Rheumatologen ist der Anteil mit 6 bis 20 % noch höher.

Die Beschwerden treten schwerpunktmäßig zwischen dem 40. und 50. Lebensjahr auf, kommen aber auch bei Kindern und älteren Menschen vor. Die Erkrankung beginnt gewöhnlich gegen Ende 30 und ist Mitte 40 voll entwickelt (es gibt ein Vorlaufstadium bis zu sieben Jahren). 80 bis 90 % der Betroffenen sind Frauen. Die größte Krankheitsgruppe sind Frauen über 35 Jahre.

Der Begriff »Fibromyalgie« ist durch folgende Kriterien definiert:

- Chronische (länger als drei Monate andauernde) generalisierte Schmerzen in mindestens drei Bereichen.
- Schmerzen in der rechten und linken Körperhälfte, oberhalb und unterhalb der Taille sowie in den Gliedmaßen.
- Erhöhte Druckempfindlichkeit (Schmerzen) bei Tastuntersuchung an 11 von 18 typischen und genau definierten Druckpunkten (es gibt jeweils 9 Druckpunkte auf jeder Körperhälfte) bei einem Fingerdruck von bis zu 4 kg. Bei der Fibromyalgie sind einzelne Muskel-Sehnen-Übergänge besonders schmerzhaft, die deshalb als Schmerzpunkte bezeichnet werden.
- Häufig Begleitsymptome, aber nicht unbedingt erforderlich, z. B. diffuse muskulo-skelettale Schmerzen, generalisierte Muskelschmerzen, Schwellungsempfindungen, Wassereinlagerungen, Morgensteifigkeit, Müdigkeit, Erschöpfung, verminderte Belastbarkeit, Schlafstörungen, Reizdarmsyndrom, Globusgefühl, funktionelle Herz- und

Lungenbeschwerden, Mundtrockenheit, Körpermissempfindungen, Schmerzen beim Harnlassen oder während der Menstruation, vermehrtes Schwitzen, Reizbarkeit, Stimmungsschwankungen und depressive Zustände.

Die Schmerzen sind gewöhnlich schwer zu lokalisieren. Sie sind anfangs auf einige Körperteile begrenzt, und zwar auf den Hals- und Lendenbereich, im Laufe der Zeit erstrecken sie sich jedoch über den ganzen Körper, verbunden mit einer Ausweitung der Symptome, wobei auch Steifigkeitsgefühle und andere Missempfindungen auftreten. Das Krankheitsbild entwickelt sich also über einen längeren Zeitraum. Die Schmerzen werden als andauernd, dumpf, quälend, scharf oder ausstrahlend erlebt. Durch Ablenkung, Urlaub und Freizeitaktivitäten kann die Schmerzsymptomatik abnehmen oder vorübergehend sogar völlig verschwinden. Durch Angst, Stress, Schlafstörungen, körperliche Aktivität, Kälte, Nässe und Wetterumschwünge wird sie verstärkt.

Die Fibromyalgie führt trotz ihres chronischen Charakters niemals zu körperlichen Veränderungen der Gelenke oder anderer Organe. Die Laboruntersuchungen sind generell eher unauffällig, größere Abweichungen von den Normwerten sind nicht feststellbar. Die Diagnose einer Fibromyalgie darf nur nach Ausschluss anderer Erkrankungen (z.B. Rheuma) gestellt werden. Im Falle weiterhin unauffindbarer Ursachen ist das Syndrom nach Auffassung verschiedener Experten zur anhaltenden somatoformen Schmerzstörung zu zählen, was von anderen Fachleuten heftig kritisiert wird. Angesichts der unterschiedlichen Sichtweisen ist auf den folgenschweren Umstand hinzuweisen, dass daraus auch eine unterschiedliche Beurteilung der Berufsfähigkeit der Betroffenen resultiert.

Beim derzeitigen Stand der Forschung ist jedenfalls nicht klar, was wirklich als Ursache der Störung oder bloß als Folge bisher unbekannter Ursachen anzusehen ist. Wegen der bisher fehlenden eindeutigen Ursachen handelt es bei der Fibromyalgie um keine bestimmte Krankheit, sondern um ein Syndrom. In der klinischen Praxis ist daraus häufig eine Verlegenheitsdiagnose geworden, die bestimmten Schmerzpatienten eine vermeintlich eindeutige Identität verleiht. Allerdings konnten bei Fibromyalgie-Patienten psychosoziale Belastungsfaktoren und kritische Lebensereignisse wie etwa sexuelle oder körperliche Traumatisierungen gefunden werden, was aber noch nicht deren kausale Bedeutung beweist. 90 % aller Fibromyalgie-Patienten erfüllen die

Kriterien für mindestens eine psychische Störung (vor allem Depressionen, Angststörungen und somatoforme Störungen).

Das Fibromyalgie-Syndrom hat aufgrund der weiten Verbreitung, des ungünstigen Verlaufs und der häufigen Folgen wie Arbeitsunfähigkeit und Frühpensionierungen eine große sozialmedizinische und volkswirtschaftliche Bedeutung. Die Betroffenen nehmen im Vergleich zu rheumatischen Patienten auch deutlich mehr Behandlungen in Anspruch. Die Störung lässt sich zwar durch Medikamente vorübergehend mildern* und durch Psychotherapie günstig beeinflussen, aber bislang jedoch nicht heilen. Eine völlige Symptomfreiheit ist derzeit unrealistisch, als vorrangiges Ziel gilt die Linderung der Schmerzen und die Verbesserung der Bewältigungs-, Funktions- und Arbeitsfähigkeit.

Myofasciales Schmerzsyndrom

Das myofasciale Schmerzsyndrom im weiteren Sinne umfasst alle Schmerzsyndrome des Bewegungsapparates, die ihren Ursprung außerhalb der Gelenkskapsel und des Knochens haben und keine entzündlich-rheumatische oder neurologische Ursache aufweisen. Es handelt sich meist um regionale Schmerzsyndrome.

Das myofasciale Schmerzsyndrom im engeren Sinne weist dagegen bestimmte Druckpunkte auf, die jedoch anders charakterisiert sind als beim Fibromyalgie-Syndrom: Die Schmerzen beziehen sich auf bis zu drei Quadranten des Körpers, die Muskelschmerzen weisen eine lokale Ausdehnung auf (bei der Fibromyalgie handelt es sich dagegen um diffuse Schmerzen in mehreren Regionen), die Druckpunkte entsprechen einer tastbaren Muskelverhärtung der Muskulatur von Armen und Beinen, die einer Überkontraktion von Muskelfaserbündeln entspricht (bei der Fibromyalgie ist dagegen nur die erniedrigte Druckschmerzschwelle charakteristisch).

Die Überbeanspruchung der Muskeln kann beim myofascialen Schmerzsyndrom neben vielen anderen Faktoren auch durch Stress und Anspannung in Verbindung mit psychosozialen Problemen bedingt sein.

Tumorschmerzen

Bei Tumorerkrankungen kann man drei Ursachen von Schmerzen unterscheiden:

1. tumorbedingt: Bindegewebsschmerzen, Knocheninfiltrationen und Metastasen, Eingeweide- und Nervenschmerzen,
2. therapiebedingt: Chemotherapie, Bestrahlung, chirurgische Eingriffe,
3. tumorunabhängig: funktionelle myofasciale Schmerzsyndrome, teilweise als Folge tumorbedingter Behinderungen und Schonverhaltensweisen.

Mehr als die Hälfte der Tumor-Patienten leidet unter psychischen Störungen. Angesichts dieser Aspekte sind neben den üblichen medizinischen Schmerztherapien auch psychologisch-psychotherapeutische Interventionsstrategien erforderlich.

Psychosomatische Konzepte

Psychologische Faktoren

Angesichts der Vielfalt der Schmerzen und Schmerzstörungen gibt es keine universell gültigen psychologischen Erklärungskonzepte und infolgedessen auch keine allgemein verbindlichen psychologisch-psychotherapeutischen Behandlungsanleitungen. Verschiedene psychosomatische Konzepte der Vergangenheit sind jedenfalls als überholt anzusehen, weil sie das biopsychosoziale Krankheitskonzept und das Konzept der Autoimmunstörung nicht adäquat berücksichtigen:

- Eine unterdrückte Feindseligkeit ist weder bei Migräne noch bei der rheumatoiden Arthritis die entscheidende Krankheitsursache, wie dies etwa der Psychoanalytiker Alexander mit dem Hinweis auf psychisch bedingte chronische Muskelverspannungen behauptet hatte.
- Es gibt keine bestimmte Schmerzpersönlichkeit und auch keine typische Persönlichkeitsstruktur des Spannungskopfschmerz-, Migräne- oder Krebs-Patienten! Entsprechende Ähnlichkeiten sind eher Folge als Ursache der Erkrankung. Eigenschaften wie ehrgeizig, erfolgsorientiert, überordentlich, perfektionistisch, ausdauernd, leicht irritierbar und kränkbar sind nicht als krankheitsspezifisch anzusehen, wenngleich diese im Einzelfall krankheitsverschärfend wirken können.

Faktum dagegen ist: Patienten mit einer anhaltenden somatoformen Schmerzstörung haben in der Kindheit oft eine hohe Gewaltbereitschaft der Eltern untereinander und ihnen gegenüber erlebt. Häufig bestanden weitere ungünstige Lebensbedingungen wie etwa niedriger sozioökonomischer Status, geringe Schulbildung der Eltern, große Familien und enger Wohnraum, chronische Disharmonie in der Familie, psychische Störungen eines Elternteils, allein erziehende Mutter oder Verlust der Mutter, sexuelle Gewalt, unsicheres Bindungserleben nach dem ersten Lebensjahr, häufiger Wechsel der frühen Bezugspersonen.

Psychologische Erklärungsmodelle für nichtorganische Schmerzen in verschiedenen Körperregionen beruhen gewöhnlich auf der Annahme einer chronischen muskulären Verspannung als Folge von Stress oder Ärger und bestimmten psychischen und psychosozialen Faktoren. Unabhängig von der Ursache führen Schmerzen zu einer reflexhaften Anspannung der jeweiligen Muskelpartie, was erneuten Schmerz bewirkt, der weitere Muskelanspannung zur Folge hat. Dies begünstigt den Teufelskreis von Muskelanspannung und Schmerz.

Schmerzpatienten haben eine erhöhte Tendenz, auf Belastungen mit Muskelanspannung zu reagieren und länger verspannt zu bleiben als andere Personen. Menschen mit Spannungskopfschmerzen haben eine ständige emotional und stressbedingte Verspannung der Schulter-Nacken-Muskulatur, oft auch der Stirnregion. Im Rahmen der anhaltenden Anspannung wird die Muskulatur um die Blutgefäße herum angespannt, sodass die Blutgefäße zusammengedrückt werden und das Gewebe infolge der Minderdurchblutung weniger Sauerstoff erhält. Das verursacht ebenso Schmerzen wie der Umstand, dass dadurch die Stoffwechselschlacken nicht ausreichend abtransportiert werden können. Das Modell der chronischen Muskelverspannung als Erklärung für nichtorganische Schmerzen ist sehr einleuchtend, kann aber nicht alle Formen von Spannungskopfschmerzen erklären.

Das Konzept der klassischen Konditionierung von muskulärer Anspannung und Schmerz erklärt nichtorganische Schmerzen folgendermaßen: Schmerzen führen zu reflexhaften Muskelverspannungen und verstärkter Aktivierung des sympathischen Nervensystems; die erhöhte Muskelanspannung und Aktivierung bewirkt oder verstärkt die Schmerzen. Diese körperlichen Vorgänge können nun mit neutralen Reizen gekoppelt werden, die während der schmerzauslösenden Situation vorhanden waren, sodass im Laufe der Zeit diese Reize allein bereits Schmerzen auslösen können. Beispielsweise leiden Patienten mit einem Schleudertrauma oft noch jahrelang nach dem Unfall unter einer deutlich erhöhten Verspannung der Hals- und Nackenmuskulatur und reagieren in diesen Muskelgruppen überaus stark, wenn sie sich plötzlich in einer ähnlichen Situation wie damals befinden.

Patienten mit Rückenschmerzen reagieren auf Stressreize mit einer stärkeren Verspannung der lumbalen Muskulatur als gesunde Menschen. Bei entsprechender Veranlagung, die durch genetische Faktoren, Lernprozesse und Traumata erworben wurde, kann ständiger Stress eine Überaktivität in bestimmten Muskelgruppen bewirken. Die im Laufe der Zeit daraus resultierenden Schmerzen können durch Konditionierung chronisch werden. Schmerzen können auch durch positive Verstärker wie etwa vermehrte Zuwendung des Partners, Schonung und bestimmte Vorteile durch die Krankheit aufrechterhalten werden.

Die ständige Konzentration auf die Schmerzen verstärkt das Schmerzerleben. Die Vernachlässigung äußerer Anregungen (Auseinandersetzung mit der Umwelt) zugunsten der Zuwendung auf die inneren (körpereigenen) Reize führt dazu, dass die Schmerzen intensiver erlebt werden und eine depressive Entwicklung begünstigt wird, weil zunehmend die Lebensfreude verloren geht. Sehr negative Auswirkungen haben vor allem die Gefühle der Hilflosigkeit, der Hoffnungslosigkeit und des Kontrollverlusts über die Bedingungen, die den Schmerz verstärken. Es ist mittlerweile erwiesen, dass eine Depression vorhandene Schmerzen intensivieren kann, sodass sich Schmerzen und depressive Symptomatik gegenseitig hochschaukeln können. Die Spirale von Verspannung und Schmerzen, von Schmerzen und Depression sowie von ängstlicher Erwartung von Schmerzen und daraus folgender Zunahme der muskulären Verspannung begünstigt eine immer stärkere Einengung auf das Schmerzerleben, die aus therapeutischer Sicht unbedingt durchbrochen werden muss.

Der individuelle Umgang mit Schmerzen ist geprägt durch die Persönlichkeit vor der Erkrankung, frühere Schmerzerfahrungen und deren Bewältigung, lebensgeschichtliche Faktoren, die aktuelle psychische Befindlichkeit, die psychosoziale Lebenssituation und die persönlichen Krankheitskonzepte.

Bestimmte Denkmuster erhöhen die Anspannung und damit den Schmerz: »Ich halte das nicht mehr aus«, »Alles wird immer schlimmer«, »Ich bin ein hoffnungsloser Fall«, »Ich muss auf jeden Fall durchhalten und alles schaffen wie bisher«.

Der jeweilige Gefühlszustand beeinflusst die Art des Schmerzerlebens. Negative Gefühle wie Ärger, Wut oder Traurigkeit verstärken den Schmerz, positive Gefühle wie Freude, Glücksgefühle und Zufriedenheit machen den Schmerz erträglicher.

Der krankheitsverstärkende Einfluss von Stress und krisenhaften Lebensereignissen bei zahlreichen Schmerzstörungen beruht auf den engen Zusammenhängen von Stress und Immunsystem, die zukünftig noch genauer erforscht werden müssen.

Therapeutische Aspekte

Die Diagnose und Behandlung einer anhaltenden somatoformen Schmerzstörung erfordert eine enge interdisziplinäre Zusammenarbeit, wobei alle Experten ein biopsychosoziales Schmerzverständnis haben sollten, um unnötige Konkurrenz oder Fehlzuweisungen zu vermeiden. Auch bei der Therapie chronischer Schmerzen mit primär organischen Ursachen ist eine intensive Zusammenarbeit der verschiedenen therapeutischen Helfer unbedingt erforderlich. Ein Beispiel dafür ist der Bereich der Krebserkrankungen, der unter dem Begriff »Psychoonkologie« große Bedeutung gewonnen hat.

Psychologische Behandlungskonzepte bei Schmerzpatienten erfordern und fördern die aktive Mitarbeit der Patienten, die anfangs aufgrund ihres organmedizinisch ausgerichteten Schmerzmodells insofern oft eine passive Haltung aufweisen, als sie erwarten, dass etwas mit ihnen gemacht wird. Tatsächlich jedoch geht es darum, den Patienten zum besseren Manager seiner Schmerzen zu machen. Das Ziel einer psychologischen Schmerzbewältigungstherapie ist nicht die Beseitigung der chronischen Schmerzen, sondern der Aufbau von Selbstkompetenz im Umgang mit den Schmerzen und ihren Folgen, das heißt eine verbesserte Schmerzkontrolle. Als Motto gilt nicht »Wie werde ich den Schmerz los?«, sondern »Wie kann ich besser damit leben und umgehen?«

Eine erfolgreiche Schmerzbewältigungstherapie erfordert eine genaue Analyse und bestmögliche Veränderung der krankheitsverstärkenden Bedingungen. In der psychologisch-psychotherapeutischen Behandlung, vor allem jedoch in verhaltensmedizinisch orientierten Behandlungsprogrammen, kommen je nach Bedarf verschiedene Therapiebausteine zum Einsatz:

1. Patientenschulung (Psychoedukation, Krankheitsmanagement). Es werden Informationen über das biopsychosoziale Krankheitsverständnis (Zusammenhänge zwischen Schmerz, Psyche und Lebenssituation), über psychologische Schmerzmodelle, über den Teufelskreis von Verspannung, Schmerzen, Angst und Depression, über die konkrete Schmerzstörung nach dem gegenwärtigen Stand

der Wissenschaft, über die Bedeutung von Aktivität trotz Schmerzen sowie über schmerzverstärkende Denk- und Verhaltensmuster vermittelt und Möglichkeiten zur besseren Krankheitsbewältigung gesucht. Dabei ist stets auch am Aufbau einer entsprechenden Behandlungsmotivation zu arbeiten, die nicht vorausgesetzt werden darf, sondern meist erst entwickelt werden muss. Die Betroffenen müssen auch genau über die Möglichkeiten und Gefahren der verschiedenen Schmerzmittel informiert werden.

2. Selbstbeobachtung. Die Patienten lernen durch Aufzeichnungen in einem Schmerztagebuch, die dem Schmerz vorausgehenden und nachfolgenden Bedingungen zu erkennen; sie beobachten täglich die oft schwankende Schmerzintensität und sollen zu bestimmten Stunden das aktuelle Ausmaß auf einer Skala von 0 bis 10 eintragen.
3. Verhaltensanalyse. Es geht dabei um die genaue Erfassung der den Schmerz auslösenden und verstärkenden Faktoren. Aus diesen Erkenntnissen werden Zusammenhänge zwischen den jeweiligen Situationen, Kognitionen, Emotionen und Verhaltensweisen hergestellt. Die individuellen Therapieziele ergeben sich aus den Wünschen der Betroffenen und den konkreten Möglichkeiten. Oft können nicht die Umstände und Bedingungen, die den Schmerz verstärken, geändert werden, wohl aber die Einstellungen dazu (z. B. persönliches Erleben als Versager, ständige Selbstüberforderung oder mangelnde Abgrenzung gegenüber den Forderungen anderer Personen).
4. Entspannungstechniken. Progressive Muskelentspannung, Autogenes Training, Atemtechniken oder Biofeedback-Training sollen die muskuläre Verspannung und die Minderdurchblutung mildern, die sich aus dem Teufelskreis von Stress, Anspannung und Schmerzen ergeben. Wegen der passiven Zuwendung auf den schmerzenden Körper haben verschiedene Patienten anfangs Schwierigkeiten mit dem Autogenen Training, sodass diesen zuerst andere Entspannungsverfahren angeboten werden sollten. Entspannungsverfahren werden oft mit Vorstellungsübungen wie einer mentalen Reise durch den Körper kombiniert.
5. Aufmerksamkeitslenkung. Bei einer externalen Aufmerksamkeitslenkung richtet sich die Aufmerksamkeit auf äußere Reize oder Tätigkeiten, die vom Schmerz ablenken; alle Interventionen dienen dazu, die Aufmerksamkeit vom Schmerz wegzulenken und die Konzentration auf positives Erleben zu fördern. Bei einer internalen Aufmerksamkeitslenkung werden Vorstellungsübungen eingesetzt, um

das Schmerzerleben zu überlagern. Die bei vielen Patienten sehr beliebten Fantasiereisen (z. B. ein Waldspaziergang, das Erleben der Natur und ein Aufenthalt am Meer oder in den Bergen) führen durch die Aktivierung aller Sinne zu angenehmen Körpererfahrungen.

6. Imaginative Therapie. Schmerzpatienten sollen in einer Art Mentaltraining lernen, sich wieder gesünder vorzustellen, den Weg zur Heilung oder Besserung zu visualisieren und die konkreten körperlichen Heilungsvorgänge intensiv zu imaginieren. Dabei werden bestimmte bildhafte Techniken eingesetzt. Auf diese Weise sollen die Vorstellung von Bewältigbarkeit und die Hoffnung auf Besserung gestärkt werden.
7. Schmerzfokussierung. Anstelle der ängstlich-angespannten Körperbeobachtung sollen Schmerzpatienten die Aufmerksamkeit bewusst auf den Schmerz lenken und mit ihm arbeiten. Die Betroffenen lernen dabei, die Schmerzen zuerst zu aktivieren und dann wieder einzugrenzen bzw. auszublenden. Die Patienten erlangen auf diese Weise zunehmend die Kontrolle über ihr Schmerzerleben und fühlen sich diesen durch ihre Übungserfolge nicht mehr so ausgeliefert wie früher.
8. Hypnose. Die Möglichkeiten der modernen Hypnotherapie nach Milton H. Erickson werden heute in der Schmerztherapie noch zu wenig beachtet. Durch hypnotisch-imaginative Veränderung des Schmerzerlebens und intensive Konzentration auf andere Vorstellungsinhalte kann der Leidensdruck gemildert und der Schmerz durch Vermittlung eines neuen Sinnzusammenhangs (z. B. der Schmerz als Freund oder als Hinweis auf einen sonst unbeachteten Konflikt) leichter angenommen werden. Hypnotherapeutische Maßnahmen sind bei Schmerzpatienten jedoch nur dann auf Dauer wirksam, wenn sie nicht als reine Techniken eingesetzt werden, um Schmerzen einfach »wegzumachen«, sondern in einem umfassenderen therapeutischen Kontext angewandt werden.
9. Kognitive Therapie. Durch die Analyse der individuellen Denkmuster versucht man, die Einstellungen zur aktuellen Schmerzsituation und die Überzeugungen zu Schmerzen ganz allgemein sowie zur eigenen Person und der sozialen Umwelt zu erfassen und im Rahmen der Therapie zu ändern. Die Änderung der Denkmuster soll den Betroffenen zunächst die Überzeugung und später die Erfahrung vermitteln, dass sie ihre Schmerzen bis zu einem gewissen Grad beeinflussen können und ihnen nicht hilflos ausgeliefert sind.

Erlebnisaktivierende Interventionen vermitteln den Patienten die Bedeutung ihrer Gedanken in Bezug auf das Schmerzerleben und vertiefen die Erkenntnisse der kognitiven Therapie durch konkrete Erfahrungen im Rahmen verschiedener Übungen. Viele Schmerzpatienten mit überhöhten Leistungsidealen (»Ich muss immer alles bestens machen«; »Ich muss ganz gesund werden, um alles wieder so wie früher zu schaffen«) müssen ihre Denkmuster ändern, um die vorhandenen Schmerzen zu mildern und unnötige Schmerzen zu vermeiden. Es ist erforderlich, falsche Überzeugungen zu identifizieren (»Zuerst muss der Schmerz weg, bevor ich etwas tun kann«) und in nützlichere Gedanken umzuwandeln (»Ich kann auch jetzt schon etwas machen und muss nicht abwarten«).

10. Aktivitätsaufbau. Viele Schmerzpatienten meiden körperliche Aktivitäten aus Gründen der Schonung und der vermeintlichen Schmerzlinderung. Schonung ist jedoch nur bei akuten Schmerzen sinnvoll, bei chronischen Schmerzen dagegen führt eine unangemessene Ruhigstellung zur Schmerzverstärkung als Folge von Muskelverspannungen, Durchblutungsstörungen und Abbau der betreffenden Muskulatur. Als Therapieziel gilt die Erreichung des maximal möglichen körperlichen und sozialen Aktivitätsniveaus. Ein ausgewogenes körperliches Aktivierungsprogramm soll schrittweise die muskuläre Kapazität steigern, die allgemeine körperliche Fitness und Leistungsfähigkeit verbessern und die Selbstheilungskräfte des Körpers stärken. Durch den Aufbau neuer Aktivitäten und Beschäftigungsmöglichkeiten im Beruf und in der Freizeit wird nicht nur das Schonverhalten abgebaut, sondern auch eine drohende depressive Reaktion vermieden.
11. Genusstraining. Den Umständen entsprechend sollen Schmerzpatienten lernen, bestimmte Dinge wieder zu genießen und dadurch ein besseres Selbstwertgefühl zu entwickeln. Für viele Schmerzpatienten ist das eine Herausforderung: Derselbe Körper, der leidet, verdient es nach wie vor, freudvolle Erfahrungen zu machen!
12. Veränderung schmerzverstärkender Bedingungen. Den Schmerz aufrechterhaltende Bedingungen wie zu viel Hilfe vonseiten der Umwelt, übermäßiger Rückzug ins Bett oder unnötige Flucht in den Krankenstand sollen nicht nur erkannt, sondern auch verändert werden.
13. Problemlösetraining. Schmerzpatienten sollen angesichts konkreter Probleme, die eine Schmerzsymptomatik verstärken können, bessere Lösungsstrategien entwickeln lernen. Diese Probleme sind

durch die Zunahme der Schmerzen im Laufe der Zeit oft völlig aus dem Blickpunkt geraten und müssen einer konstruktiven Lösung zugeführt werden.

14. Stressbewältigungstraining. Schmerzpatienten benötigen oft einen anderen Umgang mit Stress, um die Schmerzen nicht durch ungünstige Denkmuster und unnötige Verspannung zu verschärfen. Die Betroffenen müssen vor allem lernen, pro Zeiteinheit weniger zu tun und Pausen einzulegen, um nicht stets durch verstärkte Schmerzen zur Beendigung der jeweiligen Tätigkeit gezwungen zu werden.
15. Soziales Kompetenztraining. Die Verbesserung sozialer Fertigkeiten soll dazu beitragen, dass sich Schmerzpatienten von ihrer Umwelt besser abgrenzen lernen und ihre Schmerzen nicht durch ständige Überforderung im Beruf, in der Familie und im Bekanntenkreis verstärken. Zahlreiche Schmerzpatienten haben Schwierigkeiten, mit Kritik angemessen umzugehen, eigene Kritik zu äußern und sich Angehörigen gegenüber angemessen durchzusetzen und abzugrenzen.
16. Emotionales Training. Gefühle können buchstäblich schmerzen. Schmerzpatienten müssen lernen, ihre Gefühle wahrzunehmen und auszudrücken, anstatt nur über die daraus resultierenden körperlichen Verspannungen und Schmerzen zu klagen.
17. Einbeziehung von Bezugspersonen. Durch die Einbindung der Familienmitglieder sollen die Behandlungsfortschritte im familiären Alltag gesichert werden. Die Angehörigen sollen im Rahmen einer Psychoedukation über Schmerzstörungen informiert werden und dabei lernen, die Schmerzen des Patienten weder herunterzuspielen noch überzubewerten und so auf konstruktive Weise bei der Bewältigung der Schmerzen zu helfen. Sie sollen die Schonhaltung des Schmerzkranken nicht durch übermäßige Hilfe und Unterstützung verstärken, sondern seine Selbstständigkeit fördern.
18. Partner- und familienbezogene Interventionen. Bei Bedarf müssen auch Konfliktsituationen in der Familie oder in der Partnerschaft mit therapeutischer Unterstützung besser bewältigt werden, um den psychosozialen Dauerdruck zu verringern.
19. Bearbeitung traumatischer Erlebnisse. Im Falle sexueller und körperlicher Traumatisierungen oder bei unbewältigten Erlebnissen nach lebensbedrohlichen Unfällen oder schwerwiegenden Operationen ist oft auch eine entsprechende Bearbeitung durch eine emotionale und kognitive Verarbeitung erforderlich, um wieder inten-

siver in der Gegenwart leben zu können. Hier ist letztlich eine günstige Beeinflussung des Gedächtnisses angezeigt, das vergangene Erfahrungen schmerzvoll immer wieder als gegenwärtig vermittelt.

20. Rückfallprophylaxe. Das Ausmaß der Schmerzen unterliegt durchaus Schwankungen. Nach einer Phase der Besserung können bestimmte psychosoziale Belastungen zu einer Verschlechterung führen. Die Betroffenen sollen auf mögliche Rückfälle vorbereitet werden, damit sie angemessen damit umgehen lernen.

Bei chronifizierten Schmerzen führt ein derartiges Behandlungsangebot gewöhnlich nicht zur Heilung, die daher auch nicht versprochen werden sollte. Dennoch kann viel erreicht werden: verstärkte Eigenverantwortlichkeit, mehr Autonomie, verbesserte Lebensqualität und Entlastung der Bezugspersonen.

Schlussbemerkung

Im Gesundheitswesen regiert derzeit der Rotstift. Es besteht die Gefahr, dass nur noch das Notwendigste finanziert wird und in Zukunft gerade diejenigen Menschen unter den Einsparungen leiden werden, für die schon in der Vergangenheit zu wenig Hilfe angeboten wurde. Es handelt sich dabei auch um jene Patientengruppen, die im Mittelpunkt unseres Buches stehen:

- subjektiv körperlich Kranke ohne eindeutigen organischen Befund,
- objektiv körperlich Kranke, jedoch ohne ausreichende Gesundung mit rein medizinischen Methoden,
- psychisch Kranke mit erheblichen körperlichen Störungen und lang dauernder Arbeitsunfähigkeit.

Menschen mit somatoformen und psychosomatischen Störungen weisen einen großen Leidensdruck auf und verursachen durch zahlreiche Untersuchungen, Behandlungen, Krankenstände und Rentenzahlungen hohe volkswirtschaftliche Kosten. Sie leiden an psychosomatischen Störungen in den unterschiedlichsten Körperregionen. Müssen ausgerechnet diese Menschen auch noch unter den chronisch leeren Geldtöpfen im Gesundheitssystem leiden?

Es würde uns daher besonders freuen, wenn unser Buch nicht nur eine Orientierungshilfe für Betroffene und deren Angehörige sowie Fachleute darstellen würde, sondern auch der Öffentlichkeit und den Gesundheitspolitikern einen Handlungsbedarf aufzeigen könnte: Nur die Finanzierung effizienter Behandlungsmaßnahmen für psychosomatisch Kranke kann langfristig zu volkswirtschaftlichen Einsparungen und zur Verbesserung der persönlichen Lebensqualität führen!

Literatur

Adler, J., Hermann, J. M., Köhle, K., Langewitz, W., Schonecke, O. W. & Uexküll, T. v., Wesiack, W. (Hrsg.) (2003): Psychosomatische Medizin. Modelle ärztlichen Denkens und Handelns (6., neu bearbeitete und erweiterte Auflage), München: Urban & Fischer.

Ahrens, S., Hasenbring, M., Schultz-Venrath, U. & Strenge, H. (1995): Psychosomatik in der Neurologie, Stuttgart: Schattauer.

Ahrens, S. & Schneider, W. (Hrsg.) (2002): Lehrbuch der Psychotherapie und Psychosomatischen Medizin (2., aktualisierte und erweiterte Auflage), Stuttgart: Schattauer.

Basler, H.-D., Franz, C., Kröger-Herwig, G., Rehfisch, H.-P. & Seemann, H. (Hrsg.) (1999): Psychologische Schmerztherapie. Grundlagen, Diagnostik, Krankheitsbilder, Behandlung (4., korrigierte und erweiterte Auflage), Berlin: Springer.

Bischoff, C. & Traue, H. C. (2004): Kopfschmerzen, Fortschritte der Psychotherapie Band 22, Göttingen: Hogrefe.

Brähler, E. & Strauß, B. (Hrsg.) (2002): Handlungsfelder in der Psychosozialen Medizin, Göttingen: Hogrefe.

Csef, H. & Kraus, M. R. (2000): Psychosomatik in der Gastroenterologie, München: Urban & Fischer.

Deter, H. C. (Hrsg.) (1997): Angewandte Psychosomatik. Eine Anleitung zum Erkennen, Verstehen und Behandeln psychosomatisch Kranker, Stuttgart: Georg Thieme.

Diederichs, P. (2000): Urologische Psychosomatik. Zur Theorie und Praxis psychosomatischer Störungen in der Urologie, Bern: Huber.

Diener, H. C. & Maier, C. (Hrsg.) (2003): Das Schmerztherapie-Buch. Medikamentös – interaktionell – psychologisch – physikalisch (2. Auflage), München: Urban & Fischer.

Egle, U. T., Derra, C., Nix, W. A. & Schwab, R. (1999): Spezielle Schmerztherapie. Leitfaden für Weiterbildung und Praxis, Stuttgart: Schattauer.

Egle, U. T., Hoffmann, S. O., Lehmann, K. A. & Nix, W. A. (2003): Handbuch Chronischer Schmerz. Grundlagen, Pathogenese, Klinik und Therapie chronischer Schmerzsymptome aus bio-psycho-sozialer Sicht, Stuttgart: Schattauer.

Ehlers, U. (Hrsg.) (2003): Verhaltensmedizin, Berlin: Springer.

Goebel, G. (2003): Tinnitus und Hyperakusis, Fortschritte der Psychotherapie Band 20, Göttingen: Hogrefe.

Gschnait, F. & Exel, W. (2002): Haut und Seele, Wien: Ueberreuter.

Henningsen, P., Hartkamp, N., Loew, T., Sack, M., Scheidt, C. & Rudolf, G. (Hrsg.) (2002): Somatoforme Störungen. Leitlinien und Quellentexte, Stuttgart: Schattauer.

Herrmann, J. M., Lisker, H. & Dietze, G. J. (Hrsg.) (1996): Funktionelle Erkrankungen. Diagnostische Konzepte – therapeutische Strategien, München: Urban & Schwarzenberg.

Hoefert, H.-W. & Kröner-Herwig, B. (1999): Schmerzbehandlung. Psychologische und medikamentöse Interventionen, München: Ernst Reinhardt.

Jungnitsch, G. (2003): Rheumatische Erkrankungen, Fortschritte der Psychotherapie Band 18, Göttingen: Hogrefe.
Kapfhammer, H.-P. (1999): Somatoforme Störungen, in: H.-J. Möller, G. Laux & H.-P. Kapfhammer (Hrsg.): Psychiatrie und Psychotherapie, Berlin: Springer, 1303–1385.
Kapfhammer, H.-P. & Gündel, H. (Hrsg.) (2001): Psychotherapie der Somatisierungsstörungen. Krankheitsmodelle und Therapiepraxis – störungsspezifisch und schulenübergreifend, Stuttgart: Georg Thieme.
Köhler, T. (1995): Psychosomatische Krankheiten. Eine Einführung in die Allgemeine und Spezielle Psychosomatische Medizin (3. überarbeitete und erweiterte Auflage), Stuttgart: Kohlhammer.
Kosartz, P. & Traue, H. C. (1997): Psychosomatik chronisch-entzündlicher Hauterkrankungen, Bern: Huber.
Kröhner-Herwig, B. (2000): Rückenschmerz, Fortschritte der Psychotherapie Band 10, Göttingen: Hogrefe.
Lieb, H. & Pein, A. v. (2001): Der kranke Gesunde. Woher kommen meine Beschwerden? Was Ihre Organe Ihnen sagen. Psychosomatik: Wie Körper und Seele sich gegenseitig beeinflussen, Stuttgart: TRIAS.
Loew, T. (1998): Wenn die Seele den Körper leiden läßt. Ich fühle mich krank, und die Ärzte finden nichts. Wie die Psyche den Körper beeinflußt. Welche Therapie mir wirklich hilft, Stuttgart: TRIAS.
Margraf, J., Neumer, S. & Rief, W. (Hrsg.) (1998): Somatoforme Störungen. Ätiologie, Diagnose und Therapie, Berlin: Springer.
Meermann, R. & Vandereycken, W. (1996): Verhaltenstherapeutische Psychosomatik, Fortschritte der Psychotherapie Band 18 (2., überarbeitete und erweiterte Auflage), Göttingen: Hogrefe.
Morschitzky, H. (2000): Somatoforme Störungen. Diagnostik, Konzepte und Therapie bei Körpersymptomen ohne Organbefund, Wien: Springer.
Morschitzky, H. (2002): Angststörungen. Diagnostik, Konzepte, Therapie, Selbsthilfe (2., überarbeitete und erweiterte Auflage), Wien: Springer.
Neuhaus, W. (2000): Psychosomatik in Gynäkologie und Geburtshilfe. Ein Leitfaden für Klinik und Praxis, Stuttgart: Enke im Georg Thieme Verlag.
Nickel, R. & Egle, U. T. (1999): Therapie somatoformer Schmerzstörungen. Manual zur psychodynamisch-interaktionellen Gruppentherapie, Stuttgart: Schattauer.
Nissen, G. (Hrsg.) (2002): Psychosomatische Störungen. Ursachen – Erkennung – Behandlung, Stuttgart: Kohlhammer.
Olbricht, I. (2002): Was Frauen krank macht. Zur Psychosomatik der Frau (3. vollständig überarbeitete und aktualisierte Auflage), München: Kösel.
Petermann, F. (Hrsg.) (1997): Rehabilitation. Ein Lehrbuch zur Verhaltensmedizin (2., erweiterte und korrigierte Auflage), Göttingen: Hogrefe.
Petermann, F. (1999): Asthma bronchiale, Fortschritte der Psychotherapie Band 5, Göttingen: Hogrefe.
Phillips, S. F. & Wingate, D. L. (Hrsg.) (2002): Funktionelle Darmerkrankungen, Bern: Hans Huber.
Rief, W. & Hiller, W. (1998): Somatisierungsstörung und Hypochondrie, Fortschritte der Psychotherapie Band 1, Göttingen: Hogrefe.
Rudolf, G. (Hrsg.) (2000): Psychotherapeutische Medizin und Psychosomatik. Ein einführendes Lehrbuch auf psychodynamischer Grundlage (4., überarbeitete und erweiterte Auflage), Stuttgart: Georg Thieme.
Rudolf, G. & Henningsen, P. (Hrsg.) (1998): Somatoforme Störungen. Theoretisches Verständnis und therapeutische Praxis, Stuttgart: Schattauer.

Schüßler, G. (2001): Psychosomatik/Psychotherapie systematisch, Bremen: UNI-MED.
Slesina, W. & Werdan, K. (Hrsg.) (2003): Psychosoziale Faktoren der koronaren Herzkrankheit, Stuttgart: Schattauer.
Stangier, U. (2002): Hautkrankheiten und Körperdysmorphe Störung, Fortschritte der Psychotherapie Band 15, Göttingen: Hogrefe.
Stauber, M., Kentenich, H. & Richter, D. (Hrsg.) (1999): Psychosomatische Geburtshilfe und Gynäkologie, Berlin: Springer.
Strauß, B. (Hrsg.) (2002): Psychotherapie bei körperlichen Störungen, Jahrbuch der Medizinischen Psychologie 21, Göttingen: Hogrefe.
Striebel, H. W. (1999): Therapie chronischer Schmerzen. Ein praktischer Leitfaden (3., komplett überarbeitete und erweiterte Auflage), Stuttgart: Schattauer.
Vaitl, D. (2001): Hypertonie, Fortschritte der Psychotherapie Band 13, Göttingen: Hogrefe.